Leitfaden

der

Therapie der inneren Krankheiten.

Leitfaden
der
Therapie der inneren Krankheiten

mit besonderer Berücksichtigung der

therapeutischen Begründung und Technik.

Ein Handbuch für praktische Ärzte und Studierende

von

Dr. J. Lipowski.

Zweite verbesserte und vermehrte Auflage.

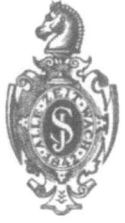

Berlin.
Verlag von Julius Springer.
1904.

ISBN-13: 978-3-642-90049-5 e-ISBN-13: 978-3-642-91906-0
DOI: 10.1007/978-3-642-91906-0

Alle Rechte, insbesondere das der
Übersetzung in fremde Sprachen, vorbehalten.

Softcover reprint of the hardcover 2nd edition 1904

Vorwort.

Es ist eine eigentümliche Erscheinung, daß in der Ausbildung der Ärzte so wenig Sorgfalt dem eigentlichen Endzweck alles medizinischen Strebens, der Heilkunst, gewidmet wird.

In Wort und Schrift erfährt der Medizinstudierende die genauesten ätiologischen Forschungen; er verfolgt die pathologisch-anatomischen Vorgänge, den klinischen Verlauf mit den wunderbarsten, seltensten Abweichungen von der Norm; er wird in der diagnostischen Kunst mit großer Liebe unterwiesen; er lernt schließlich auch sein prognostisches Urteil fällen; aber in der Hauptsache, in der Ausbildung der Heilkunst, wird er arg vernachlässigt.

So kommt es, daß der junge Arzt — quoad internam medicinam — als therapeutischer Nihilist sein Berufsleben beginnt. Während er, geblendet durch die eklatanten unmittelbaren Erfolge der Chirurgie und deren verwandten Gebiete die kühne Tat verehrt, sieht er geringschätzig auf die Machtsphäre der internen Medizin herab. Den Inhalt der trockenen Pharmakopoe identifiziert er mit dem Arsenal des Heilschatzes der inneren Medizin, und in diesem engen Bezirk glaubt er an die Heilkraft der Digitalis, des Chinins, Quecksilbers, wohl auch an einige wenige andere Mittel; den Rest jedoch hält er für gut genug, der Indikation, ut aliquid fiat, zu genügen. Diese Anschauung wird durch die Art der ärztlichen Ausbildung hervorgerufen. In den klinischen Vorlesungen und den Lehrbüchern der internen Medizin wird der Therapie nur enger Raum gewährt. Sie erscheint als notwendiger Appendix in Form gedrängter Aufzählung aller empfohlenen Mittel und Maßnahmen. Wohl vernimmt der Medizinstudierende die stereotype Versicherung der Heilkraft des Wassers, der Massage, der Elektrizität, aber wer verrät ihm die Begründung und Technik dieser heilkräftigen Disziplinen? In der richtigen Erkenntnis dieses Mangels ist das Sammelwerk der Therapie in das Leben getreten. Dem modernen Zuge der Zeit folgend, wählte man das Prinzip der Arbeitsteilung, um die Therapie in ihre Moleküle zu zerpflücken. In unheimlich schneller Folge erschienen immer neue Sonderdisziplinen, als Kinesiotherapie, Diätotherapie, Apparatotherapie, Hypurgie etc., zuweilen nichts anderes enthaltend als mehr oder weniger geistreiche Definitionen längst bekannter und geübter Maßnahmen. War früher ein Mangel an therapeutischer Anweisung, so herrscht jetzt ein erschreckender Überfluß, in dem der Medizinbeflissene sich nach Gefallen verlieren kann. Die künstliche Zerstückelung der Therapie hat der Verbreitung der Heilkunst geschadet. Die Sonderdarstellungen sind zu zahlreich, zu teuer, zu umfangreich, zu weitschweifig angelegt und, von Spezialisten liebevoll kultiviert, zu lose mit den Forderungen der allgemeinen Praxis liiert, als daß der praktische Arzt sie mit Liebe und Nutzen zu Rate ziehen könnte.

Es ist keine leichte Aufgabe, diesem Übelstande abzuhelfen. Es bedarf dazu einer energischen Umwandlung in der Art der ärztlichen Ausbildung. Statt die Examensordnung in extensiver Ausdehnung zu erweitern, sollte man bestrebt sein, den inneren Gehalt der ärztlichen Bildung zu vertiefen. Der Arzt muß zunächst Psychologe sein. Er muß befähigt sein, den Menschen in seinem Kranken zu erfassen und zu behandeln, aus dessen Leiden er auch die ungesprochenen Beschwerden herauszuempfinden und zur Deutung des Zustandes zu verwerten vermag. Was hilft ihm sein ganzer großer Wissensschatz, was seine theoretische Begabung, wenn er den Kranken in der Krankheit übersieht. Nicht Grübler und Virtuosen soll der medizinische Unterricht züchten, sondern wissende, denkende und fühlende Ärzte. Wenn Lebensüberdruß und Kummer den Kranken bedrücken, wird selten nur die beste Medizin ihre volle Wirkung entfalten. Der Arzt hat die häufig schwere Aufgabe, über die körperlichen, seelischen und sozialen Leiden hinweg Lebensmut und Hoffnung dem Kranken zu spenden. So manche Krankheit heilt der Arzt, nicht die Medizin.

Und ferner, wie jeder Mensch aus seiner Erfahrung Lehren für sein Verhalten gewinnt, so soll der Arzt die Geschichte der Medizin als Quelle seiner therapeutischen Vorstellung verehren. Wer in der Geschichte der Medizin deren wechselvolles Schicksal unter dem Druck der herrschenden philosophischen Anschauungen verfolgt hat, lernt mit Vorsicht und Bedacht modernen Lehren begegnen.

Der geschichtskundige Arzt wird vor der Gefahr geschützt sein, auf altbewährte ältere Methoden und therapeutische Eingriffe zu Gunsten neuerer weniger erprobter und gesicherter zu verzichten. Paracelsus, Cagliostro, der Brownianismus, Vitalismus, die Homöopathie, Naturphilosophie, sie alle fanden Scharen begeisterter Anhänger, bis das eiserne Gericht der Zeit das Wahre von dem Falschen schied. Nützlich ist die Forschung, kühn und erhebend, aber vorsichtig wäge man die Nutzanwendung für die Praxis. Das Altehrwürdige leidet unter der Keckheit des Neuen, Modernen, und nur das Studium der Geschichte schützt vor Überhebung und Verblendung. Die Alten waren vortreffliche Ärzte, in dem Bestreben nach Heilkraft uns weit überragend. Wenngleich ihre Heilkunst, entsprechend dem niedrigen Niveau des positiven Wissens, gering war, so dachten sie doch mehr als wir an den Endzweck des medizinischen Strebens, an die Linderung und Heilung der Leiden.

Dieses Ziel muß in der ärztlichen Ausbildung weit mehr betont werden. Es genügt nicht, die Heilkräfte dem Namen nach zu kennen; es genügt auch nicht zu wissen, welche therapeutischen Maßnahmen bei jeder Krankheit anzuwenden sind. Bei den variationsreichen Krankheitsbildern wechseln die Erscheinungen, und es bleibt der nüchternen objektiven Beobachtung die Wahl der notwendigen Eingriffe in jedem einzelnen Falle überlassen. **Die größte ärztliche Kunst besteht in der richtigen Würdigung der vis medicatrix naturae, deren Überwachung und Lenkung in physiologische Bahnen unsere Aufgabe ist.**

Sollen wir dieser Anforderung gewachsen sein, dann müssen uns die anatomischen und physiologischen Verhältnisse, die pathologisch-anatomischen Vorgänge **und vor allem diejenigen Änderungen bekannt sein, welche wir durch unsere therapeutischen Maßnahmen erstreben.**

Den innigen Konnex zwischen der Therapie und den Grundwissenschaften, der Anatomie, Physiologie und pathologischen Anatomie, zu beleuchten, bildet einen Teil meiner Aufgabe, den anderen die Darstellung der therapeutischen Technik. Wenn z. B. dem fieberheißen Körper durch Wasser Wärme entzogen werden soll, dann muß die physiologische Wirkung des Wassers in seiner thermischen Abstufung auf die physiologisch funktionierende Haut bekannt sein, ferner die Beschaffenheit der Haut im Fieber und die Einwirkung des Wassers unter diesen veränderten Bedingungen, endlich die Technik der Wasserbehandlung.

Dadurch unterscheidet sich mein Buch von fast allen gebräuchlichen Lehrbüchern, daß es die Therapie als Endzweck der Medizin betrachtet. Die anatomischen, physiologischen und pathologisch-anatomischen Betrachtungen dienen nur dazu, den Weg und die Wirkung der Therapie zu erläutern. Im Gegensatz ferner zum modernen Triebe befolgte ich das Prinzip der Zentralisierung. Alle Sonderdisziplinen der Praxis und Therapie habe ich vom einheitlichen Gesichtspunkte des praktischen Arztes behandelt. Ich mied eine engherzige Abgrenzung der internen Medizin von der Chirurgie, Rhinologie, Otologie, Ophthalmologie, der Kinesio-Apparatotherapie von der Hydro-Elektro-Diätotherapie etc. Aus allen diesen Teilgebieten wählte ich das heraus, was dem praktischen Arzt geläufig sein muß, immer den Gesichtspunkt der Heilkunst verfolgend. So fand bei Masern die Behandlung der Otitis media, bei Scharlach die Hydrotherapie und Schwitzprozeduren, bei der Diphtherie die Tracheotomie neben anderem Berücksichtigung.

Als Einteilungsprinzip wählte ich Krankheitsgruppen nach ätiologischer, anatomischer oder physiologischer Zusammengehörigkeit. Ich beginne mit der Therapie der Infektionskrankheiten. Der Behandlung der Lungen- und Kehlkopfschwindsucht reiht sich die Therapie der übrigen Lungenkrankheiten an. Es folgt dann die Behandlung der Herz- und Nierenkrankheiten, denen die Verdauungskrankheiten in derselben Beleuchtung sich anschließen. Eine besonders eingehende Betrachtung widmete ich der Therapie der Stoffwechselkrankheiten, in deren breiten Rahmen ich den Diabetes, die Fettsucht, Gicht, Blutkrankheiten, die Rhachitis, Skrophulose, Neurasthenie und Nervosität einfügte. Den Stoffwechselkrankheiten stellte ich die Behandlung der Konkrementbildungen voran. Besondere Sorgfalt habe ich den Diätvorschriften gewidmet. Ich habe mich nicht mit der Anführung der diätetischen Maßnahmen begnügt, sondern der Art der Zubereitung der Krankenkost eingehende Berücksichtigung angedeihen lassen. Dem praktischen Bedürfnis folgend, habe ich wichtige Nebenwirkungen, Zufälle und Gefahren bei der Anwendung von Heilmitteln deren Begründung und Technik folgen lassen.

Aus diesem gewaltigen Gebiet habe ich nur das Wesentliche herausgewählt, bei dessen subjektiver Auffassung ich mich mit manchem Leser im Widerspruch befinden dürfte. In der Anlage, der Wahl des Stoffes und der Darstellung folgte ich lediglich meiner eigenen Idee, meiner Vorstellung und meinen praktischen Erfahrungen. Ich nehme für mich den Trost in Anspruch: Ut desint vires, tamen est laudanda voluntas.

Bromberg, im Februar 1901.

J. Lipowski.

Vorwort zur zweiten Auflage.

Von den Einflüssen, welche beim Entstehen einer neuen Auflage deren Gestaltung beherrschen, ist die Kritik am bedeutungsvollsten geworden, wenngleich es nicht möglich ist, den sich häufig widersprechenden Anforderungen völlig zu genügen. Der zweite Faktor von Wert die Errungenschaften der Medizin von dem Erscheinen der ersten Auflage bis zu ihrer jüngeren Schwester, ist naturgemäß weniger ins Gewicht gefallen. Wenn auch auf allen Gebieten unserer Wissenschaft reges Leben pulsiert, so sind doch kaum solche abgeschlossenen Gebiete erobert, daß sie in einem Leitfaden Aufnahme finden könnten. Das dritte Moment, der Zuwachs der eigenen Erfahrungen, verliert gleichfalls durch die verhältnismäßig kurze Zwischenzeit an Bedeutung. Diesen bewußten Einwirkungen steht als letzte die gewissermaßen unbewußte Klärung gegenüber, die in jedem denkenden und fühlenden Menschen sich vollzieht. Wie anders erscheint manches in Anschauung und Gefühl nach Tagen, Monaten und Jahren vom zeitlich und örtlich veränderten Standpunkt aus!

Als Resultat aller dieser treibenden Kräfte sind zahlreiche Veränderungen entstanden, welche hoffentlich Verbesserungen sind.

Neu hinzugefügt sind die Abschnitte über Influenza, die Magenerkrankungen auf anämischer und nervöser

Grundlage — die Magenatonie, Hyperchlorhydrie, Magensaftfluß und nervöse Dyspepsie enthaltend — ferner die Colica stercoralis, die katarrhalische Erkrankung des Processus vermiformis und endlich die Ursachen und Behandlung der Kopfschmerzen.

Der praktische Wert einiger dieser Ergänzungen erhellt daraus, daß man über die erwähnten Magenaffektionen sich bestenfalls in nicht jedem Arzt zugänglichen Spezialwerken Rat holen kann, die häufig zu wenig Rücksicht auf die in der Praxis gegebenen Verhältnisse nehmen. Noch schlimmer ist es um die literarische Behandlung der Kopfschmerzen in ihren Ursachen und Therapie bestellt. Sämtliche gebräuchlichen Lehrbücher umgehen dieses, den praktischen Arzt so ungewöhnlich interessierende Gebiet. Ich bin mir sehr wohl der außerordentlichen Schwierigkeit in der Behandlung dieser Materie bewußt. Ich folgte jedoch dem Triebe, für das „Nichts" ein „Etwas" zu setzen.

Ausgehend von der Ansicht, daß der beste Bundesgenosse des Arztes im Kampfe gegen die erschreckend ausgedehnte Kurpfuscherei eine mit Liebe geförderte Therapie ist, habe ich neben der Wissenschaft auch der gleichwertigen ärztlichen Kunst überall die gebührende Bedeutung gewährt.

Es ist mir ein Bedürfnis, auch an dieser Stelle dem Herrn Verleger meinen wärmsten Dank auszusprechen für die große Sorgfalt bei der Drucklegung und für die Bereitwilligkeit, mit welcher er jeder Anregung meinerseits gefolgt ist.

Bromberg, im Dezember 1903.

J. Lipowski.

Inhaltsverzeichnis.

Behandlung der Infektionskrankheiten.

Allgemeine therapeutische Vorschriften für alle akut fieberhaften Krankheiten.

	Seite
Die Eisblase, ihre Füllung und Technik der Anwendung	2
Ersatz der Eisblase durch einen Kühlschlauch	3
Diät bei fieberhaften Krankheiten	3

Masern.

Kurzer Abriß des klinischen Verlaufes 4
Komplikationen im Verlauf der Masern und deren Prophylaxe . . . . 4—6
   Die Mundpflege 4
   Otitis media, Symptome und Behandlung 5
      Begründung der derivatorischen Maßnahmen 5
      Technik des Gebrauches der Blutegel, Gefahren bei ihrer Anwendung 5
      Technik anderer derivatorischer Mittel 5
      Paracentese des Trommelfelles 6
   Masernpneumonie 6
   Diarrhöen bei Masern 6

Scharlach.

Beziehung zu Angina 7
Kurzer Abriß des klinischen Verlaufes 7
Behandlung der Somnolenz . . . . 8—12
   Durch antifebrile Mittel. Deren Nachteile und Gefahren . . . 8
   Durch direkte Wärmeentziehung 8
   Das Wesen der Wärmeregulation. Verhalten der Hautgefäße bei exzessiver Wärmezuführung oder -bildung in physiologischem und pathologischem Zustand der Haut . . . 8
   Die Kaltwasserbehandlung des Fiebers 9
   Durch v. Ziemssensche Bäder 9
   Art der Wirkung und Technik der kalten Bäder 10

Inhaltsverzeichnis.

	Seite
Versorgung des Kranken nach dem kalten Bade	11
Wärmeentziehung durch feuchtkalte Umschläge	11
Vorsichtsmaßregeln bei Anwendung des kalten Wassers	12
Besonderheiten des Kinderscharlachs	13
Leichtere Reaktion gegen das Fieber	13
Größere Gefahr der Halsaffektionen	13
Behandlung der Angina	13
Eiskravatte	13
Karbolsäureinjektionen	13
Ort und Technik der Inzision	14
Gelenkaffektionen und ihre Behandlung	14
Nephritis	15—19
Ihre Ursachen	15
Prophylaxe	15
Behandlung	15—19
Urämie und ihre Behandlung	19

Diphtherie.

Historischer Überblick der Lehre von der Antitoxinwirkung	19—20
Technik der Seruminjektion	20
Nebenwirkungen des Serums	21
Nasendiphtherie	21
Pharynx- und Larynxdiphtherie	22
Indikation zur Tracheotomie	23
Intubation	23
Technik der Tracheotomie	24
Nachbehandlung	25
Komplikationen in der Rekonvaleszenz	26—27

Typhus.

Der klinische Verlauf in seiner Abhängigkeit von den pathologisch-anatomischen Vorgängen	28
Abhängigkeit der Diät von den pathologisch-anatomischen Prozessen	28—32
Hyperpyrese, Intoxikation und deren Folgeerscheinungen	
Die Typhuszunge	32
Lungenaffektionen	32—34
Störungen in der Exkretion	34
Decubitus	34
Prophylaxe	34
Behandlung	35
Darmblutung und ihre Behandlung	35—37

Inhaltsverzeichnis. XV

	Seite
Behandlung des das Leben bedrohenden Blutverlustes	36
Ernährung bei Darmblutung	37

Influenza.

Differentialdiagnose zwischen Influenza und einfacher Erkältung	38
Erkrankungen des Respirationstractus	38
Affektionen des Magen-Darmkanals	38—39
Behandlung	39

Gelenkrheumatismus.

Ruhigstellung der erkrankten Gewebe	39
Narcotica	39
Salizylpräparate	39
Komplikationen	40
Nachbehandlung	41
Abhängigkeit der Behandlung von den anatomischen Veränderungen	41
Frickescher Heftpflasterverband	41
Passive Bewegungen	42
Massage	42
Wärme	42
Heiße Luft	42
Fango	42
Sorge für die Streckmuskulatur	43
Biersche Stauungen	44

Erkrankungen des Respirationstractus.

Beziehungen zwischen den Veränderungen der Schleimhaut und der Art und Größe des Reizes	45
Bedeutung der Nasenatmung	46
Notwendigkeit der Schaffung einer freien Nasenatmung	47
Ursachen der Behinderung der Nasenatmung	47—48
Behandlung der Störungen der Nasenatmung	49—54
Entfernung von Krusten	49
Entfernung von Polypen	49
Galvanokaustik	49
Kautelen bei deren Anwendung	49
Wirkung des Argentum nitr.	49
Art der Anwendung	49—50
Chromsäure	50—51
Trichloressigsäure	51

Inhaltsverzeichnis.

	Seite
Kokain	51
Gefahren	51
Antidot	51
Jod	52
Zincum sozojodolicum	52
Gottsteinsches Messer	52
Diät nach der Operation	52—53
Nasenbad	53
Nasenspülung	53
Zerstäuber	53—54
Atrophie der Nasenschleimhaut	54

Laryngitis.

Prophylaxe	54
Pathologisch-anatomische Veränderungen	54
Arten der Applikation der Heilmittel	55
Pinsel	55
Zerstäuber	55
Spritze	55
Behandlung des Hustens	56
Behandlung von Reizstellen	56
Wirkung der Alkalien	56
Wert der Inhalation	57
Pseudokroup	57
Entstehung	57
Behandlung	58
Bedeutung der feuchten Atmungsluft	58
Häufiges Wecken	58
Derivatorische Maßnahmen	58—59
Technik der Schröpfköpfe	58
Interne Mittel	59
Verflüssigende Mittel	59
Brechmittel	59
Narcotica	59
Kroup	60

Bronchitis acuta.

Pathologische Anatomie	60
Behandlung	61
Abhängigkeit von der Auskultation	61
Kalte Übergießungen bei benommenem Sensorium	62
Herzmittel	62
Lagerung	62

Inhaltsverzeichnis. XVII

Behandlung des Hustens 62
Gefahren der Unterdrückung des Hustens durch Narcotica . . 63

Bronchitis chronica.
Ursachen der Entstehung 63
Bronchiektasenbildung 63
Expektoration 64
Lagerung 64
Mazeration, Ulzeration 64
Fötide Bronchitis 65
Inhalation 65
  Gefahren derselben 65
  Atmungspfeifen 65
  Atmungsmasken 65
  Atmungszelte 65
  Inhalationsstoffe 66–67
Derivatorische Mittel 68
Abhängigkeit der Bronchitis von ihrer Ätiologie 69

Pneumonia catarrhalis.
Ursachen und Bedeutung der beschleunigten Respiration 69
Auskultatorischer und perkutorischer Befund 70

Pneumonia crouposa.
Unterschiede von der katarrhalischen Pneumonie 70
Einfluß auf das rechte Herz 70
Abhängigkeit der Prognose von der Herzkraft 71
Cardiaca 71
  Alkohol 71
  Koffeïn 71
  Kampfer 71
Erleichterung des Widerstandes der Herzkraft 71–72
Derivatorische Mittel 72
Aderlaß 72
Behandlung des Hustens 73
Hypostatische Pneumonie 73–74
Die herzstimulierende Eigenschaft des Fiebers 74
Wanderpneumonie 74–75

Pleuritis.
Aufgaben der Behandlung 76
  Linderung der Beschwerden 76
  Indicatio vitalis 77
  Heilung der Pleuritis 77

Inhaltsverzeichnis.

Seite

Wahl der Lagerung 76
Narcotica 76
Eisblase 76
Punktion 77
Diuretica 78
Abführmittel 78
Schwitzprozeduren 78

Empyem.

Radikaloperation 78
Anatomische Heilungsvorgänge 79
Bülausches Verfahren 79
Nachbehandlung 80

Phthisis pulmonum.

Kochs spezifische Behandlung 83
Unklarheiten in unserer Erkenntnis der Krankheit . . 80—82
Theorien der Infektion 82
    Cornets Annahme 82
    Flügges Hypothese 82
Bedeutung des Organismus für die Infektion 83
Ziele der Therapie 83
Angriffspunkte der Behandlung 83
    Zelle 83
    Organ 83
    Organismus 83
Wege der Allgemeinbehandlung 84
Kampf gegen die Tuberkulose als Volkskrankheit . . 84—85
Die Bedeutung der Heimstätten für Lungenkranke . . 85
    Aufgaben derselben 85
    Dauer des Aufenthaltes 85
Anfangssymptome 86
Pathologisch-anatomische Vorgänge 87
Art und Bedeutung des Fiebers . . . . 88—90
    Besonderheiten des Fiebers 88
    Ursache der relativ geringen Schädigung des Organismus durch
        das Fieber 88
    Bedeutung der Temperaturverhältnisse für die Behandlung . . 89
Wert der körperlichen und geistigen Ruhe für phthisische
    Kranke 90
Wert der Antifebrilia 90
Fieberbekämpfung durch Allgemeinbehandlung . . . 90—92

Inhaltsverzeichnis.

Seite

Freiluftliegekur 90
   Individualisierung derselben 90
Ernährung 91
   Atonia ventriculi 91
   Würzung der Speisen 92
Abhärtung 93
   Wesen derselben 93
   Wasserkuren . . . . 93—94
      Bäder 94
      Kalte Abreibungen 94
      Halbbäder 94
Behandlung der Schweiße 95
Medikamentöse Behandlung der Phthisis pulm. 96
   Kampfer 96
   Kreosot und seine Derivate 97
Psychische Behandlung 97

Hämoptoë.

Kritik der allgemein üblichen Behandlung 99
   Eisblase 99
   Schlucken von Eisstückchen 99
   Ergotinpräparate 100
Aufgaben der Behandlung 100
   Beruhigung 100
   Bekämpfung der Verblutungsgefahr 100

Larynxphthise.

Pathologisch-anatomische Vorgänge 101
Symptome . . . . 101—102
Aufgaben der Therapie 103
   Allgemeine ⎱ Behandlung 103
   Lokale   ⎰
   Ruhigstellung des kranken Organs 103
   Kälteanwendung 104
   Milchsäure 105
   Argentum nitr. 106
   Kokain 106
   Eukain 106
   Menthol 106
   Pulver 107
   Konsistenz der Nahrung 107
Behandlung des Hustens . . . . 108—109
   Vergleich zwischen Intensität und Effekt 109

Inhaltsverzeichnis.

Seite
Konsistenz des Sputums 109
Lagerung 109
Reizhusten 109
Erziehung des Kranken . . . . 109—110

Emphysem.
Pathologisch-anatomische Vorgänge 110
Ursachen der Entstehung . . . . 110—111
Drei Stadien der Krankheit 112
Einfluß des Emphysems auf das Herz 112
Behandlung 112

Asthma bronchiale.
Asthmatischer Anfall 113
Asthmatischer Zustand . . . . 113—114
Inkongruenz zwischen objektiver und subjektiver Dyspnoë 114
   Erklärungsversuch 114
      Reflexvorgang 114
      Reflexring 114
Psychisches Verhalten der Asthmatiker 115
Degeneriertes Nervensystem 115
Reflexpunkte 115
Nasenoperationen 115
Medikamentöse Behandlung 116

Erkrankungen des Herzens.

Unzulänglichkeit der pathologischen Anatomie 117
Hypertrophie des Herzmuskels 118
Aufgaben der Therapie 118
   Fernhaltung aller den Herzmuskel schädigenden Einflüsse . . . 118
   Erleichterung der Herztätigkeit durch aktive und passive Bewegung 119
   Oertelsche Terrainkuren 120
   Wirkung der Massage 120
   Wirkung der Bäder 121
      Kohlensäurebäder 121
      Solbäder 122
   Bedeutung der Beschränkung der Flüssigkeitszufuhr 123
Symptome der Kompensationsstörung . . . . 123—124
Entstehung des Hydrops 124

	Seite
Lokalisation des Hydrops	125
Anasarka	125
Höhlenhydrops	126
Beschwerden infolge der Wasseransammlung	126
Bedeutung psychischer Beeinflussung auf die Heilung der Wassersucht	127
Lagerung der Hydropiker	127
Ascites	127—128
Pleuraergüsse	128
Behandlung des Hydrops	128—139
Bedeutung der Bettruhe	129
Digitalis	129—130
Strophantus	130—131
Coffein. natr. salicylicum	131
Diuretin	131—132
Theocin	132
Eisblase	133
Scilla	133
Kalomel	133—134
Schwitzbäder	135
Elektrisches Schwitzbad	135
Bedeutung der Hygiene	135
Direkte Wasserentziehung	136—138
Skarifikation	136—137
Drainage nach Fürbringer	138
Drainage nach Curschmann	138
Beseitigung des Ascites durch Punktion	138
Skrotalödem	139

Erkrankungen der Niere.

Hydrops der Nierenkranken	140
Abweichungen der indirekten Wasserentziehung bei Nephritikern	140
Pathologisch-anatomische Veränderungen der erkrankten Nieren	141
Ätiologie der Nephritis	142
Klinische Erscheinungen	143
Therapie der Nephritis	143—146
Bedeutung der Bettruhe	143
Diät für Nierenkranke	144—146
Beziehung zwischen kranken Nieren und Herz	146

Therapie der Verdauungskrankheiten.

Physiologie der Ernährung 147
Bedeutung der Mundverdauung 148
Krankheiten der Speiseröhre . . . . 148—151
   Sondierung der Speiseröhre 149
   Ösophagusspülungen 150
Bekämpfung des Durstgefühls 151
Operative Behandlung 151
Speiseröhrenkrampf 151

Magenkrankheiten.

Abgrenzung der einzelnen Magenkrankheiten 152
Subjektive Beschwerden 153
Objektive Funktionsprüfung der Magenverdauung . 153—155
   Makroskopische Beurteilung der ausgeheberten Masse 153
   Chemische Untersuchung . . . . 153—155
      Bestimmung der Reaktion 153
      Bestimmung der freien Salzsäure 154
      Bestimmung der Gesamtazidität 154
      Prüfung auf Milchsäure 155
      Pepsin- und Labgehalt 155
   Diagnostische und therapeutische Schlüsse 155
Bedeutung der motorischen Funktion des Magens . . . 156

Ektasie des Magens.

Behandlung der motorischen Insuffizienz des Magens durch
   Diät 157
   Massage des Magens 157
   Hydrotherapeutische Maßnahmen 158
   Elektrische Behandlung 159
   Technik derselben 160
   Anwendung der Neuronlehre auf die Pathologie 161
Behandlung der Gärung und Fäulnis im Magen 162
Chirurgische Behandlung der Ektasie 163

Magengeschwür.

Klinische Erscheinungen . . . . 163—164
Differentialdiagnostische Merkmale zwischen Ulcus ventriculi und der Kardialgie 164
   Bluterbrechen 165

Inhaltsverzeichnis.

Seite
Behandlung einer Magenblutung 166
Kritik der üblichen Behandlung 166
Therapie des Magengeschwürs . . . . 167—169
Medikamentöse Behandlung 167
Breiumschläge 168
Thermophore 168
Diät 169

Magenkrebs.
Schwierigkeit einer erfolgreichen chirurgischen Behandlung 169
Klinische Erscheinungen . . . . 170—171
Interne Therapie des Magenkarzinoms . . . . . . 171—172

Magenerkrankungen auf anämischer und nervöser Grundlage.
Abhängigkeit der Magenaffektion
Von körperlichen Allgemeinstörungen 172
Von nervösen Zuständen 173
Atonie des Magens . . . . 174—184
Ihre Ursachen . . . . 174—175
Behandlung . . . . 175—184
Hyperchlorhydrie und Magensaftfluß . . . . 184—187
Nervöse Dyspepsie . . . . 187—190

Darmkrankheiten.
Definition des Darmkatarrhs 190
Diagnostik der Darmkrankheiten 190
Abhängigkeit der Therapie der Darmerkrankungen von den pathologisch-anatomischen Veränderungen . . 191
Abhängigkeit der Sekretion und Peristaltik vom Nervensystem 191
Abhängigkeit der Darmverdauung von der Funktion des Magens 192
Prinzipien in der Behandlung der Darmkrankheiten . . . 193
Entfernung und Fernhaltung der schädigenden Ursachen . . . 193
Beeinflussung der Sekretion und Peristaltik 193
Indikation und Art der Darreichung des Rizinusöls . . . 193
„   „   „   „   „   „ Kalomels 194
Spülungen des Magens und Darmes 194
Physiologische Stopfmittel . . . . 194—195
Indikation und Ordination des Opiums 195
Hydrotherapeutische Beeinflussung der Darmkrankheiten . 196

	Seite
Behandlung der Darmulzeration	196
Antisepsis des Darmkanals	196
Adstringierende Einwirkung auf die Darmschleimhaut.	197

Magendarmkatarrh der Kinder.

Unterschiede von dem akuten Magendarmkatarrh Erwachsener	197—198
Infektiosität	198
Behandlung	198—199
Kalomel	198
Nahrung	198
Magen-Darmspülungen	199

Chronischer Darmkatarrh.

Definition	199
Katarrhalische | Erscheinungen Entzündliche /	200
Enteritis membranacea	200
Chronische Obstipation	201—208
Behandlung	201—208
Erziehung der motorischen Darmfunktion	201
Obstipierende Diät	201—202
Indikation für die Darreichung von Opium	202
Schädlichkeit einer zu leicht verdaulichen Nahrung	202
Die Peristaltik provozierende Diät	203
Wassereinläufe in den Mastdarm	204
Psychischer Einfluß auf die Defäkation	204
Darmmassage	204—205
Hydrotherapeutische Behandlung	206
Elektrische Behandlung	206
Beseitigung verhärteter Kotmassen aus dem Rectum	207
Abführmittel	207—208
Colica stercoralis	208—212

Appendicitis.

Pathologisch-anatomische Veränderungen	212
Abhängigkeit der klinischen Erscheinungen und der Therapie von den pathologisch-anatomischen Vorgängen	213
Peritonitis	214
Facies hippocratica	214
Puls und Temperatur	214
Behandlung	215

	Seite
Appendicitis chronica	215
Katarrhalische Erkrankung des Wurmfortsatzes	215—216

Hämorrhoiden.

Einklemmung	216
Reposition	217
Behandlung eiternder und stark blutender Hämorrhoiden	217
Fissura ani	218

Diätotherapie.

Berechnung der Nährwerte der Nahrungsmittel	219
Erfordernisse einer guten Krankenkost	220
Den Bedarf an Eiweiß deckende Nahrungsmittel	221—225
Zubereitung der Fleischspeisen	221—224
Taubenbrühe	221
Schabefleisch	222
Kochen des Fleisches	222
Dämpfen des Fleisches	222
Schmoren des Fleisches	223
Braten des Fleisches	223
Kalbshirn und Kalbsmilch	223
Fische	224
Eierspeisen	224—225
Schaumomelette	225
Omelette soufflée	225
Kohlehydrate	225—227
Mehlspeisen	225
Gemüse	226
Blattgemüse	226
Wurzelgemüse	226
Kartoffel	227

Künstliche Nährpräparate.

Vorteile der künstlichen Nährpräparate	228
Künstliche Eiweißpräparate	228—229
Fleischpulver	228
Peptone	228
Kaseïnpräparate	229
Tropon	229
Leguminose-Kraftmehl	229
Kindermehle	229
v. Mehringsche Kraftschokalade	230

Stoffwechselkrankheiten.

Definition derselben 231

Erkrankungen durch Steinbildungen.

Gallensteine . . . . 232—234
   Abhängigkeit der klinischen Erscheinungen von den pathologisch-
      anatomischen Vorgängen 232
   Steineinklemmung. 232
   Behandlung . . . . 233—234
Nierensteine . . . . 234—235
   Behandlung des akuten Anfalles 235
   Behandlung nach Beseitigung des akuten Anfalles 235
   Indikationen zur chirurgischen Behandlung. 235
Blasensteine 236

Diabetes mellitus.

Aufgaben der Behandlung. 237
Coma diabeticum 238
Diätetische Behandlung. . . . . 238—241
   Fischklöße. 239
   Gemüse 239
   Küchenzettel für Diabetiker . . . . 239—241
   Pudding für Diabetiker 241
   Topinambur 241

Die Fettsucht.

Definition 242
Behandlung. . . . . 242—245

Gicht.

Behandlung des akuten Anfalles. 245
Behandlung der gichtischen Diathese 246

Krankheiten des Blutes.

Pathologisch-anatomische Veränderungen 247
Herstellung und Färbung eines Trockenpräparates . 248—249
Bestimmung des spezifischen Gewichtes. 249
Alkaleszenzbestimmung 249

Anämie.

Sekundäre Anämie. 250
Essentielle Anämie 250

Inhaltsverzeichnis. XXVII

Seite

Perniziöse Anämie . . . . 251—252
    Kriterien der perniziösen Anämie 251
    Behandlung der Anämien 252

Chlorose.
Klinische Erscheinungen 253
Behandlung . . . . 253—254

Leukozytose und Leukämie.
Kriterien der Leukämie 254
Aussichten der Therapie . . . . 254—255
Bedeutung des Knochenmarkes 255

Rhachitis.
Pathologisch-anatomische Veränderungen . . . . . 255—256
Therapie 256

Skrophulose.
Klinische Erscheinungen 257
Behandlung
    der Drüsenschwellungen 257
    der skrophulösen Ekzeme . . . . 257—258
    des Weichselzopfes 259
    der Rhagaden 259
    der verschiedenen Arten der Cilien- und Konjunktivalerkrankung . . . . 259—260
    Blepharitis squamosa 259
    Blepharitis apostematosa 260
    Conjunctivitis und Ceratitis phlytaenulosa 260
    Anwendungsart
        des Kalomels 261
        der gelben Augensalbe 261

Neurasthenie und Nervosität.
Unterscheidung beider Krankheiten 262
Definition der Neurasthenie 263
Ihre Behandlung . . . . 263—264
Definition der Nervosität 264
Ihre Behandlung . . . . 265—266
    Behandlung
        der psychischen 265
        der somatischen Nervosität . . . . 265—266

Ursachen und Behandlung der Kopfschmerzen.

Mechanische Ursachen.

Entzündungen des Gehirns und seiner Hüllen 268
Geschwülste des Gehirns und seiner Umgebung 268
Erkrankungen der Nebenhöhlen der Nase . . . . . 269—272
Erkrankungen der Augen und Ohren 272
Gehirnkongestion . . . . 273—275

Chemisch-toxische Ursachen.

Überladung des Blutes mit Kohlensäure bei Herzkranken 275
Kopfschmerzen bei Nierenkranken 276
Kopfschmerzen bei Verdauungsstörungen . . . . . 277—278
Intoxikation mit Alkohol . . . . 278—279
Kopfschmerzen infolge Morphium-, Opium- und Kokain-
  genusses. 279

Nervöse Ursachen.

Kopfschmerzen der Nervösen und Neurastheniker. . 280—282
  Schädlichkeiten durch Berufstätigkeit . . . . 280—281
  Folgen von Leidenschaften 281
  Schäden des Gesellschaftslebens 282
Migräne . . . . 282—284

Behandlung der Infektionskrankheiten.

Die Therapie der Infektionskrankheiten steht noch auf einem relativ niedrigen Standpunkte, obwohl in den letzten Jahrzehnten die Forschung manches Dunkel gelichtet und Wege mit hoffnungsreichem Ausblick gewiesen hat. Die Diphtherie hat durch Behrings Verdienste einen großen Teil des früheren Schreckens eingebüßt, die Tuberkulose wird erfolgreich bekämpft, Tetanus und Lyssa gehören nicht mehr zu den unheilbaren Krankheiten, das Wesen der proteusartigen Malaria ist nahezu erforscht und bietet glänzende therapeutische Aussichten. Trotzdem ist noch viel zu erstreben. Da uns bei vielen Infektionskrankheiten die Erreger unbekannt sind, und dort, wo sie uns bekannt sind, eine direkte Einwirkung nicht möglich ist, besteht unsere therapeutische Aufgabe in diesen Fällen außer in der Prophylaxe nur darin, den normalen, von der „vis medicatrix naturae" erstrebten Verlauf der Krankheit zu unterstützen. Bei der Prophylaxe haben wir außer mit sozialen Schwierigkeiten auch mit dem Übelstande zu rechnen, daß uns häufig der zu bekämpfende Feind unbekannt ist. Wir wissen, daß Masern, Scharlach und andere Krankheiten direkt übertragbar sind, daß derartige Kranke und Gegenstände, die mit ihnen irgendwie in Berührung gekommen sind, die Krankheit verbreiten, und trotzdem begegnen wir Zufällen, deren Begründung unserer Erkenntnis verborgen bleibt. Wir verstehen nicht, warum unter den genau gleichen Infektionsbedingungen das eine Kind erkrankt, das andere verschont bleibt, warum bei Vernachlässigung aller Vorsichtsmaßregeln keine Verbreitung des Ansteckungsstoffes erfolgt, während in anderen Fällen trotz der peinlichsten Prophylaxe die Krankheit rapid um sich greift. Wir müssen diese Erfahrungen durch die Annahme zu begründen suchen, daß zwei Faktoren wesentlich für die Infektion in Betracht kommen: Die Virulenz der Infektionskeime und die Disposition der Individuen. Solange diese Faktoren unbekannt bleiben, werden wir lediglich darauf angewiesen sein, „nach Kräften" eine Übertragung zu vermeiden. Ist eine Infektion erfolgt, dann haben wir, wo eine direkte therapeutische Beeinflussung nicht möglich ist, die einzige Aufgabe, den uns als normal bekannten Verlauf zu erstreben. Die meisten akuten Infektionskrankheiten zeigen die spontane Tendenz zur Heilung. Nur Abweichungen von dieser Norm erfordern unseren Eingriff. Dazu kommen Vorsichtsmaßregeln, die den erfahrungsgemäß häufigen, den normalen Ablauf störenden Zwischenfällen begegnen.

Allgemeine therapeutische Vorschriften für alle akut fieberhaften Krankheiten.

Gewisse therapeutische Maßnahmen kommen bei allen akuten Infektionskrankheiten in Betracht, die im wesentlichen durch das Fieber und die Intoxikation notwendig sind. So wird eine Eisblase auf dem Kopf infolge Herabsetzung der Hyperämie des Gehirns von fiebernden Kranken angenehm empfunden. Nur achte man darauf, daß die Vorteile der Eisblase deren Nachteile übersteigen. Zur Vermeidung der unangenehmen unmittelbaren Berührung der Stirn- und Kopfhaut mit dem eiskalten Gummi wird die Eisblase in dünnes Linnen oder am besten in ein Gazestück eingehüllt. Die belästigende Schwere der Eisblase wird durch zweckmäßige Füllung vermieden. Nur der Boden der Blase darf mit ca. bohnengroßen Eisstückchen bedeckt sein. Das Schmelzwasser muß von Zeit zu Zeit entfernt werden, da die leichteren Eisstückchen in die Höhe getrieben und dadurch der kühlenden Einwirkung entzogen werden. Wird auch über Druck einer derart hergerichteten Blase geklagt, dann kann deren Gewicht durch Aufhängen der Eisblase an irgend einer Vorrichtung vermindert werden.

Große Schwierigkeit verursacht die Applikation einer Eisblase bei unruhigen Fiebernden. Entweder muß in solchen Fällen die Eisblase an den Kopf festgebunden werden, indem die Eisblase in ein Tuch gewickelt und so auf den Kopf gelegt wird, daß die überstehenden Tuchenden unter dem Kinn geknotet werden, oder man wendet besser helmförmige Kühlschläuche mit Zu- und Abflußöffnung an, durch welche Eiswasser durch Heberwirkung hindurchgetrieben wird, indem das Zuflußende des in zahlreichen Spiralwindungen verlaufenden Kühlapparates in ein hoch gestelltes, mit Eiswasser gefülltes Gefäß getaucht wird und durch Aspiration an dem Abflußende die Strömung veranlaßt wird.

Eine zweite wichtige, allgemein bei Fieber notwendige Maßnahme ist die Regelung der Diät. Da bei stark erhöhter Temperatur die Verdauungssekrete mangelhaft gebildet werden, dürfen nur solche Nahrungsmittel gereicht werden, die erfahrungsgemäß die wenigsten Anforderungen an die Verdauungsfähigkeit der Sekrete stellen. Milch, Schleimsuppen, Bouillon kommen in erster Reihe in Betracht. Da beim Fieber ein starker Eiweißzerfall und großer Verlust an Nährsalzen stattfindet, ist bei der Ernährung, besonders bei länger dauerndem Fieber, auf entsprechenden Ersatz zu achten. Besonders den Nährsalzen ist eine große Bedeutung zuzusprechen, daher die instinktiv im Volke bestehende Wertschätzung der Bouillon in Krankheitsfällen. Besser noch als die Bouillon ist Beaftee — Fleischextrakt unterhalb der Gerinnungstemperatur des Fleischeiweißes, am besten bei 55—60° — weil hier neben den Fleischsalzen auch ein großer Teil des Eiweißes in Lösung übergeht. Eine genauere Darstellung der blanden Diät ist bei der Typhusbehandlung zu finden.

Schließlich hat man auf die allgemeinen hygienischen Forderungen zu achten, die wohl jedem Arzt geläufig sind.

Am seltensten kommen unangenehme Ereignisse bei den **Varicellen.** Varicellen vor. Durch einige Tage Bettruhe wird allen Vorsichts- und therapeutischen Maßregeln genügt. Man versäume jedoch niemals die Urinuntersuchung, da häufiger Nierenaffektionen vorkommen.

Masern.

Mehr Aufmerksamkeit erfordern die Masern. Wir wissen, daß in ca. einer Woche die Krankheit, die mit Temperatursteigerung bis 40°, mit Hautausschlag und mit Affektion der Conjunctiva, der Nasen- und Bronchialschleimhaut beginnt, unter allmählichem Nachlaß des Fiebers zur Norm übergeht. Dieser normale Verlauf zeigt Abweichungen mannigfacher Art. Das Fieber erreicht in einzelnen, sehr seltenen Fällen exzessiv hohe Grade, auch ohne Komplikationen, deren häufigste die Propagation der Entzündung von der Nasen-Rachenschleimhaut durch die Tuben in das Mittelohr und von den Bronchien in die Bronchiolen und Alveolen sind. Alle diese Komplikationen sind durch Abweichungen von dem normalen Temperaturverlauf markiert. Es resultiert aus dieser Erfahrung die Notwendigkeit, durch mindestens dreimalige Temperaturbestimmung am Tage den Verlauf der Krankheit zu kontrollieren.

Um die drohende Otitis media möglichst zu verhüten, ist auf Sauberkeit des Mundes zu achten, bei älteren Kindern durch 2—3-stündliches Gurgeln, bei jüngeren durch Auswaschen der Mund-Rachenhöhle mit 2—3 %-iger Borlösung. Nasenspülungen sind wegen der Gefahr des Transportes von Entzündungserregern in die Tuben zu vermeiden. Die erfolgte Infektion des Mittelohres dokumentiert sich außer der Temperatursteigerung, den Schmerzen im Ohr, besonders durch Rötung des Trommelfelles, das seinen normalen Lichtreflex verloren hat. Die Entzündung kann spontan zurückgehen oder infolge antiphlogistischer Maßnahmen. Da uns direkte Antiphlogose, d. h. direkte Kälteeinwirkung auf das Mittelohr und Trommelfell unmöglich ist, bleibt uns nur das sogen. derivatorische Verfahren, welches darin besteht, daß die durch die Entzündung bewirkte intensivere Blutströmung vom entzündeten Organ in die Nachbarschaft abgeleitet wird. Es ist eine eigentümliche Erscheinung, daß trotz der häufig anatomisch unabhängigen Gefäßbezirke doch ein inniger physiologischer Konnex zwischen ihnen besteht. Durch Erleichterung der Strömung in irgend einer Körperregion wird der Blutstrom aus dem benachbarten Gefäßbezirk, auch wenn kein anatomischer Zusammenhang besteht, abgelenkt. Es bleibt zur Erklärung die Annahme, daß das Zentralorgan die Vermittelung übernimmt.

In dem besonderen Falle der erhöhten Blutzufuhr zum entzündeten Mittelohr wird die Derivation des Blutstromes erreicht durch alle Verfahren, welche die Blutzufuhr in die Haut hinter den Ohrmuscheln bewirken. Je mehr Blut in diese Region gelenkt wird, um so mehr wird dem entzündeten Orte entzogen, um so größer also der therapeutische Effekt.

Otitis media.

Am wirksamsten sind daher direkte Blutentziehungen, am zweckmäßigsten durch die in den letzten Jahren in unverschuldeten Mißkredit geratenen Blutegel. Diese natürlichen Blutsauger werden in einem mit Wasser gefüllten Gefäß vorrätig gehalten. Vor ihrer Verwendung bringt man sie zweckmäßig in ein Reagenzröhrchen und läßt sie aus diesem an die gewünschte Applikationsstelle sich herauswinden. Statt des Reagenzröhrchens kann man eine Papierdüte gebrauchen. Wollen sie nicht anbeißen, dann kann man durch Betupfen der Saugstelle mit steriler Zuckerlösung die Appetenz der Egel zu erhöhen versuchen. Der Forderung der Asepsis ist nicht vollständig zu genügen; die Infektionsgefahr von seiten des Egels ist jedoch nicht groß. Mit Desinfektion der Saugstelle sei man vorsichtig, da die Desinfizientien die Saugkraft des Egels herabsetzen, wenn sie ihn nicht töten. Ätherabreibung oder energisches Waschen der Saugstelle mit heißem Wasser genügt. Wenn der Egel sich mit Blut gefüllt hat — ca. 15 g —, fällt er spontan ab. Eine sofortige Unterbrechung des Saugens wird durch Bestreuung des Wurmes mit Salz erzielt, wonach dieser das gesaugte Blut vomiert. Auf diese Weise ist häufig eine wiederholte Verwendung desselben Egels zu erzielen. Zuweilen versagen jedoch die Sauger nach einmaliger Anwendung. Infolge des vom Egel sezernierten blutlösenden Stoffes tritt in einigen Fällen durch Verhinderung der Blutgerinnung eine Nachblutung ein, die unangenehm werden kann. Liquor ferri sesquichlor., Ferropyrin, Kompression mit Jodoformgaze, schließlich das Glüheisen bekämpfen die Blutung.

Blutegel.

In zweiter Reihe kommen alle diejenigen Maßnahmen, welche durch Reizung dieser Hautpartie die Blutzufuhr erstreben, wie Vesikatoren, Jodpinselung etc. Die mäßigste Einwirkung geschieht durch hydropathische Einpackung des Ohres, deren Heilerfolg lediglich durch die derivatorische Blutstromänderung bedingt ist. Können durch diese Maßnahmen die Entzündungserscheinungen nicht beseitigt werden, nimmt unter Eiterfieber die Rötung des Trommelfelles zu, wird es durch kleinzellige Infiltration graurot, schließlich grau gefärbt, bemerkt man infolge der Eiteransammlung im Mittelohrraum eine Hervorwölbung des Trommelfelles nach außen, dann wird eine Paracentese des Trommelfelles an seinem tiefsten Ort notwendig. Der große Wert dieser Operation, die der schließlichen Selbsthilfe des Organismus vorgreift, besteht in dem meist großen Vorteil, daß der gewählte Ort des Eiterdurchbruches keine wesentliche Beeinträchtigung der Funktion hinterläßt, während der spontane Durchbruch des Eiters funktionswichtige Regionen treffen kann.

Masernpneumonie. Sehr viel seltener als die Ohraffektion bei Masern ist die Pneumonie. Man sollte nach dem Wege des Vordringens der Krankheitserreger schließen, daß im Anschluß an die Bronchitis eine Bronchiolitis und katarrhalische Bronchopneumonie allein möglich sei. Wir machen aber häufig die Erfahrung, daß kroupöse Pneumonien als Komplikation auftreten. Ob in solchen Fällen die kroupöse Ausschwitzung in die Alveolen eine Folge des spezifischen Krankheitsgiftes ist, oder ob andere Ursachen in Betracht kommen, darüber ist noch kein definitives Urteil möglich. Sicher ist, daß alle Masernpneumonien eine schlechte Prognose geben. Die Propagation der Entzündung ist so heftig, daß die Herzkraft nicht zur Kompensation ausreicht. Diese traurige Erfahrungstatsache beleuchtet auch den Wert unserer Therapie. Da uns kein Mittel zur Verfügung steht, das Fortschreiten der Lungenentzündung zu hemmen, sind wir lediglich auf die Stimulation der Herzkraft durch Wein und Kampfer angewiesen, mit geringer Aussicht auf Erfolg, der minimal ist, wenn die kroupöse Ausschwitzung auch auf der Bronchialschleimhaut erfolgt.

Eine Erwähnung verdient noch die relativ häufige Erscheinung, daß im unmittelbaren Anschluß an die überstandenen Masern eine Diarrhoe eintritt, die fast immer durch rein diätetische Maßnahmen zu bekämpfen ist. Eine Nephritis und andere Komplikationen gehören zu den Seltenheiten.

Scharlach.

Viel ernster als Masern ist der Scharlach aufzufassen. Allgemein üblich ist die Annahme, daß Scharlach trotz seiner Verbreitung doch erheblich seltener vorkommt als Masern. Wer sich jedoch gleich mir überzeugt hat, daß in Scharlachepidemien Anginen vorkommen, bei deren Besitzern häufig nur bei genauester Beobachtung eine flüchtige Scharlacheruption konstatiert wird, kann sich dem Eindruck nicht entziehen, daß eine große Reihe von Scharlacherkrankungen unter der Rubrik Angina geführt werden.

Die Behandlung der Scarlatina ist bisher eine symptomatische geblieben, trotz aller Versuche einer essentiellen Therapie. Ausgehend von der Vorstellung, daß die bedrohlichsten Erscheinungen durch die Streptokokkeninfektion der Tonsillen und dadurch bewirkte allgemeine Intoxikation verursacht werden, hat man, angeregt durch die Erfolge des Diphtherie-Heilserums, ein Antistreptokokkenserum hergestellt. Wenn auch hie und da günstige Erfolge berichtet werden, so hat doch diese Behandlungsmethode sich noch nicht einzubürgern vermocht. Die Scarlatinainfektion ist nicht identisch mit der Streptokokkeninfektion. Mit der unbestimmten Basis fallen auch die Folgerungen.

Der Verlauf der Scharlacherkrankung ist außerordentlich variabel. In den meisten Fällen ist die Krankheit in wenigen Tagen erledigt. In anderen tritt die Schwere der Infektion — auch ohne besonders heftige Pharynxerkrankung — so gewaltig in die Erscheinung, daß die Kinder in wenigen Tagen an Sepsis zu Grunde gehen. In einigen Fällen ist das Fieber so hoch, bis 41—42°, die dadurch bewirkte Somnolenz und ungünstige Herzbeeinflussung so besorgniserregend, daß die Temperatursteigerung allein bekämpft werden muß. Es stehen uns zu diesem Zwecke zwei Wege zur Verfügung: die direkte Wärmeentziehung und die Herabsetzung der Temperatur durch medikamentöse Mittel. Letzterer Weg ist wenig verheißungsvoll, da alle sogenannten Fiebermittel neben anderen unerwünschten Nebenwirkungen in der Regel einen derartig ungünstigen Einfluß auf das Herz ausüben, daß ihre Anwendung zu scheuen ist. Ein weiterer Fehler ist die häufig beobachtete

Erscheinung, daß nach dem schnell vorübergehenden Temperaturabfall eine exzessive Steigerung des Fiebers eintritt. Nur in den seltensten Fällen, in denen eine direkte Wärmeentziehung unmöglich oder ungenügend ist, erscheint die Anwendung der Antipyretica geboten.

Das Wesen der Wärmeregulation. Das Fieber ist der Ausdruck der gestörten Wärmeabgabe im Vergleich zur Wärmeproduktion. In der Norm besitzt der Organismus die wunderbare Fähigkeit, unter den verschiedensten äußeren Verhältnissen seine konstante Eigenwärme zu bewahren. Wirkt die Umgebung wärmeentziehend, so wird dieser Verlust in gewissen Grenzen ohne Störung und Empfindung durch gesteigerte Wärmebildung ausgeglichen. Dieser Vorgang erfolgt reflektorisch, perzipiert von den in der Haut befindlichen sensiblen Nervenendigungen, übermittelt durch die Empfindungsnerven in das Zentralnervensystem, von dem aus der Antrieb entweder zur Steigerung der Wärmeentwickelung oder Hemmung der Wärmeabgabe erfolgt. Wärme verliert der Körper in erster Reihe durch Strahlung, Leitung und Wasserverdunstung von der Körperoberfläche, dann durch die Atmungsluft, durch die Exkrete etc. Die Wärme wird gebildet vornehmlich in den Muskeln und großen Unterleibsdrüsen, dann überall dort, wo Zellfunktion, chemische und physikalische Vorgänge von statten gehen.

Therapeutische Verwendung finden nur diejenigen Maßnahmen, welche eine machtvolle Einwirkung sowohl auf die Wärmeentziehung als -bildung bewirken, d. i. die Wärmeentziehung durch die Haut und Wärmeproduktion in Muskeln und Drüsen. Die Körperoberfläche gibt um so mehr Wärme ab, je mehr die peripherischen Hautgefäße erweitert sind, je kräftiger in ihnen der Blutstrom ist und je mehr Wasser an der Körperoberfläche verdunstet. Diese Vorgänge verlaufen nicht nach physikalischen Gesetzen, sondern auf physiologischer Grundlage. Die Erweiterung der Hautgefäße wird durch Reize, durch das kurze Stadium der Kontraktion hindurch, hervorgerufen, nicht durch Paralyse der Konstriktoren, sondern durch aktive Funktion der Dilatatoren. Übersteigt der Hautreiz eine gewisse Grenze, dann prävaliert die Konstriktorenwirkung; die dadurch anämisch gewordene Haut setzt die Wärmeabgabe herab. Die Schwierigkeit der Regulation besteht darin, daß schon physiologisch die größte Mannigfaltigkeit in der Reaktion der Hautgefäße besteht, die unter pathologischen Verhältnissen noch regelloser sich verhalten. Während in physiologischem Zustand bei exzessiver Wärmezufuhr resp. -bildung reflektorisch eine maximale Erweiterung der Hautgefäße und profuse Schweißbildung erfolgt, sehen wir unter krankhaften Verhältnissen häufig trotz hohen Fiebers eine anämische, trockene Haut. Führt eine starke Wärmeentwickelung bei mangelhaft funktionierendem Ableitungsapparat die Körpertemperatur schnell in die Höhe, dann tritt als sichtbarer Ausdruck der peripherischen Gefäßkontraktionen die Cutis anserina und der Schüttelfrost in die Erscheinung. Unsere therapeutische Aufgabe besteht also bei der Wärmeentziehung darin, die peripherischen Hautgefäße zur aktiv dilatatorischen Erweiterung zu bringen, oder die Schweißproduktion bei erweiterten Hautgefäßen anzuregen. Die Verdunstungskälte ist mit großer Vorsicht therapeutisch zu verwenden; denn leicht wirkt der große Kältereiz kontrahierend auf die Gefäße, und dann besteht der unerquickliche, den Körper arg schädigende Zustand der Wärmeentziehung bei verengerten Gefäßen.

Der zweckmäßigste, therapeutisch wirksamste Reiz ist das verschieden temperierte Wasser. Der Temperatur nach unterscheidet man mit Kisch am besten die indifferenten Bäder von 35—36° C., dann die wärmezuführenden und -abführenden Bäder über und unter der Mitteltemperatur. Letztere beanspruchen allein bei der Kaltwasserbehandlung des Fiebers unser Interesse. *Kaltwasserbehandlung des Fiebers.*

Auf zwei Wegen können wir durch Bäder die Wärmeentziehung ermöglichen: durch Ableitung der Hautwärme ohne besondere Veränderung des peripherischen Gefäßsystems oder nach Erregung der Dilatatoren der Hautgefäße.

Die erste Art der Wärmeentziehung erfolgt durch die v. Ziemssensche Methode. Der Fieberkranke wird in ein indifferent temperiertes Vollbad gebracht und durch Zu- und Abgießen des Badewassers dessen Temperatur innerhalb 10 bis 20 Min. bis zur Grenze der Erträglichkeit herabgesetzt. Die kleinen Reize der allmählich stattfindenden Abkühlung bewirken nur eine allmähliche Anpassung der Gefäßweite an die umgebende Temperatur. Erst wenn die Temperaturdifferenz eine *v. Ziemssensche Bäder.*

gewisse, in jedem Falle wechselnde Größe erreicht, tritt die Reaktion in Form des Unbehagens, Zitterns und Fröstelns ein, ein Ereignis, das durch mechanische Reize, durch Friktionen und Klatschen der Haut, durch energische Bewegung des Wassers hintangehalten werden kann. Je länger die Wärmeentziehung ertragen werden kann und je größer die Temperaturdifferenz zwischen Haut- und Wasserwärme erreicht wird, um so beträchtlicher ist die Temperaturherabsetzung.

Art der Wirkung und Technik der kalten Bäder.

Intensiver an Wirkung und leichter zu handhaben sind die Abkühlungsbäder, die mit energischer Temperaturdifferenz das Fieber angreifen. Folgende Betrachtungen erleichtern das Verständnis der Wirkung.

Der Fieberkranke wird in ein Bad von 27—29⁰ C. gebracht. Die Temperaturdifferenz der Körperwärme gegen das Wasser von mehr als 10⁰ C. wirkt als mächtiger Reiz, der Herz und Atem gewaltig anregt und die Hautgefäße zur Kontraktion veranlaßt. Nun besteht unsere wichtige Aufgabe darin, die maximale aktive Erweiterung der Gefäße zu erzielen, am sichersten durch mechanische Reize in Form energischer Hautfriktionen und Wasserbewegung. Das Badewasser umspült den im Bade zunächst in sitzender Stellung gehaltenen Kranken bis etwa zur Nabelhöhe. Fortwährend wird der Kranke mit Wasser übergossen, während gleichzeitig die Haut durch Abklatschen und Reiben gereizt wird. Dann wird unter den gleichen Manipulationen der Kranke in horizontale Lage gebracht mit Unterstützung des Kopfes. Das Bad wird unterbrochen, wenn Unbehagen und Frösteln eintritt. Zunächst begnüge man sich mit gemäßigten Bädern von 27—30⁰ C. und geringer Dauer, 3—5 Min., und steigere die Wirkung allmählich durch größere Temperaturdifferenzen und längere Dauer. Die Häufigkeit der Bäder richtet sich nach der Fiebergröße, nach dem hydrotherapeutischen Erfolg und nach den äußeren Umständen. Ist durch Mangel an Pflegepersonal das Bad mit großen Unzuträglichkeiten auch für den Kranken verknüpft, dann wird man die Häufigkeit der Bäder einschränken. Zweckmäßig erscheint es, die Herzkraft des Fiebernden vor dem Bade durch schweren Wein oder Kaffee oder besser durch Kampfer (subkutan 0,1) zu stimulieren. Je stärker die Herztätigkeit, um so schneller und kräftiger ist der Blutstrom in

Scharlach.

den erweiterten Hautgefäßen, um so energischer die Wärmeabgabe.

Nach dem Bade wird der Kranke in das Bett gebracht, auf dem ein warmes Laken ausgebreitet ist. Der Kranke wird nun entweder mittelst kräftiger Hautmassage getrocknet und dann gut zugedeckt, eventl. noch mit einer die Leinenhülle umgebenden Wolldecke, oder dieselbe Einhüllung erfolgt ohne Abtrocknung. In beiden Fällen wird durch Erhaltung der Gefäßerweiterung der Wärmeverlust weiter erhalten, wozu bei der feuchten Einpackung noch die Abkühlung durch die Verdunstung hinzukommt. Bei der Wahl letzterer Methode hat man darauf zu achten, daß der Luftabschluß namentlich am Halse vollkommen ist, da sonst die schnell eintretende Verdunstung durch zu starken Wärmeverlust als übergroßer Reiz kontrahierend auf die Hautgefäße wirkt und leicht Frösteln verursacht. *Versorgung des Kranken nach dem kalten Bade.*

Durch Zuführung warmer Getränke, die zweckmäßig einen Gehalt an ätherischen Stoffen besitzen, wie Fliedertee, Kamillentee etc., wird die Schweißsekretion während der Einpackung gesteigert und die Wärmeabgabe dadurch beträchtlich erhöht. Der Grad der notwendigen Temperaturherabsetzung und der Kräftezustand des Kranken, eventl. auch die äußeren Umstände, welche Ersparung an Bäderzahl durch gesteigerte Wirkung erfordern, bestimmen die Wahl der Krankenversorgung nach dem wärmeentziehenden Bade. *Wärmeentziehung durch feuchtkalte Umschläge.*

Ist die Anwendung der Bäder aus äußeren Umständen oder wegen allzu großer Schwäche des Kranken unmöglich oder genügen geringere Abkühlungen, dann bedient man sich mit Vorteil der kalten Einpackungen. Auch bei dieser Methode der Wärmeentziehung sind zwei verschiedene Anwendungsformen möglich. Bei jeder Einpackung wird der Kranke in ein feuchtkaltes Laken eingehüllt, derart, daß das ausgewundene Tuch auf dem Bett ausgebreitet, der Kranke daraufgelegt und möglichst schnell das Laken um ihn geschlagen wird. Durch Anklatschen des Lakens wird ein inniger Kontakt der feuchten Umhüllung mit der Haut bewirkt. Nun wird unter dem Schutze der wärmeerhaltenden Bettdecke die Umhüllung so lange belassen, bis sie die Körpertemperatur erreicht hat. Durch fortwährende Erneuerung des feuchten Umschlages kann die Fiebertemperatur erheblich herabgesetzt werden. Statt dieser direkten Wärmeentziehung kann man das Laken längere Zeit liegen lassen. Auf diese Weise gibt die Körperoberfläche zunächst soviel Wärme ab, daß die Temperaturdifferenz zwischen Laken und Haut ausgeglichen ist, und dann tritt die Verdunstungskälte in Aktion, welche durch Überlegen einer Wolldecke gemildert werden kann. Diese darf jedoch nicht so dick oder dicht gewebt sein, daß die Wasserverdunstung von der Körperoberfläche aufgehoben wird. In diesem Falle würde sich die von der Haut abgegebene Wärme unter der Wolldecke stauen und nicht nur einen Temperaturabfall verhindern, sondern großes Unbehagen verursachen oder vorhandenes steigern.

Verbieten irgend welche Umstände jede Bewegung des Kranken, dann kann man hinreichenden Wärmeverlust auch dadurch erreichen, daß man den feuchten Umschlag nur die Vorder- und Seitenflächen des Körpers umgreifen läßt. Der Kranke liegt auf der die Verdunstung hemmenden Wolldecke, die vor der Erneuerung des feuchten Umschlages einfach zurückgeschlagen wird. Eine Wärmeentziehung findet so lange statt, als Feuchtigkeit die Verdunstungskälte ermöglicht. Trockenheit des Umschlages erfordert dessen Durchfeuchtung. Die Intensivität der Wärmeabgabe ist abhängig von der Temperatur und dem Feuchtigkeitsgehalt der umgebenden Luft.

Eine beliebte einfache Art der Wärmeentziehung ist das Befeuchten der Körperoberfläche, von der die Verdunstung direkt von statten gehen soll. Die rapide Verdunstung bewirkt als starker Reiz leicht Kontraktion der Hautgefäße, wodurch die beabsichtigte Wirkung sofort unterbrochen wird.

Vorsichtsmaßregel bei Anwendung des kalten Wassers.
Eine Vorsichtsmaßregel ist bei allen denjenigen Methoden der Wärmeentziehung geboten, bei denen einer Erschlaffung der Hautgefäße deren Kontraktion vorangeht. Wird ein Fiebernder in kaltes Wasser gebracht, dann wird durch Kontraktion der peripherischen Gefäße eine große Blutmasse dahin getrieben, wo die gefäßverengernde Gewalt nicht angegriffen hat, das ist vor allem der Kopf. Hierhin würde eine störende Kongestion erfolgen, wenn nicht durch vorher anzuwendende kühlende Umschläge diesem Übelstande vorgebeugt würde.

Exzessive Temperatursteigerungen werden von Kindern ungleich besser ertragen als von Erwachsenen. Während 40—41⁰ von Kindern häufig ohne wesentliche Beeinträchtigung des Sensoriums überstanden werden, bedingen diese Temperatursteigerungen bei Erwachsenen meist beängstigende Somnolenz und Herzschwäche, daher der Scharlach der Erwachsenen viel häufiger Anlaß zur hydriatischen Wärmeentziehung gibt. *[Besonderheiten des Kinderscharlachs.]*

Bei Kindern treten mehr in den Vordergrund die Gefahren der Halsaffektion, die beim Erwachsenen selten bedrohlich werden. Der kindliche Pharynx zeigt außer der größeren Schwierigkeit der Reinigung resp. Desinfektion, außer den durch die Enge verursachten Nachteilen eine größere Neigung zur Verbreitung der Eitererreger in die Lymphbahnen. Häufig wird bei Scharlach die Entzündung der Tonsillen bis zur diphtherischen Membranbildung gesteigert. Obwohl die meisten Scharlachdiphtherien durch Streptokokken verursacht sind, kommen doch Kombinationen von Scharlachangina mit echter Rachendiphtherie vor, welch letztere dann natürlich eine spezifische Behandlung verlangt.

Am besten wird die Scharlachangina wie jede andere Halsentzündung antiphlogistisch behandelt, d. h. durch Eisumschläge und Schlucken von Eisstückchen. Die Eisumschläge werden zweckmäßig in Form der Eiskravatten gemacht. Gummischläuche, an einem Ende geschlossen, werden mit haselnußgroßen Eisstückchen gefüllt, in ein Mullstück geschlagen, weil die direkte Berührung des eiskalten Gummis unangenehm von der Haut empfunden wird, und dann derart um den Hals resp. Kopf gelegt, daß die Kravatte über dem Scheitel geknüpft wird. Nur auf diese Weise werden die Gegenden unterhalb der Ang. mandibulae gekühlt. Aus der Erfahrung sind wir zu der Annahme berechtigt, daß durch diese Anordnung eine Tiefenwirkung der Kälte bis zu den Tonsillen erfolgt. Zu beachten ist noch, daß zum Schutz der Ohrmuscheln eine Wattepolsterung derselben angebracht ist, ebenso zum Schutz des Scheitels gegen den Druck des Knotens. *[Behandlung der Angina. Eiskravatte.]*

Gelingt es durch diese Kälteapplikation sowie durch Schlucken von Eisstückchen nicht, die Entzündung und Beschwerden zu bekämpfen, dann sind die von Heubner empfohlenen Injektionen einer Pravazspritze voll 3%-iger Karbolsäure in die Tonsillen am Platze, wenngleich sich in der Praxis diesem Eingriff häufig unüberwindliche Schwierigkeiten in den Weg stellen. Bemerkt man, daß Antiphlogose durchaus erfolglos bleibt, dann wird man derivatorische Einwirkung versuchen.

Peritonsilitis suppurativa.
Relativ selten kommt es bei der Scarlatina-Angina zur Suppuration, die man an der Hervorwölbung gewöhnlich des vorderen Gaumenbogens, an der Steigerung der Schluckbeschwerden, in der Regel auch an dem Eintreten von Eiterfieber und endlich an etwaiger Fluktuation erkennt. Inzision ist der einfachste Weg zur Beseitigung der meist großen Beschwerden. Man sticht das Messer, welches zur Verhütung einer Mundverletzung bis auf Freilassung der Spitze in ca. 1 cm Ausdehnung mit einem Mullstreifen umwickelt ist, parallel dem infiltrierten Gaumenbogen ein, zur Vermeidung der Verletzung eines Astes der Art. pharyng. ascend. etwa 1 cm vom freien Rande entfernt. Gelangt man wider Erwarten nicht zu dem Eiterherd, so wirkt die lokale Blutentziehung lindernd und sanitär. Leicht erfolgende Verklebung der Wunde wird durch Druck mit dem Sondenknopf sofort gelöst.

Ist eine Abszedierung des peritonsillären Gewebes als sicher zu erwarten, so tut man gut, die Suppuration durch heiße Umschläge zu begünstigen.

Auf einen Umstand ist bei der Anginenbehandlung besonders aufmerksam zu machen. Eine entzündliche Schwellung der Mandeln ist selbst in den hochgradigsten Fällen nicht an den Kieferwinkeln hindurch zu palpieren. Die hier fast regelmäßig gefühlten cirkumskripten Schwellungen sind entzündete Lymphdrüsen, die häufig in der dritten Woche zur Suppuration kommen und gleichfalls chirurgische Behandlung erfordern.

Gelenkaffektionen bei Scharlach.
Häufig begegnet man bei Scharlachkranken der Klage über Gelenkschmerzen. Wenn auch in den meisten Fällen die Gelenkaffektionen keinen objektiv sichtbaren Ausdruck gewinnen, sind die Beschwerden doch zuweilen so erheblich, daß ein energisches Einschreiten erforderlich ist. Als erste Notwendigkeit ist auf völlige Immobilisation der schmerzhaften Gelenke zu achten. Da die skarlatinösen Gelenkerkrankungen in den meisten Fällen nur von geringer Dauer sind, ist eine Beschränkung in der Funktion nach der Ruhigstellung nicht

zu befürchten. Feuchtwarme Umschläge im Verein mit der Immobilisierung genügen fast immer zur Beseitigung der heftigsten Gelenkschmerzen. Bei Anwendung der Priessnitzschen Umschläge ist darauf zu achten, daß die den feuchten Umschlag deckende, die Verdunstung hindernde Hülle für Wasser impermeabel ist und den Feuchtigkeitsträger allseitig genügend überragt, um auch eine seitliche Verdunstung unmöglich zu machen.

Genügen diese Maßnahmen nicht, dann kommen die Antineuralgica in Betracht. Die Endokarditis, Perikarditis und Entzündungen der anderen serösen Häute sind seltene Erscheinungen.

Als Schreckgespenst ist als Nachkrankheit des Scharlachs die am Ende der zweiten oder Anfang der dritten Woche drohende Nephritis gefürchtet. Welche Ursachen die Nierenentzündung bedingen, ist mit Sicherheit nicht zu entscheiden. Am meisten Wahrscheinlichkeit verdient die Annahme, daß das Scharlachtoxin eine die Niere bis zur Entzündung schädigende Eigenschaft besitzt. Einige Autoren sehen in der durch die Hautschuppung verursachten Perspirationsstörung die Veranlassung zu der Nierenaffektion. Dagegen spricht die Erfahrung, daß in den Fällen, in denen kaum eine Spur der Abschuppung eintritt, eine heftige Nierenentzündung sich entwickelt, während umgekehrt in Fällen exzessiver Schuppenbildung die Niere intakt bleibt. Ein Mittel oder Maßnahmen, die den Eintritt der Nierenentzündung mit Sicherheit verhindern, besitzen wir nicht. *Scharlachnephritis.*

Da erfahrungsgemäß diese Komplikation erst in der zweiten oder dritten Woche in die Erscheinung tritt, müssen in jedem Falle die Kranken einige Wochen im Bett bleiben, unter genauer Kontrolle des Urins. Häufig findet man schon in den ersten Tagen der Erkrankung Spuren von Eiweiß — häufiger Hemialbumose, durch Auflösung des durch Essigsäure und Ferrozyankalium verursachten Niederschlages bei Erwärmung kenntlich —, die nach wenigen Tagen schwinden. In anderen Fällen findet man im Sediment oder Zentrifugat mehr oder weniger Erythrozyten ohne Albumen. Die eigentliche Nierenentzündung beginnt aber fast ausnahmslos, wie erwähnt, später.

Der Eintritt der Nierenaffektion ist in der Regel durch eine verschieden starke Temperatursteigerung markiert. Bald stellt sich Mattigkeit, Schläfrigkeit, Blässe des Gesichts und Oligurie ein, der sich Ödeme und relativ häufig Urämie hinzugesellen. Zuweilen tritt diese auch ohne die erwähnten Vorboten plötzlich ein.

Behandlung der Nephritis. Im allgemeinen zeigt die Scharlachnephritis die Tendenz zur Heilung. Unsere ganze therapeutische Aufgabe beschränkt sich allein auf das Bestreben, die Naturheilung nicht zu stören. Wir werden die Kranken in der gleichmäßigen Temperatur des Bettes halten und werden zur Nahrung nur diejenigen Mittel geben, die als blande Diät von alters her bekannt sind: Milch, Schleimsuppen, reizlose Gemüse, Fett etc.; Fleisch gilt als schädlich. Wenn aber dieses Verbot auf der Furcht vor der die Niere schädigenden Wirkung der Extraktivstoffe beruht, dann dürfen konsequenterweise auch keine Fleischbrühen verabreicht werden. Inwieweit das Fleischeiweiß, ebenso Eier schädlich wirken sollen, ist unerfindlich. Die Empirie ist zur Lösung dieser Frage bei dem spontan variablen Verlauf der Nephritis auch nicht heranzuziehen.

Deuten Oligurie, Ödeme oder gar Vorboten der Urämie — heftiger Kopfschmerz, Magenschmerzen (bei Kindern als Leibschmerzen gedeutet), Amaurose — auf Insuffizienz der harnbildenden Organe, dann ist als Ersatz der Nierentätigkeit die künstliche Schweißproduktion angezeigt. Leider machen wir häufig die Erfahrung, daß gerade Urämische ungemein schwer zum Schwitzen zu bringen sind. Die Schweißsekretion wird veranlaßt durch direkte Reizung der Schweißdrüsen resp. deren Nerven oder durch Überhitzung des Körpers. Zu den Mitteln der ersten Gruppe gehört das Pilokarpin, das aber wegen seiner das Herz schwer angreifenden Nebenwirkung nur selten indiziert ist, und die neuerdings erst empfohlenen elektrischen Lichtbäder, deren Anwendung aber wegen des teuren Preises und des großen, nur selten vorhandenen Apparates eng begrenzt ist. Ihr wesentlicher Vorzug vor allen anderen Schwitzprozeduren besteht in der geringen Herzalteration bei profuser Schweißerzeugung, ein Vorteil, der namentlich bei bestehender Herzschwäche ungemein hoch anzuschlagen ist.

Scharlach.

Schwitzprozeduren.

Die allgemein üblichen Methoden zur Anregung der Schweißbildung sind die warmen bis heißen Bäder mit folgender warmer Einpackung, und die Überhitzung des Körpers durch heiße Luft. Welche Methode bevorzugt wird, hängt von äußeren Umständen und subjektivem Ermessen des Arztes ab.

Da die Bäder selbst, sowie die vor- und nachher notwendigen Maßnahmen gewisse Anforderungen an die Herzkraft des Kranken stellen, ist es zweckmäßig, in den Fällen, in denen der Puls durch Frequenz oder Störung in Fülle oder Rhythmus Herzschwäche verrät, durch einige Tee- bis Eßlöffel Wein oder 0,05—0,1 Kampfer subkutan die Herztätigkeit vor dem Bade anzuregen. Der Transport in die Wanne wird am besten, wenn der Kranke nicht allzuschwer ist, von einer Person besorgt. Der Kranke legt beide Arme um den Nacken des Trägers, der, zur Seite des Kranken stehend, den einen Arm um dessen Rücken schlägt, während der andere unter beide Knie des Patienten geschoben wird. Zur Überhitzung des Körpers genügen 30°—32° warme Bäder von 15—30 Minuten Dauer. Da allmähliche Abkühlung des Badewassers in beträchtlichem Maße eintritt, muß durch fortwährendes Zugießen heißen Wassers die Temperatur auf gleichmäßiger Höhe — unter Kontrolle durch ein Badethermometer — erhalten werden.

Bevor der Kranke aus der Wanne, die in der möglichsten Nähe des Bettes sich befinden muß, herausgehoben wird, muß auf dem Bette eine große dicke Wolldecke, darüber ein erwärmtes Laken bereit gehalten sein. Der Kranke wird schnell auf das Bett gelegt, das Laken um den ganzen Körper geschlagen, derart, daß nur Mund, Nase und Augen frei bleiben, und durch Herüberschlagen der wollenen Decke wird eine Verdunstung verhindert.

Die Schweißsekretion wird unterstützt durch Zuführung großer warmer Flüssigkeitsmengen, die zweckmäßig aromatische Stoffe enthalten. Mit Vorteil wird seit alters her zu diesem Zweck Flieder-, Kamillentee und dergl. verwandt. Empfehlenswert ist auch die Darreichung solcher chemischen Mittel, welche ohne schädliche Nebenwirkung die Schweißabsonderung begünstigen. Hierher gehören vor allem das Aspirin in Dosen von ½ bis 1 g und Pyramidon zu 0,1 bis 0,2 pro dosi. Zweckmäßig fand ich die Kombination beider Stoffe, etwa Pyramidon 0,1, Aspirin 0,5. Ich lasse davon 2 Pulver (Aspirin ist in in Wasser und Alkohol unlöslich) gebrauchen, eines bei Beginn der Schwitzprozedur, das andere ½ bis ¾ Stunden später. Da infolge der bald eintretenden peripherischen Kongestion, von der auch der Kopf betroffen wird, Unbehagen und leichte Benommenheit eintritt, ist es zweckmäßig, durch häufig gewechselte kühlende Kompressen auf die Stirn Erleichterung zu verschaffen. Das durch den zuweilen erheblichen Wasserverlust bewirkte Durstgefühl wird durch Eisstückchen von Erbsen- bis Bohnengröße, durch kühle Zitronenlimonade, die wieder schweißtreibend wirkt, durch kleine Schlucke kalten Tees oder Kaffees gemildert. Je nach der Größe der Schweißproduktion und nach dem subjektiven Befinden und je nach der Beschaffenheit des an der Arteria temporalis zu kontrollierenden Pulses wird die Dauer der Einwickelung von 1—2 Stunden bemessen.

Einfacher herzurichten und meist von dem gleichen Erfolg ist die durch heiße Luft bewirkte Schweißprozedur. Der Kranke wird in eine wollene Decke gehüllt, so zwar, daß eine Bewegung möglichst eingeschränkt wird, ohne daß die Thoraxexkursionen behindert werden. Besonders ist auf guten Schluß der Hülle am Halse zu achten. Dann werden zu beiden Seiten des Kranken, über dessen Schultern hinweggehend, zwei Stangen gelegt, über welche eine zweite Wolldecke gelegt wird, die gleichfalls den Kranken allseitig eng umschließt. An das Fußende wird in dem zwischen beiden Decken gebildeten Raum ein vierseitig prismatischer Holzkasten gebracht, der zwei Öffnungen besitzt, eine größere an der den Füßen des Patienten zu gerichteten Längsseite, und eine runde Öffnung an einer Schmalseite. In diese wird ein gebogenes Rohr eingefügt, dessen anderes Ende eng in den Rand einer Spiritusheizmaschine eingreift. Letztere besitzt in der seitlichen Wand Öffnungen, durch welche erhitzte Luft eingezogen und durch das Rohr und den Holzkasten in den durch die Wolldecken abgeschlossenen Luftraum geleitet wird. Durch Größe der Spiritusflamme und Änderung des Abstandes von dem Schornstein kann die Luftwärme reguliert werden. Eine halbe bis eine

Stunde braucht die Erwärmung bis zum Beginn der Schweißproduktion, die dann zweckmäßig 1—1½ Stunden unterhalten wird.

Eine dieser Schwitzvorrichtungen ist auch in Anwendung zu bringen, wenn Urämie droht. Gelingt diese Vorbeugung nicht, brechen sogar, was zuweilen geschieht, während der Einwickelung die Krämpfe aus, dann müssen alle Decken sofort entfernt werden, nachdem sogleich beim Beginn der Krämpfe zum Schutze der durch Krämpfe der Kaumuskulatur gefährdeten Zunge ein harter Gegenstand zwischen die seitlichen Zahlenreihen geschoben wird. Das sicherste Mittel zur Beseitigung der urämischen Attacke ist das Chloroform. Zwar ist der Erfolg nur ein vorübergehender, doch zuweilen lebensrettend. Die Narkose kann wiederholt angewendet werden. Als weiteres Mittel kommt das Chloral, zweckmäßig in Verbindung mit Bromnatrium, per os oder als Klysma, in Betracht (½—1 g Chloral + 1—2 g Na Br). Im Klysma muß zu derselben Einwirkung etwa die Hälfte des Medikamentes mehr genommen werden. Chloral sowohl wie die Bromsalze wirken reizend auf den Mastdarm, müssen daher in schleimigen Vehikeln eingeführt werden, es genügen ca. 2 Eßlöffel Haferschleim.

Urämie und ihre Behandlung.

Diphtherie.

Bei keiner Krankheit erfordert die Behandlung eine so gesonderte Beobachtung der lokalen und allgemeinen Krankheitserscheinungen als bei der Diphtheritis. Der glänzende Aufschwung der Therapie dieser früher so fürchterlichen Krankheit hat die fruchtbarste Anregung zur Kultivierung der internen Heilkunst gegeben. Die durch Behring eingeführte spezifische Behandlung verdankt den Beginn ihrer Entwicklung dem englischen Arzt Jenner, der vor ca. 100 Jahren seine Beobachtung, daß durch Kuhpocken infizierte Personen eine Infektion mit Menschenpocken ungleich leichter überstanden, derart fruktifizierte, daß er absichtlich Menschen die Vaccine einimpfte, um sie gegen die Gefahren der früher mörderischen Menschenpocken zu schützen. Diese im Laufe des Jahrhunderts gefestigte Erfahrung fand ihr Analogon in der Beobachtung, daß Individuen, die Typhus, Scharlach, Diphtherie etc. überstanden hatten, selten einer zweiten Infektion verfielen. Man

Historischer Überblick der Lehre von der Antitoxinwirkung.

stellte sich zur Erklärung dieser auffallenden Tatsache vor, daß im menschlichen Körper durch die Invasion der Krankheitserreger Stoffe gebildet werden — entweder als Stoffwechselprodukte der Mikroorganismen oder Abscheidungen resp. Bildungen aus den Gewebszellen —, welche der Organismus als Schutzstoffe gegen eine zweite Infektion für eine gewisse Zeit behält. Nachdem Kochs Versuche, durch Glyzerinextrakt aus Kulturen von Tuberkelbazillen ein spezifisches Heilmittel gegen Tuberkulose zu gewinnen, gescheitert waren, gelang es Behring, ausgehend von der Idee, daß die nach der Infektion bleibenden Schutzstoffe im Blute enthalten seien, seine Antitoxinbehandlung zur erfolgreichen Anwendung zu bringen. Pferde werden mit Diphtheriegift infiziert, und aus dem Blute der die Krankheit überstehenden Tiere wird das heilkräftige Serum gewonnen.

Um nun ein Maß dieser „Heilkraft" zu haben, wird die 10 fache Dosis des ein Meerschweinchen von bestimmtem Gewicht tötenden Diphtherietoxins mit dem zu prüfenden Serum gemischt, bis die Toxinwirkung auf Meerschweinchen aufgehoben ist. Diejenige antitoxische Kraft, welche in 0,1 ccm dieses die 10 fache tödliche Toxinmenge neutralisierenden Serums enthalten ist, wird als Immunitäts-Einheit (I.-E.) bezeichnet.

Das heilkräftige Serum, das in der Praxis zur Anwendung gelangt, ist verschiedenwertig. Früher gebrauchte man Serum von weniger als 50 I.-E in 1 ccm; neuerdings können mehr als 500 I.-E. in 1 ccm Serum kondensiert werden. Gebräuchlich ist namentlich Serum von 100—200 I.-E. in 1 ccm. Die Menge des anzuwendenden Antitoxins richtet sich nach der Schwere der Infektion und der Masse des anzunehmenden Toxins, d. h. nach Alter resp. Größe oder Masse des kranken Individuums. Die Anzahl der I.-E. schwankt zwischen 500 bis 3000 I.-E. Am häufigsten werden 1000—2000 I.-E. indiziert sein. Wichtig ist die frühzeitige Anwendung des Heilserums.

Technik der Seruminjektion. Nach den heute üblichen Anschauungen ist jeder Arzt verpflichtet, sofort nach Feststellung der Diagnose Diphtherie das Antitoxin zu injizieren, am zweckmäßigsten in den Oberschenkel. Man erkundigt sich, auf welcher Seite der Kranke zu schlafen pflegt, desinfiziert den andern Schenkel, injiziert langsam nach schnellem Einstich das Serum und verklebt die

Einstichöffnung mit einem Pflaster oder mit Watte, welche mit Kollodium befestigt wird. Schon nach wenigen Tagen pflegt die Temperatur gewöhnlich plötzlich zu fallen, die Membranen werden lockerer, heben sich von ihrem Produktionsboden ab und werden abgestoßen, das Allgemeinbefinden nähert sich schnell der Norm. Trotz dieser günstigen Erfolge gibt es noch heute namhafte Autoren, welche dem Heilserum eine direkte Einwirkung auf den Krankheitsverlauf absprechen. Die in dem letzten Jahrzehnt unzweifelhaft geringere Sterblichkeit bei Diphtherieerkrankung führen diese Zweifler auf den mildern Charakter der Krankheit zurück. Es läßt sich in der Tat nicht leugnen, daß man häufiger als früher auch bei Kranken, bei welchen aus irgend einem Grunde das Heilserum nicht anwendbar ist, einen leichtern Verlauf als in früheren Zeiten beobachtet. Die blendenden Zahlen der Statistik erfahren auch dadurch eine Einschränkung, daß heute jede diphtherieverdächtige Erkrankung mit Heilserum behandelt wird. Indem auf diese Weise manche geheilte Angina in die Rubrik der geheilten Diphtherie sich verirrt, geben die statistischen Berichte keine richtige Vorstellung. Trotz aller dieser Einwände ist der praktische Arzt verpflichtet, dem allgemein angenommenen Grundsatz der Diphtheriebehandlung zu folgen. Zuweilen pflegt — gewöhnlich nach 9—12 Tagen — ein sogenanntes Spritzexanthem in die Erscheinung zu treten, in seltenen Fällen unter geringer Fiebersteigerung, das nach wenigen Tagen ohne Behandlung schwindet. Eine nach meinen Erfahrungen in ca. 80% der Fälle in den ersten Tagen der Krankheit eintretende Albuminurie ist ein meist harmloses Zeichen der Allgemeininfektion. Nach wenigen Tagen — zuweilen erst nach 1—2 Wochen — geht die Eiweißausscheidung spurlos vorüber. Eine besondere Lokalbehandlung ist in nicht komplizierten Fällen unnötig. *Nebenwirkungen des Serums.*

Anders verhält es sich, wenn der diphtheritische Prozeß sich in die Nase oder in den Larynx oder die Trachea fortsetzt. Fötider Ausfluß aus der Nase kennzeichnet den Eintritt der ersten Komplikation, welche sorgfältige Reinigung der Nase erfordert. Die früher üblichen Nasenduschen sind wegen der Gefahr einer Tubeninfektion zu vermeiden. Am zweckmäßigsten ist das Aufziehen der reinigenden resp. desinfizie- *Nasendiphtherie.*

renden Flüssigkeit — 1—2%-ige Borsäurelösung oder eine Lösung von Wasserstoffsuperoxyd ($^1/_2$ Teelöffel auf ein Glas Wasser) oder Kal. hypermangan., welch letztere beide zugleich desodorierend wirken — aus der Hohlhand. Diese Art der Nasenreinigung hat den Vorzug, daß die Flüssigkeit, dem Inspirationsstrom folgend, nur die normalen Wege nimmt. Leider ist diese Art der Nasendusche nur von größeren, intelligenteren Personen zu erwarten. Bei kleinen Kindern oder somnolenten Kranken wird die Reinigung am besten mittelst kleiner Ballonspritzen ausgeführt. Diese Prozedur muß im Sitzen des Kranken mit möglichst vornüber geneigtem Kopf ausgeführt werden, um das Hineingelangen von Flüssigkeit in den Larynx möglichst zu vermeiden. Je nach der Schwere der Nasenerkrankung wird die Häufigkeit der Dusche zu wählen sein.

Larynxdiphtherie. Ungleich gefährlicher ist das Fortschreiten der Membranbildung in den Larynx und über ihn hinaus. Der bellende krouppartige Husten, die erschwerte Atmung geben Kunde von dieser gefürchteten Komplikation. Nehmen trotz der Seruminjektionen die Respirationsbeschwerden zu, treten als Zeichen erschwerten Lufteintritts in die Lunge, d. h. des stark negativen Druckes im Thorax, Einziehungen im Jugulum und an den leicht nachgiebigen seitlichen Thoraxpartien ein, dann zögere man nicht zu lange mit der Tracheotomie. Man vergegenwärtige sich die Tatsache, daß durch diese Operation lediglich das mechanische Hindernis der Respiration beseitigt wird, daß die Infektion dadurch unbeeinflußt bleibt. Von O. Dwyer ist statt der Tracheotomie die Intubation empfohlen worden, d. h. die Einführung von Tuben in den Larynx. Abgesehen davon, daß eine große Übung zu dieser schwierigen Manipulation notwendig ist, erfordert sie wegen der zahlreichen Gefahren eine derartig genaue Bewachung des Intubierten, daß diese Maßnahme wohl nur in Krankenanstalten in Erwägung kommt.

Tracheotomie. Viel sicherer und schließlich auch nicht viel gefährlicher ist die Tracheotomie. Das Kind — bei Erwachsenen wird wegen der größeren Weite der Halsorgane die Tracheotomie wegen Diphtherie selten notwendig — wird zweckmäßig in ein Wolltuch gewickelt, mit Einschluß der Arme, unter den Nacken wird eine Rolle geschoben zur Hebung der vorderen

Halspartie, und während deren Desinfektion wird das Kind narkotisiert. Der Operateur vergewissert sich, daß er außer dem Skalpell zwei anatomische Pinzetten, einige Klemmpinzetten, zum Fassen blutender Gefäße, Catgut, Tupfer, Umstechungsnadeln, einige Wundhaken, zwei scharfe, zwei stumpfe Häkchen, endlich passende Kanülen zur Hand hat. Behält der Arzt seine Ruhe, dann bringt die Operation an sich selten Gefahren. Die einzige Schwierigkeit bietet die Verhinderung resp. Stillung einer zuweilen recht unangenehmen Blutung. Die Venen sind in Folge der durch die Dyspnoë bedingten Stauung exzessiv angeschwollen, die Arteria crico-thyreoidea kann leicht getroffen werden, eine Verletzung der Thyreoidea ist möglich, aus der das Blut wie aus einem Schwamm hervorquillt, das Operationsterrain überflutend. Nichtsdestoweniger bringen alle diese Zufälle kaum Gefahr. Man suche der Blutung durch Unterbindung der Gefäße event. durch Umstechung Herr zu werden. So lange es stark blutet, ist Furcht unbegründet. Asphyxie dokumentiert sich durch Stockung und Schwärzlichwerden des Blutes. Dann ist Gefahr im Verzuge und die Operation möglichst zu beschleunigen, ein Postulat, welches durch das Aufhören der Blutung wesentlich erleichtert wird. Fast stets gelingt es, durch folgende künstliche Atmung die Asphyxie zu heben. Während ein Assistent das Kind und die Kanüle festhält, tritt der Operateur an das Kopfende des Operierten, faßt dessen Arme am Handgelenk, zieht die Arme kräftig nach außen, oben und hinten und drückt dann die zurückgeführten Arme kräftig in die Thoraxseiten. Das Ein- und Austreten der Luft in die Kanüle muß deutlich vernommen werden. Nach einiger Zeit horcht man, ob eine spontane Respiration erfolgt.

Die normale Operation erfordert vor allem die Anwendung des Tastgefühls. Man vernachlässige ja nicht, immer wieder nach der Trachea zu fühlen. Nachdem zunächst durch Palpation die Lage und Ausdehnung des Mittellappens der Thyreoidea bestimmt ist, erfolgt die Wahl der Tracheotomia superior aut inferior. Erstere ist insofern um so einfacher, als die Trachea hier ganz oberflächlich liegt. Wegen der größeren Gefahr der Verletzung der Arteria crico-thyreoidea und des Isthmus der Schilddrüse erscheint die Operation unterhalb desselben, die auch mehr Raum gewährt und kosmetisch zu bevorzugen ist, zweckmäßiger. Allerdings ist hier der erhebliche Nachteil, daß die Trachea ungleich mehr in der Tiefe liegt. Die Palpation ist hier ungemein wichtig. Nach erfolgtem Hautschnitt, der lieber etwas größer angelegt wird, geht man am besten stumpf mit zwei anatomischen Pinzetten — chirurgische Pinzetten veranlassen leicht Blutung — in die Tiefe. Findet man zwischen stark geschwollenen Venen nicht genügend Raum zum Vordringen, faßt man jede Vene mit zwei Klemmpinzetten, schneidet das Gefäß zwischen ihnen durch und unterbindet beide Enden. Gelangt man endlich bis zur Trachea, wird diese durch einen oder zwei scharfe Häkchen genau in der Mitte angezogen, dann genau in der Längsrichtung in ca. 1—2 cm Ausdehnung angeschnitten, wobei man sich vor Verletzung der hinteren Tracheal- resp. vorderen Ösophaguswand zu hüten hat, und schließlich werden in den oberen Schnittwinkel zwei stumpfe Häkchen eingeführt, durch welche die Schnittwunde zum Klaffen gebracht wird. Da nunmehr die Expektoration der angestauten Sekretmassen zu erfolgen pflegt, hüte man sich vor der Richtung der in kräftigem Stoß herausgeschleuderten Massen. Nun wird die Kanüle, am besten mit seitlich gehaltener Öffnung eingeführt. In der Regel fogt nun, da die ersten, freieren Atemzüge den während der Dyspnoë an minimale Sauerstoffmengen gewöhnten Organismus vollauf befriedigen, eine Atmungspause von einigen Sekunden.

Ist eine ruhige Atmung eingetreten, dann wird die Umgebung der Wunde gesäubert, eine etwa zu große Hautwunde durch Nähte verkleinert, und dann der Verband angelegt, derart, daß ein Jodoformgazestreifen rings um die Kanüle herumgeführt und darüber eine kleine Jodoformschürze von unten her zwischen Haut und Kanüle geschoben wird, was durch Einschneiden der oberen Schürzenseite ermöglicht wird. Endlich wird darüber eine gleichgeformte Schürze aus Gummipapier gebracht, zum Schutz gegen das Trachealsekret, und dann wird die Kanüle durch Bändchen, die um den Hals geführt werden, befestigt. Da die Luft der Vorteile der Mund-Nasenatmung entbehrt, muß die Erwärmung und Anfeuchtung künstlich geschaffen werden, am besten durch einen Sprayapparat, dessen Dampfstrom über die äußere Kanülenöffnung hinwegstreicht. Es genügt zu diesem Zweck einfaches Wasser.

Das früher übliche Kalkwasser hat, ohne wesentlichen Vorteil zu bringen, den Nachteil, daß es durch Auskrystallisieren die feinen Öffnungen des Apparates verstopft. Der Dampfstrom braucht nicht ununterbrochen in Tätigkeit zu sein. Es genügt, wenn der Apparat 3—4mal in 24 Stunden für je 2 Stunden funktioniert. Um die Durchfeuchtung der Kleidung und Betten zu verhüten, wird eine Gummidecke mit einer Öffnung für den Kopf des Kindes über dasselbe gelegt.

Der Verband wird in den ersten Tagen zweimal täglich gewechselt, wobei ein Herausgleiten der äußeren Kanüle aus dem Wundkanal sorgfältig zu vermeiden ist. Frühestens am dritten Tage sind die einzelnen Gewebsschichten derart mit einander um die Kanüle verwachsen, daß ein Kanal sich gebildet hat. Nur notgedrungen durch Verstopfung der Kanüle, die durch eine Feder oder einen Katheter nicht zu beheben ist, oder wenn sonst Suffokationserscheinungen infolge unbekannter Ursachen eintreten, wird man vor dem vierten oder gar dritten Tage die äußere Kanüle herausnehmen. Dann achte man streng darauf, daß der Kopf des Kindes gewaltsam in der Medianlinie gehalten wird. Ist nämlich der Wundkanal noch nicht fest gefügt, dann wird nach Entfernung der Kanüle in Folge des negativen Druckes in der Trachea und dem mit ihr kommunizierenden Wundkanal dessen Wandung bei erschwertem Lufteintritt kollabieren, das Kind wirft sich in der ängstlichen Erregung umher, und dann kann das unangenehme Ereignis eintreten, daß die Trachealöffnung durch seitliche Verschiebung sich dem Blick entzieht. In solcher prekären Situation lasse man gewaltsam Kopf und Rumpf in horizontaler Rückenlage fixieren und greife mit einem einzackigen, schmalen und stumpfen Haken in die Tiefe. Fast immer wird es dann gelingen, die Öffnung der Trachea zu erreichen. Schlagen alle Versuche fehl und treten bedenkliche Erstickungserscheinungen ein, dann ziehe man mit einem scharfen Haken die Trachea nach oben. Findet man auch dann nicht die frühere Öffnung, dann lege man getrost eine neue an. In solchen Fällen, die in der Praxis gar nicht so selten sind, überzeugt man sich von dem Vorteil großer Operationsschnitte. Die Operation selbst vollzieht sich bei bequemer Übersicht des Operationsfeldes ungleich leichter und schneller. Am fünften oder sechsten

Nachbehandlung.

Tage entfernt man die Kanüle; wenn heftige tracheitische oder bronchiale Reizung besteht, schon am vierten Tage. In den ersten Minuten nach Entfernung der Kanüle ist, wenn die Trachealöffnung verschlossen wird, die Atmung schwer, die Kinder sind ängstlich, das Gesicht wird cyanotisch, so daß man sich leicht zur Wiedereinführung der Kanüle veranlaßt fühlt. In der Regel wird aber bald die Atmung leichter, die Kinder werden ruhiger und können die Kanüle entbehren. Die Wunde wird, nachdem Jodoformpulver, Dermatol und dergl. auf die Wunde gestreut, mit einem Jodoformstreifen, darüber Verbandmull, versorgt. In diesem Stadium nimmt die Atmungsluft zwei Wege: den natürlichen durch den Larynx und den künstlich geschaffenen durch die Trachealwunde. Diese wird durch die Narbenkontraktion immer kleiner, der Lufteintritt erschwerter und schließlich nimmt nach ca. 6—8 Tagen die Atmungsluft den einzigen normalen Weg. In den ersten Tagen nach der Entfernung der Kanüle wird die Wunde durch Tracheal- resp. Bronchialsekret verunreinigt. Der Wundverlauf wird dadurch, wenn nur die Wunde nach der Reinigung mit einem desinfizierenden Pulver bedeckt wird, nicht wesentlich beeinträchtigt, dagegen kann durch zähes Sekret, das sich an der Kreuzung des Lumens der Trachea und des Wundkanals festsetzt, die Respiration sehr erschwert werden. Heftiges grobes Rasseln gibt diesen Zustand kund, zu dessen Vermeidung der Verband nur lose befestigt werden darf, und zu dessen Beseitigung die Entfernung des Verbandes und Abtupfen des Sekretes genügt.

Komplikationen in der Rekonvaleszens. Ist ohne oder mit Tracheotomie die lokale Krankheitsgefahr beseitigt, so ist damit die von der Intoxikation abhängige Gefahr durchaus nicht geändert. Die allgemeine Sepsis, die ebenso wie bei Scharlach in den ersten Tagen der Erkrankung in die Erscheinung tritt, gibt so gut wie gar keine Hoffnung auf Genesung. Große Gefahr bringt häufig auch das von der Vergiftung betroffene Herz. Fast bei jedem Kinde kann man in der zweiten Woche nach der Diphtherieinfektion eine Arrhythmia cordis konstatieren, die gewöhnlich spontan zur Norm übergeht. In einigen Fällen zwingt die erhebliche Unregelmäßigkeit und Schwäche der Herzaktion zu energischem Einschreiten. Erfahrungsgemäß ist festgestellt, daß eine Eisblase, auf die Herzgegend gelegt, das Cor zu kräftigerer Kontraktion veranlaßt, analog der intensiven Kälteeinwirkung auf die glatten Muskelfasern. Die Gummiblase wird mit ca. bohnengroßen Eisstückchen gefüllt, gut verschlossen und am besten in ein Mullstück eingehüllt, das die Kältewirkung nicht beeinträchtigt, während die Haut vor der unangenehmen Berührung mit dem kalten Gummi verschont bleibt. Genügt die Herzeisblase allein nicht zur Besserung der Herztätigkeit, dann wendet man die bekannten Herzmittel an, Tct. Strophanti oder Digitalis. Eine reine Wirkung dieser Mittel wird selten wahrgenommen. Das Herz gewinnt in den günstigen Fällen erst allmählich seine normale Funktionsfähigkeit. Niemals vernachlässige man die Kontrolle der Cortätigkeit zur Vermeidung der Überraschung, daß Kinder in der Rekonvaleszenz nach Diphtherie plötzlich in scheinbar ungetrübtem Wohlbefinden vom Herzschlag betroffen werden, ein Ereignis, das glücklicherweise selten eintritt.

Die häufigste Komplikation der Diphtherie ist die Intoxikation des Nervensystems, die sich durch Störung der Akkommodation, Lähmung des weichen Gaumens und zuweilen auch der Extremitätennerven äußert. Wenngleich diese Nervenstörungen eine gute Prognose geben, so kann die Lähmung der Schlundmuskulatur, welche sich durch näselnde Sprache und häufige Verirrung flüssiger Nahrung in die Nase bemerkbar macht, besorgniserregende Störung in der Ernährung verursachen, besonders, wenn auch der Larynxabschluß nicht gut funktioniert. Durch Ernährung mittels Schlundsonden wird man am besten den schlimmen Folgen einer Aspiration in die Lungen vorbeugen. Wie erwähnt, zeigen alle Nervenstörungen die Tendenz zu relativ schneller Heilung, welche durch Strychninpräparate unterstützt wird. Die warm empfohlene Elektrizität hat lediglich den Wert, die Inaktivitätsatrophie der Muskulatur möglichst hintanzuhalten, ein Zweck, der durch die Massage besser erreicht wird. Die Nervenaffektion selbst wird durch die Elektrizität kaum beeinflußt.

Die relativ selten im Vergleich zur Scharlachnephritis eintretende Nierenentzündung erfordert die oben erwähnten Maßnahmen.

Typhus.

Als Kriterium der Heilkunst kann die Behandlung des Typhus angesehen werden. Obgleich die Therapie nur symptomatische Erscheinungen zu beeinflussen strebt, vermag die ärztliche Kunst so wesentliche Erfolge zu erzielen, daß im allgemeinen die Sterblichkeit an Typhus in den letzten Dezennien wohl auf den dritten Teil reduziert ist, während im besonderen die Sterblichkeitsziffer wesentlich von der medizinischen Denkfähigkeit des Arztes abhängig ist. Die Typhuserreger lokalisieren sich hauptsächlich in den Follikeln und Peyerschen Haufen des Darmes, besonders des unteren Ileums; die Follikel schwellen durch Zellvermehrung zu sogen. markigen Knoten an, deren peripherische Partie verschorft und durch Abstoßung des Schorfes am Ende der zweiten oder Anfang der dritten Woche die gefürchteten Blutungen veranlaßt, wenn dabei ein größeres Gefäß arrodiert wird. Zwar ist dieses Ereignis nicht mit Sicherheit zu vermeiden; immerhin haben wir in der zweckmäßigen Diät ein Mittel, die Darmtätigkeit in ruhiger Funktion zu erhalten. Es ist einleuchtend, daß unzweckmäßige Diät die Darmfunktion steigert und heftige peristaltische Unruhen eher verhängnisvolle Loslösung von Schorfen verursachen. Die Typhusdiät verlangt ferner deshalb besondere Aufmerksamkeit, weil sie viele Wochen — ca. zwei Wochen nach der vollständigen Entfieberung — bis zur Heilung der Darmulzerationen notwendig, die Kräfte des Patienten erhalten muß. Das souveräne Nahrungsmittel aller Fiebernden ist die Milch. Wenn irgend ein Nahrungsmittel jedoch die Unzulänglichkeit unserer aprioristischen Beurteilung in Betreff der Bekömmlichkeit beleuchtet, so ist es die Milch. Der Eine verträgt sie ausgezeichnet in jeder Qualität und Quantität; ein Anderer klagt nach Milchgenuß über Völle, Unbehagen in der Magengegend; ein Dritter beobachtet, daß die Milch verstopfend wirkt, während ein Vierter Milch als Abführmittel benutzt. Und alle diese verschiedenen Erscheinungen treten nach dem Genuß der gleich beschaffenen Milch ein. Sehr häufig ist allerdings die schlechte Bekömmlichkeit auf unzweckmäßige Art des Genießens zurückzuführen. Um das „Pensum" der vom Arzte vorgeschriebenen Milchmenge zu erledigen, wird die Milch in großer Quantität auf einmal in den Magen gegossen. Kritiklos wird sie nach oder vor Säuregenuß appliziert, wodurch eine grobflockige Gerinnung eintritt, oder durch unzweckmäßige Zusätze schwerer verdaulich gemacht. Man verordne geringe Mengen Milch, zweistündlich ca. je 150—200 g, die langsam, schluckweise getrunken werden müssen; man achte darauf, daß Säuren nicht gleichzeitig in den Magen gebracht werden. Wird die reine Milch nicht gut vertragen, dann gebe man Zusätze von Kognak (1 Teelöffel auf 200 g), Salz, geringe Mengen Zucker oder Saccharin, oder wende Mischungen mit Haferschleim, Reisschleim, Tee, Kakao an. Kaffee ist als intensiv anregend auf die Darmperistaltik nur bei Herzschwäche indiziert. Wichtig ist, daß die Schleimsuppen zweckmäßig hergestellt werden. Es genügt nicht, daß der Arzt sie verordnet, er muß sich auch überzeugen, daß sie rite gekocht werden. (Es ist eine merkwürdige Erscheinung, daß die Ärzte, in deren therapeutischem Rüstschatz die Diät einen so wichtigen Platz einnimmt, so unglaublich wenig Gewicht auf das Verständnis der Zubereitungskunst der Speisen legen. Im Interesse der Wissenschaft und seines Berufes hält sich der Arzt nicht für zu gering, mit Urin, Faeces, Mageninhalt etc. herumzuwirtschaften; aber sich mit der Kochkunst zu beschäftigen, gilt als unvereinbar mit der Standesehre oder zum mindesten als überflüssig. Man vergegenwärtige sich nur die klägliche Rolle des Arztes, welcher einer klugen Hausfrau die Diät für einen Kranken „hersagt".)

Der Reis wird zunächst mit heißem Wasser überbrüht, so oft, bis der eigentümlich saure Geruch geschwunden ist. Dann werden 125 g Reis auf 1 l Wasser zum Kochen aufgesetzt, und wenn der Reis einmal aufgekocht ist, wird er ca. 2 Stunden bei geringerer Hitze in zugedecktem Gefäße stehen gelassen. — Durch das mehrmalige Überbrühen werden die schlecht riechenden und schmeckenden Extraktivstoffe entfernt, und dann müssen die Stärkekörner durch zweistündiges Kochen erschlossen werden. Schneller ist der Reisschleim aus der Reisflocke zu gewinnen. Diese ist durch Quetschen der aufgekochten Reiskörner hergestellt. Es fällt bei der Anwendung der Reisflocke das Überbrühen fort. 1 Eßlöffel Reisflocken werden in $1/_2$ l kochendes Wasser gebracht, und nach $1/_4$-stündigem Kochen ist der Schleim zu gebrauchen. Schließlich kann der Reisschleim auch aus Reismehl extrahiert werden. 1 Eßlöffel Reismehl wird mit etwas kaltem Wasser angerührt, dann in $^1/_4$—$^1/_2$ l kochendes Wasser gebracht und 10—15 Min. unter wiederholtem Umrühren gekocht. Auf dieselbe Weise wird Haferschleim aus Hafergrütze, -flocke und -mehl gewonnen. Soll Eigelb den Schleimsuppen oder Milch, resp. deren Gemenge hinzugefügt werden, dann wird das Eigelb zunächst mit 1 Eßlöffel der kalten Flüssigkeit gequirlt, dann wird unter fortwährendem Quirlen von der kochenden Flüssigkeit allmählich bis zu deren halben Menge zum Eigelb hinzugetan und diese Mischung dann in den Rest der kochenden Masse langsam unter Quirlen hineingegossen. Auf diese Weise wird eine ganz feine molekulare Verteilung des Eigelbes ermöglicht. Genau auf dieselbe Weise kann das ganze Ei verquirlt werden; doch muß hierbei das Quirlen und Zugießen mit großer Sorgfalt geschehen, um großflockige Gerinnung zu verhüten. Zu beachten ist schließlich, daß, wenn Eigelb oder das ganze Ei gebraucht wird, nur die Hälfte des Mehles und auch entsprechend weniger Körner resp. Flocken genommen werden müssen. Außer dem erhöhten Nährgehalt trägt der Eizusatz wesentlich zur Verbesserung des Geschmackes bei. Aus demselben Grunde ist der Zusatz von Butter — ca. 10 g für obige Mengen — indiziert.

Leicht verdaulich und nahrhaft sind Griessuppen, wenn sie vorschriftsmäßig hergestellt sind. 15 g feiner Gries werden langsam dem kochenden Wasser ($^1/_4$ l) zugesetzt und 15 Min. kochend erhalten. Es ist mikroskopisch und mikrochemisch festgestellt, daß erst nach dieser Zeit die Grieskörnchen erschlossen sind, daß also die übliche Kochzeit von wenigen Minuten keine gebrauchsfähige Suppe ergibt. Gröberer Gries braucht $^1/_2$ Stunde Kochzeit. Durch Ei- resp. Butterzusatz wird der Nährwert und die Schmackhaftigkeit erhöht. Eine sehr zweckmäßige Modifikation des Griesgenusses ist der Griesschaum. 70 g Weizengries werden langsam in 1 l kochendes Wasser gebracht, $^1/_4$ Stunde gekocht und dann 1 Stunde mit einem Holzlöffel in einem irdenen Gefäß geschlagen. Guter Geschmack und leichte Verdaulichkeit der ungemein lockeren Speise rechtfertigen die relativ große Mühe. Nahrhaft und bekömmlich sind ferner Suppen aus Mondamin (Maismehl), Sago und Tapioka (wie Sago ein Palmenmark). Die Tapiokakörner werden im Mörser fein gestoßen und dann wie Mehl behandelt. Beim Sago achte man darauf, daß es feinen, echten und künstlichen minderwertigen, grobkörnigen Kartoffelsago zu unterscheiden gibt. Weniger nahrhaft als anregend sind die aus Fleisch gewonnenen Extrakte. Der fiebernde Organismus erleidet außer an Körpereiweiß auch Einbuße an Salzen und Extraktivstoffen, durch deren Gehalt der Genuß von Fleischsäften so erquickend wirkt. Diese werden entweder auf kaltem oder warmem Wege gewonnen. Das zur Bereitung der Fleischsäfte benutzte Fleisch muß fettfrei sein, ohne viele Sehnen, wird am besten geschabt, dann noch gewiegt. $^3/_4$ Pfd. dieses so präparierten Fleisches werden mit 1 Eßlöffel abgekochten Wassers und einer Prise Salz $^1/_2$ Stunde in der Kälte stehen gelassen und dann durch ein Tuch gepreßt; oder $^1/_4$ Pfd. der Fleischmasse bleibt mit $^1/_8$ l abgekochten Wassers und 2 Tropfen Acid. hydrochlor. dil. $1^1/_2$ Stunden zugedeckt in kaltem Raum stehen und wird dann durchgepreßt. Durch diese Zubereitung werden verschieden konzentrierte Lösungen von Fleischsalzen und -extraktivstoffen gewonnen; es sind auch diejenigen Eiweißstoffe in den Extrakten enthalten, die in der Kälte löslich sind, d. h. ca. 3 % Albumin. Größere Eiweißmengen gehen in Lösung über, wenn das Fleisch ($^1/_4$ Pfd. auf 3 Eßlöffel Wasser) 2—3 Stunden bei 60° ausgelaugt wird. Auf diese Weise wird das Beeftea hergestellt. Will man aus dem Fleisch die löslichen Stoffe in möglichster Gesamtheit extrahieren, dann muß das Fleisch in kaltem Wasser aufgesetzt und allmählich zum Kochen gebracht werden. Erst, wenn die Gerinnungstemperatur des Fleischeiweißes erreicht wird — ca. 62° — wird ein fernerer Austritt von Fleischsäften gehemmt. Bringt man Fleisch sofort in kochende resp. über 62° heiße Flüssigkeit, dann wird durch die sofort entstandene oberflächliche Gerinnungsschicht ein Auslaugen des Fleisches verhindert.

Ein Nahrungsmittel, das allen Anforderungen für Typhuskranke entspricht, ist die Kalbsmilch und der Kalbsbrägen in folgender Zubereitungsform. Diese Organe werden, nachdem durch Einlegen in heißes Salzwasser eine Gerinnung der Eiweißsubstanz und dadurch erleichterte Entfernung der oberflächlichen Häute ermöglicht ist, gekocht, dann mit einem Holzlöffel durch ein Haarsieb gestrichen, und diese teigige Masse wird in irgend einer Flüssigkeit verquirlt, wodurch eine milchartige, leicht verdauliche, nahrhafte und gut schmeckende Suppe entsteht.

Die etwa noch in Betracht kommenden künstlichen Nährmittel finden an anderer Stelle — bei der Darstellung der Therapie der Verdauungskrankheiten — eine genauere Besprechung.

Hyperpyrese. Obgleich die Ernährung des Typhuskranken aus den erwähnten Gründen von außerordentlicher Wichtigkeit ist, so erfordert die erste Sorge die Bekämpfung des meist hohen Fiebers und der Intoxikationserscheinungen. Gerade beim Typhus ist die Unterscheidung dieser beiden Aufgaben wichtig. Das Fieber allein ist nicht für die charakteristischen „typhösen" Erscheinungen verantwortlich zu machen. Im Vordergrunde steht die Bekämpfung der Vergiftung. Die durch dieselbe bedingten Gefahren sind die Folgezustände des durch die Intoxikation getrübten Sensoriums, wozu, den Zustand verschlimmernd, die Hyperpyrese sich gesellt. Der Kranke, dessen Bewußtsein nicht wie im gesunden Zustand durch die willkürlichen und unwillkürlichen Abwehreinrichtungen den Organismus gegen die mannigfaltigsten Schädigungen schützt, liegt apathisch da. Der Unterkiefer sinkt der Schwere nach herab; die dadurch verursachte Mundatmung trocknet die Mund-Rachenschleim-*Typhus-* haut, die Zungenoberfläche aus: diese gewinnt den bekannten *zunge.* fuliginösen braunschwarzen Belag. Die Lippen, die nicht durch die Nahrungsaufnahme und Zungentätigkeit befeuchtet und gereinigt werden, bedecken sich mit braunschwarzen Krusten, zwischen und unter denen leicht blutende Risse sich ent-*Lungen-* wickeln. Beim Schluckakt wird infolge des mangelnden *affektionen.* Reflexschutzes des Larynx leicht Inhalt in diesen und die Bronchien gebracht. Der in diesen sezernierte Schleim wird nicht empfunden; es tritt leicht Zersetzung ein, und im Verein mit der beim Typhus ohnehin fast stets vorhandenen Bronchienaffektion und der durch Herzschwäche verursachten hypostatischen Lungenerscheinungen entwickeln sich leicht ernsthafte Lungenerkrankungen, wenn der Arzt nicht die Gefahren sich vergegenwärtigt und notwendige Vorsichtsmaßregeln trifft. Am meisten und mit Recht in Anwendung kommen Bäder, welche gegen Hyperpyrese und Intoxikation in gleicher Weise erfolgreich ankämpfen.

Bei der Behandlung der Scharlachhyperpyrese sind die zu erwartenden Erfolge und praktischen Anleitungen der Bäderbehandlung näher erörtert. Dort ist auch des Ersatzes für Bäder bei Unmöglichkeit ihrer Anwendung gedacht.

Gibt die Behandlung des Typhuskranken ein Kriterium für die Heilkunst des Arztes, so hat dieser in der Art der Pflege die beste Beurteilung für die Brauchbarkeit der Pflegeperson.

Die Säuberung des Mundes und der Zunge gehört mit zur vornehmsten Aufgabe des Pflegers. Der Arzt achte darauf, daß zweimal täglich der Mund mit einem mit lauwarmem einfachen oder Salzwasser getränkten Läppchen sauber ausgewischt, die Zunge mit der Kante eines Spatels und mit einem Kochsalzläppchen gründlich gereinigt wird, desgleichen die Lippen. Die Borken müssen durch feuchtwarme Tupfer oder Ölläppchen aufgeweicht und zur Vermeidung blutender Risse mit zarter Vorsicht entfernt werden. Mit Sorgfalt achte man auf Säuberung der Mundwinkel, in denen mit Vorliebe schwer zu heilende Rhagaden sich bilden. Durch Vaselin halte man die Mundwinkel und Lippen geschmeidig. Zu verurteilen ist das Bestreben mancher Pfleger, durch Glyzerin der Mund- und Zungenschleimhaut ein glänzendes Aussehen zu geben. Durch die hygroskopische Eigenschaft des Glyzerins wird die Austrocknung der Schleimhäute begünstigt.

Zur Vermeidung des Verschluckens muß der Kranke bei der Nahrungseinflößung leicht aufgerichtet, der Kopf besonders unterstützt werden. Die Nahrungszufuhr darf nur in geringer Einzelmenge erfolgen, am besten durch Tee- oder Kaffeelöffel. Zweckmäßig sind die mit Schnabelansatz versehenen Tassen, bei denen jedoch mit Sorgfalt auf geringe Dosierung der einzelnen Schluckportion zu achten ist.

Das Anheben des Oberkörpers bei der Nahrungszufuhr hat ferner den nicht unwesentlichen Vorteil, daß dadurch der Hypostase entgegengearbeitet wird. Außerdem wird der Kranke durch die gewaltsame Bewegung aus seiner Apathie herausgerissen und durch Anregung des Bewußtseins der Retention des Bronchialsekretes und den anderen Gefahren vorgebeugt. Die Ernährung erfolge durch geringe, aber häufige Zufuhr von Nahrungsmitteln, wodurch außer der besseren Bekömmlichkeit auch der Nutzen des häufigen Lagewechsels erreicht wird.

Störungen der Exkretion. Ein Folgezustand des benommenen Sensoriums ist ferner die Störung in der Funktion der Exkretionsorgane. Stuhl und Urin gehen entweder unwillkürlich ab, oder infolge Lähmung der Darmmuskulatur und des Detrusor vesicae tritt hochgradiger Meteorismus und Retentio urinae ein. Die primäre Ursache des Trommelleibes ist die Parese der Darmmuskulatur, nicht, wie häufig angenommen wird, eine übermäßige Gasbildung. Die Retentio urinae wird häufig verdeckt durch das Harnträufeln, die sogenannte Ischuria paradoxa. Infolge der durch Sphinkterenkrampf und Detrusorenlähmung verursachten Überdehnung der Blase tritt ein fortwährendes Übersickern der überfüllten Harnblase ein. Ein Griff nach der Regio suprapubica weist den prall gespannten cystischen Tumor nach.

Decubitus. Eine sehr häufige lästige Komplikation des Typhus ist die Entstehung eines Dekubitalgeschwüres. Teils die durch die Apathie hervorgerufene absolute Ruhelage und die durch den konstanten Druck verursachte Ischämie, teils eine in ihrem Wesen noch unbekannte trophische Störung führt häufig zur Bildung einer Nekrose und nach deren Abstoßung zu einer Ulzeration über dem Os sacrum, an den Hacken, seltener an den Schulterblättern, den Knöcheln etc. Diese Geschwüre zeichnen sich durch ihre außerordentlich schlechte Granulationsbildung aus. Zuweilen entstehen in wenigen Tagen bis auf den Knochen gehende, von unterminierten Rändern umgebene kraterförmige Ulzerationen, deren Entwicklung durch· etwaige Incontinentia alvi et urinae begünstigt wird. Die Vermeidung der Dekubitalgeschwüre hängt lediglich von der Fürsorge des Arztes und der Pflegeperson ab. Die Unterlage für die gefährdeten Teile darf kein Fältchen zeigen. Die Gegend des Os sacrum sowie der ganze Rücken müssen durch Waschungen mit Franzbranntwein oder dergl. täglich zweimal abgerieben und dadurch gekräftigt werden. Die Hacken müssen durch Polsterwatte — entfettete Watte ist wegen der leichten Komprimierbarkeit unzweckmäßig — oder Polsterringe geschützt werden. Sie werden in der Weise angefertigt, daß ein ca. 15 cm langer dicker Strang reichlich mit Polsterwatte umwickelt wird, welche man mit zarten Wollfäden umzieht. Der Radius des Polsterringes darf wenige cm nicht übersteigen, damit die Hacke durch den weichen Ring von der harten Bettunterlage abgehoben wird.

Ist trotz aller Vorsicht ein Decubitus entstanden, dann muß vor allem ein Weiterschreiten der Nekrose verhindert werden, am sichersten durch kräftige Anwendung des Lapis infernalis. Dabei beachte man, daß nach dem Bestreichen des Decubitus mit dem Höllensteinstift ein Serum austritt, das erst abgetupft werden muß, bevor der Verband angelegt wird; denn das Serum enthält noch Höllensteinlösung, welche die umgebende Haut verätzt. Gelingt es auf diese Weise nicht die Nekrose hintanzuhalten und frische Granulationen zu erzielen, dann wende man den altbewährten Kampferwein als granulationförderndes Mittel an oder eine $1^0/_0$-ige Arg. nitr.-Salbe. Eine Abschwächung des Druckes durch Anwendung eines Luftkissens oder besser eines Wasserkissens ist von vorzüglichem Einfluß auf schnellere Heilung. Man versäume nicht, sich von der mäßigen Füllung der Kissen zu überzeugen.

Der am meisten gefürchtete Zwischenfall ist die Losreißung eines Sphacelus und eine dadurch bedingte Darmblutung oder gar Durchbruch des Ulcus durch die Serosa, Ereignisse, die erst gegen Ende der zweiten oder Anfang der dritten Woche zu fürchten sind. Darmblutungen sind zwar ernste, aber nicht absolut infauste Komplikationen, während Durchbruch des Ulcus in das Peritoneum fast ausnahmslos letal endigt. Die wichtigsten therapeutischen Maßnahmen bei typhösen Darmblutungen sind absoluteste Körperruhe, Ruhigstellung des Darmes durch Opium und Kälteanwendung durch eine das Abdomen treffende Eisblase. Zur Abschwächung des durch die Schwere der Eisblase bewirkten Druckes muß diese mit kleinen, ca. erbsengroßen Eisstückchen gefüllt sein, und zwar derart, daß nur der Boden von Eis bedeckt ist; ferner wird die Eisblase an einem das Abdomen umgebenden Bügel aufgehängt, so zwar, daß der flache Boden der Blase das Abdomen berührt. Der Zweck der unbedingten Körperruhe ist einleuchtend. Durch die Opiumdarreichung, ca. fünfmal 0,03 Op. pur. in 24 Stunden, wird eine intensive Darmbewegung, durch welche eine Thrombosenbildung an der blutenden Stelle gehindert oder beseitigt wird, gehemmt. Die Eiswirkung auf das Abdomen bezweckt eine energische Kontraktion des Darmes und seiner Gefäße, wodurch gleichfalls die Blutung beschränkt wird. Alle anderen empfohlenen Maßnahmen, Darreichung von Liquor ferri sesquichlor. etc., sind von zweifelhaftem Wert. Es ist schwer sich vorzustellen, wie die wenigen Tropfen gerade zur blutenden Stelle gelangen sollen. Mehr Vertrauen verdient die Injektion von Ergotin, dessen gefäßkontrahierende Wirkung mit derjenigen der Eisblase konkurriert. — Von großer Bedeutung ist die Frage der Ernährung nach einer Darmblutung. Ist der Blutverlust sehr erheblich, die Prostration und die Kleinheit und Frequenz des Pulses beängstigend, dann muß durch subkutane Infusionen von Kochsalzlösung die mangelnde Gefäßfüllung gehoben werden. Durch neuere Untersuchungen ist festgestellt worden, daß die isotonische Kochsalzlösung, d. h. diejenige Konzentration, in welcher die Formelemente des Blutes sich am besten erhalten, nicht, wie bisher angenommen, 0,75%, sondern 0,91% ist. Man wird also je nach Bedarf 150—500 ccm einer sterilisierten Lösung unter Beobachtung aseptischer Kautelen subkutan applizieren. Zur Wahl der Injektion eignen sich diejenigen Hautpartien, welche durch ausgedehntes, lockeres Zellgewebe bevorzugt sind und durch das Aufliegen oder durch die Atmung nicht alteriert werden. Am zweckmäßigsten sind die Hautpartien unter der Clavicula, die seitlichen Abdominalstellen und die Oberschenkel. Bei der Wahl der letzteren achte man darauf, daß die Injektion sich oberhalb der Fascia lata hält. Wählt man das Abdomen, dann ist zu bedenken, daß die Haut über dem Rippenbogen freibleiben muß, da beim Atmen oder Husten sonst heftiger Schmerz ausgelöst wird. Man wähle eine lange, scharfe Nadel, die in eine Hautfalte schräg eingestoßen wird, und injiziere langsam, indem der Nadel immer verschiedene radiäre Richtungen gegeben werden. Zweckmäßig sind Nadeln mit zahlreichen Ausflußöffnungen, welche gleichzeitige und gleichmäßige Verteilung nach verschiedenen Richtungen ermöglichen. Es empfiehlt sich, zwischen Nadel und Spritze einen ca. 50 cm langen ausgekochten Schlauch einzuschalten, welcher den unmittelbaren Druck der Spritze durch Nachgeben seiner Wandung mildert. Die Injektionsstelle wird nach der Injektion eine Minute komprimiert und dann durch Heftpflaster verschlossen. Die Kochsalzinfusionen sind auch das beste Mittel gegen den durch den Flüssigkeitsverlust verursachten quälenden Durst. Eispillen, teelöffelweise gereichter kalter Tee ohne Zucker, abgebraustes Selterswasser seien fernerhin zur Beseitigung der Durstqual gestattet. Erlaubt es der Kräftezustand des Kranken, dann beschränke man die Nahrungszufuhr lediglich auf die Mastdarmapplikation. Ein zweckmäßig gereichtes Nährklystier wird in den meisten Fällen ohne Steigerung der Peristaltik vertragen und gut ausgenutzt. Die Menge des Nährklysmas übersteige nicht 250 ccm. Es besteht aus 2 Eigelb, 1 Eßlöffel Rotwein, 1 Messerspitze Na Cl, 1 Teelöffel Kraftmehl und Milch bis zu ¼ l. Die Eigelb werden zunächst mit ca. 2 Eßlöffel Milch ordentlich gequirlt, dann unter fortwährendem Quirlen immer mehr Milch, in kleinen Mengen, dann allmählich der Rotwein und schließlich die anderen Ingredienzien und der Rest der warmen Milch hinzugefügt. Kochsalz befördert und erhöht die Resorption, während das Kraftmehl die Masse bündiger macht. In lauwarmem Zustande wird diese Flüssigkeit in das Rectum eingebracht, nachdem eine Stunde zuvor durch ein Reinigungsklystier von ¼ l lauwarmen Wassers der Mastdarm gereinigt ist. Der Einlauf der Flüssigkeit darf nur unter geringem Druck, also aus entsprechender mäßiger Höhe, erfolgen. Man bedient sich am besten eines Glasirrigators, dessen Schlauchende ein langes Ansatzstück aus Weichgummi trägt. Dieses wird an seinem Ende mit Vaselin bestrichen — wobei zu beachten ist, daß die Öffnung nicht verstopft wird — und dann ca. 8 cm tief eingeführt. Auf diese Weise ausgeführt, wird das Nährklystier fast immer gut vertragen.

Nährklystier.

Influenza.

Eine Krankheit, welche erst in den letzten Dezennien genauer erforscht ist, ist die Influenza. Sie besitzt eine außerordentliche Kontagiosität, sodaß sie fast immer epidemisch auftritt. Die Symptome sind so unbestimmt und wechselnd, daß die Diagnose häufig nur vermutungsweise gestellt werden kann. Zuweilen verläuft die Influenza unter dem Bilde einer Erkältung ohne bestimmte Lokalisation. Die Kranken klagen über Kopfschmerzen, Mattigkeit, Appetitlosigkeit und besonders über heftige Kreuzschmerzen, ein Symptom, welches noch am meisten Anspruch auf spezifischen Charakter für Influenza machen kann. Das Fieber ist unregelmäßig, zwischen 38,5—39,5⁰, dauert 3 bis 8 Tage. Dann tritt allmählich Genesung ein. Differential-diagnostisch zwischen einfacher Erkältung und Influenza dieser Art ist außer den Kreuzschmerzen die schwerere Infektion zu berücksichtigen. Die Influenzakranken fühlen sich in der Regel schwer krank, selbst bis zu typhösem Charakter. Dementsprechend geht auch die Erholung langsam vor sich. Während nach einfacher Erkältung Appetit und Wohlbefinden sich nach wenigen Tagen einstellt, gehören dazu nach der Influenzainfektion häufig viele Wochen. Von ungemein schädlichem Einfluß ist die Intoxikation auf den Herzmuskel, der besonders im Alter oder bei wenig widerstandsfähigen Menschen dauernde Schädigung erfährt.

In anderen Fällen lokalisieren sich die Influenzabazillen im Respirationstractus, am häufigsten außer in der Nase und besonders in deren Nebenhöhlen in den Bronchien, dann im Larynx und auch in der Lunge. Die Influenzabronchitis hat gewöhnlich nichts Besonderes. Zuweilen fällt der ungewöhnliche Reizzustand der Bronchien auf, der durch außergewöhnlich starken Hustenreiz und blutig gefärbten Auswurf sich äußert. Verhältnismäßig häufig wandert die Entzündung in die Alveolen. Die Influenza-Lungenentzündung ist wegen ihrer Intensität gefürchtet. Die Propagation der katarrhalischen Erkrankung findet schnell und in großer Ausdehnung statt, und im Verein mit der ungünstigen Beeinflussung des Herzens führt sie häufig zum Tode. Auch die Influenza-Laryngitis zeichnet sich durch besondere Heftigkeit aus. Charakteristisch sind kleine graue Flecken auf den Stimmbändern, von oberflächlichen Nekrosen herrührend. Relativ häufig kommt es zu Erkrankungen der Arytänoidgelenke.

Andere Influenzakranke zeigen Affektionen des Verdauungstractus. Heftige Gastro-Enteritiden, welche ohne erkennbare andere Ursache während einer Influenza-Epidemie auftreten, lassen keine andere Deutung zu, zumal Influenzabazillen in den Dejektionen nachgewiesen worden sind. Allerdings können die Bazillen auch aus verschluckten Sputis herrühren. Die Behandlung erfordert, außer den durch die Lokalisation gegebenen Direktiven, zunächst eine Bekämpfung der Infektion. Alle bekannten Antifebrilia sind hier indiziert. Jeder Arzt hat gewöhnlich ein Antipyreticum, dem er besonders zugetan ist. Am ehesten verdienen wohl Antipyrin, Salipyrin, Aspirin, Pyramidon und deren Kombinationen Vertrauen. Die Bronchitis, Laryngitis, Pneumonie, die Affektionen des Intestinaltractus verlangen entsprechende Behandlung, welche in den betreffenden Abschnitten zu finden ist.

Gelenkrheumatismus.

Im glücklichen Besitz spezifisch wirkender medikamentöser Heilmittel sind wir bei der Behandlung des akuten Gelenkrheumatismus. Wer aber meint, mit dem Verordnen der Salizylsäure oder des salizylsauren Natrons seiner ganzen ärztlichen Aufgabe zu genügen, der hat seinen Beruf verfehlt. Zunächst bedenke man, daß selbst bei günstigster Salizylwirkung der Erfolg erst nach einem bis mehreren Tagen eintritt, daß bis dahin der Kranke bei der leisesten Bewegung des kranken Gelenkes die größten Schmerzen erleidet. Gelingt es durch Fixation der befallenen Gelenke — mittelst seitlich gelegter Sandsäcke oder Bandagen — nicht, die Schmerzen erträglich zu gestalten, dann scheue man bis zur Einwirkung des spezifisch wirkenden Mittels nicht vor der Anwendung von Narcoticis zurück. Die gewöhnlich bald eintretende Salizylwirkung läßt die Gefahr des Morphinismus nicht befürchten.

Die Salizylsäure ist bisher in reiner Form oder als Natronsalz gegeben worden, in Dosen von 5—8 g pro die. Neben den bekannten Nebenerscheinungen, wie profuse Schweiße, Ohrensausen, Schwindelerscheinungen ist die Einwirkung auf den Magen, seltener auf den Darm, häufig derart störend, daß die Patienten ihren Widerwillen kaum überwinden können. Mit großer Freude ist daher das in neuerer Zeit in Anwendung gekommene Aspirin zu begrüßen, ein Azetat des salizylsauren Natrons, das in seiner Wirkung vollkommen der Salizylsäure entspricht, auch deren schweißerzeugende Wirkung teilt, seltener Ohrensausen und Nasenbluten hervorruft, aber

Salizylpräparate.

ausnahmslos vom Magen-Darmtractus vorzüglich vertragen wird. Man gibt Aspirin ab besten in 1 g-Dosen-2—3 stündlich. Zweckmäßig ordiniert man Aspirintabletten, die in 0,5 g-Dosen zu je 20 in Glasröhrchen für 1 M. (Originalpackung Bayer) zu haben sind. Ein neueres brauchbares Ersatzmittel für Salizylsäure ist das Pyramidon, welches gleichfalls sehr gut vertragen wird, an Intensität der Wirkung jedoch der Salizylsäure und Aspirin nicht gleichkommt. Die gebräuchliche Dosis ist 0,1—0,2, 2—3 stündlich. In den relativ seltenen Fällen, in denen die Salizylpräparate erfolglos bleiben, versucht man zuweilen mit Glück die übrigen Antineuralgica. Welchem der Vorzug zu geben ist, läßt sich nur durch den Versuch bestimmen.

Zur Beseitigung des lästigen Schweißes, dessen Produktion durch die Salizylpräparate noch gesteigert wird, sind vorsichtige Waschungen mit lauwarmem Essigwasser (1 Eßlöffel Essig auf $^1/_2$ l Wasser) oder Franzbranntwein anzuwenden.

Komplikationen. Wie bei allen Infektionskrankheiten neben zahlreichen Komplikationen stets eine als besonders gefahrbringend gefürchtet wird, so auch beim akuten Gelenkrheumatismus, dessen gefährliche, gewissermaßen spezifische Komplikation die rheumatische Endokarditis ist. Mit Sicherheit ist diese Gefahr nicht zu vermeiden. Je eher es gelingt, die Gelenkaffektionen zu beseitigen, um so eher entfernt man die Möglichkeit der Herzerkrankung. Ist das Endokard erkrankt, dann ist absolute Bettruhe zur Vermeidung einer gesteigerten Anforderung an die Herztätigkeit dringend geboten, bis entweder das Herz gesundet oder ein stabiler, wenn auch krankhafter Zustand sich entwickelt hat. Eine direkte Beeinflussung der pathologisch-anatomischen Vorgänge an den Klappen ist uns nicht möglich. Wir sind allein auf die Bekämpfung der Folgeerscheinungen angewiesen, wie Herzschwäche, Atemnot etc.

Bei der Besprechung der Herzkrankheiten werden wir näher auf die Behandlung dieser Zustände eingehen.

Sind durch die Salizylpräparate alle subjektiven und objektiven Krankheitserscheinungen beseitigt, so ist damit noch nicht die Krankheit vollständig behoben. Durch die geringsten Zwischenfälle: zu heftige Bewegung, leichte Erkältung, werden neue Anfälle von Gelenkentzündungen verursacht. Zur Vermeidung dieser häufigen Zufälle werden die Salizylverbindungen

Gelenkrheumatismus.

noch ca. 14 Tage in geringerer Dosis fortgegeben, während der Kranke noch mindestens 8 Tage nach vollständiger Entfieberung das Bett zu hüten hat.

Zuweilen gelingt die Beseitigung des Fiebers, wohl auch der subjektiven Krankheitssymptome, während die objektiven Erscheinungen lange Zeit allen therapeutischen Versuchen widerstehen. Ein Verständnis und schließliche Beseitigung dieser Tatsache ist nur durch Vorstellung der pathologisch-anatomischen Vorgänge möglich. Die Entzündung betrifft zunächst nur die Synovia, welche ein seröses, seltener fibrinöses und selbst eitriges Sekret absondert. Zuweilen geht aber die Entzündung über das Gelenk hinaus in das peri- und paraartikuläre Gewebe, ja selbst in Sehnenscheiden und Muskeln. Wird das Exsudat eitrig oder weicht der fibrinöse Erguß lange Zeit nicht der Anwendung von Ruhe unter gleichzeitiger Applikation von Hitze oder Kälte, dann tritt eine Usur der knorpligen Gelenkenden ein. Ferner verfällt bei langer Störung der Gelenkfunktion die zugehörige Streckmuskulatur der Atrophie, die bei Vernachlässigung hohe Grade erreichen kann. Schließlich bewirkt die peri- resp. paraartikuläre Narbenschrumpfung eine Beschränkung in der Beweglichkeit des Gelenkes, die mit gleichzeitig bestehender Degeneration der Knorpelüberzüge der Gelenkenden zur Steifigkeit des Gelenks führen kann.

Dank der Entwickelung der Mechanotherapie ist bei allen diesen Zuständen durch zweckentsprechende Maßnahmen vielem Unheil vorzubeugen oder bereits eingetretenes wenigstens teilweise zu beseitigen.

Einfacher persistierender Hydrops des Gelenkes wird am besten durch Gelenkkompression, vorsichtige Massage und passive Bewegungen bekämpft. Die Kompression wird am zweckmäßigsten durch den Frickeschen Heftpflasterverband erreicht. Dieser besteht aus ca. 2—3 cm breiten Streifen aus Segeltuchheftpflaster, welche abwechselnd von oben und unten das geschwollene Gelenk mit festem Druck in $1/2$- oder $3/4$-Zirkumferenz umgreifen. Der Hydrops entsteht durch Inkongruenz zwischen Sekretion und Resorption des Fluidums. Da nun die Persistenz des Hydrops bei Fehlen von Fieber nur auf mangelnde Resorption zurückzuführen ist, wird diese durch den konstanten gleichmäßigen Druck begünstigt. Denselben Zweck verfolgt die Massage, während die passiven Bewegungen neben Kompression des Gelenkes auch bessere Zirkulationsverhältnisse im und um das Gelenk schaffen. Eine Eisblase ist streng kontraindiziert, weil keine Entzündungserscheinung zu bekämpfen ist, sondern Resorptionsschwäche. Günstiger wirkt permanente Wärme, welche durch Beförderung des Blutzuflusses eine schnellere Resorption ermöglicht. Entweder wendet man permanente trockene oder feuchte Wärme an; erstere in Form von heißen Sandbädern, heißer Luft, elektrischen Lichtbädern, letztere als feuchtwarme Umschläge, Moor-, Fangobäder oder dergl. Die heißen Luftbäder werden nach Art der Quinkeschen Heißluftschwitzbäder, die bei der Behandlung der Scharlachnephritis besprochen sind, angewandt. Prof. Bier hat besondere Apparate zur Heißluftbehandlung kranker Gelenke konstruiert. Die Erhitzung und Zuführung der erwärmten Luft geschieht genau in derselben Weise wie bei den Quinkeschen Schwitzbädern. Das Besondere und Wertvolle in der Bierschen Erfindung liegt in der Konstruktion der Holzkästen, welche über die erkrankten Gelenke gebracht werden. Die Öffnungen der Kästen sind durch manschettenartige Vorrichtungen aus luftimpermeablen Stoffen verschließbar. Gegenüber der Einströmungsöffnung der erhitzten Luft befindet sich die Öffnung für den Luftaustritt. In der Nähe dieser Öffnung zeigt ein bis zur Mitte des Luftkastens reichender Thermometer den Hitzegrad an. Es ist erstaunlich, einen wie hohen Wärmegrad die Haut bei dieser Art der Erhitzung der bewegten Luft erträgt. Die allmähliche Steigerung bis 100° und darüber wird gut vertragen. Es ist einleuchtend, daß dieser gewaltigen Wärmemenge eine intensive Einwirkungskraft innewohnt. Die Fangoumschläge haben den Vorteil, daß die Masse sich eng dem Körperteil anschmiegt und als schlechter Wärmeleiter lange Zeit die Wärme behält. Die Technik der Fangoapplikation ist derart, daß die Masse in einem Blechgefäß im Wasserbade unter häufigem Rühren solange erwärmt wird, bis eine gleichmäßige dickbreiige Masse entsteht. Diese wird in möglichst erträglich heißem Zustande in ca. 2—3 cm Höhe schnell auf das Gelenk gebracht und zum Schutz gegen Wärmeabgabe mit einer dreifachen Schicht von Linnen, Woll- und Gummidecke umhüllt.

Ca. 2 Stunden vermag die Fangomasse — ein lavaähnliches Produkt, in Oberitalien gewonnen — die Wärme zu behalten. Eine Wiederbenutzung derselben Masse wird durch Aufkochung unter Zusatz von etwas Wasser und häufigem Rühren ermöglicht. Die Abkühlung, besonders an peripherischen Gelenken, kann dadurch verhindert werden, daß die mit den Fangopackungen versehenen Gelenke in heiße Wasserbäder gebracht werden. Besonders hergerichtete Gummihüllen verhüten das Eindringen des Wassers in die Fangomasse, welche auf diese Weise beliebig lange in jeder gewünschten Temperatur erhalten bleiben kann.

Sind durch intra- oder peri- resp. paraartikuläre Adhäsionen wesentliche Beschränkungen der Gelenkfunktion verursacht, dann kommt eine gewaltsame Lösung der Verwachsungen in Narkose in Frage. Die dadurch gesetzten Reizungserscheinungen sind durch Antiphlogose zu bekämpfen, baldige vorsichtige passive und aktive Bewegung nicht lange hinauszuschieben.

Sind Knorpelusuren Ursache für mangelhafte Gelenkfunktion, dann sind durch lange fortgesetzte Bewegungen neue Schleifflächen zu erstreben.

Die wichtigste Aufgabe ist die Überwachung der zum erkrankten Gelenk gehörigen Streckmuskulatur. Inaktivitätsatrophie und nervöse trophische Störungen bringen bei Ausfall der Gelenkfunktion den Muskel in derartig atrophischen Zustand, daß darin die Hauptursache der schweren Wiedergewinnung funktionsfähiger Organe zu suchen ist. Von vornherein richte man sein Augenmerk auf gute Beschaffenheit der entsprechenden Streckmuskulatur. Am besten erhält die Massage den Muskel funktionskräftig. Durch Knetungen und zentripetale Streichungen unterstützt man die durch die Inaktivität gestörte und gehemmte Blut- und Lymphzirkulation, wodurch eine bessere Ernährung erzielt wird. Den gleichen Zweck verfolgt die Elektrizität in galvanischer oder faradischer Form. Nur hüte man sich vor den beliebten starken Strömen. Die Schmerzschwelle sei die Grenze für die Intensität der elektrischen Einwirkung.

Die Massage im Verein mit passiver Bewegung ist auch das souveräne Mittel zur Beseitigung von kleinen, die Gelenkfunktion hemmenden entzündlichen Infiltrationen. Diese werden

Überwachung der Streckmuskulatur.

durch kreisförmige Friktionen mit einem oder mehreren Fingern zerdrückt, und durch Knetungen und zentripetale Streichungen die Resorption befördert.

Biersche Stauungen. Von günstiger Wirkung auf länger bestehende Gelenkstörungen sind die Bierschen Stauungen, d. h. künstlich durch Abschnürung oberhalb der Gelenke erzeugte passive Hyperämie. Die Frage, wodurch diese Stauungen ihren Heilwert besitzen, bedarf noch der Klärung.

Erkrankungen des Respirationstractus.

Diejenige Organgruppe, welche am häufigsten der Erkrankung ausgesetzt ist und daher die häufigsten Anforderungen an unsere therapeutische Wirksamkeit stellt, ist der Respirationstractus. Nase, Nasenrachenraum, Pharynx, Larynx, Trachea, Bronchien, Bronchiolen und Alveolen sind die einzelnen Abschnitte, in denen sich krankhafte Vorgänge lokalisieren. Selten ist die Erkrankung anatomisch auf die einzelnen Bezirke begrenzt. Von dem Grade der schädlichen Einwirkung und dem Zustand der befallenen Schleimhaut ist die Intensität und Extensität der Erkrankung abhängig. Infolge ihrer besonderen anatomischen Einrichtungen zeigen die einzelnen Abschnitte auf dieselben Entzündungsreize hin besondere Reaktionen, deren Heftigkeit außer der Größe des Entzündungsreizes noch abhängig ist von dem Zustand der betroffenen Schleimhaut, sodaß also nicht immer auf denselben Reiz die gleiche Reaktion erfolgt. *Beziehungen zwischen den Veränderungen der Schleimhaut und der Art und Größe des Reizes.*

Die charakteristischen Reizerscheinungen der einzelnen Abschnitte sind uns aus der Erfahrung bekannt. Die Ursache der verschiedenen Reaktionen ist allein in der anatomischen und physiologischen Einrichtung begründet. Als Irritamente wirken am häufigsten Infektionskeime, nächst ihnen mechanische und chemische Reize. Wenngleich auch der Erkältung am häufigsten die Schuld an der Erkrankung zugeschoben wird, so kann man in ihr wohl das veranlassende Moment erblicken, das der essentiellen Krankheitsursache die Einwirkung ermöglicht. Als reine Krankheitsursache sind die häufig beschuldigten klimatischen Verhältnisse auch nicht aufzufassen. Physikalische und durch sie zur Einwirkung gelangende infektiöse Ursachen kombinieren sich wohl zu der klimatischen Besonderheit.

Aus dem Erwähnten geht hervor, daß wir weder die Reizgröße als Maßstab für die notwendig eintretenden Krankheitserscheinungen auffassen dürfen, noch diesen letzteren in den einzelnen Abschnitten einheitliche pathologisch-anatomische Vorgänge zu Grunde liegen. Nicht jede Influenza wird, selbst bei Voraussetzung der gleichen Virulenz und Lokalisation der Erreger, innerhalb des Respirationstractus dieselben Krankheitserscheinungen darbieten. Die gleiche Folgerung ergibt sich aus allen anderen Entzündungsreizen. Da diese für uns unbekannte Größen sind, desgleichen die Reaktionsfähigkeit der befallenen Schleimhaut uns unbekannt ist, werden in jedem Erkrankungsfall andere Symptome in die Erscheinung treten, deren Erkenntnis und erfolgreiche Bekämpfung nur möglich ist auf Basis richtiger Vorstellungen über den zu erhebenden objektiven und subjektiven Befund.

Bedeutung der Nasenatmung. Entsprechend der allen schädigenden Einflüssen am meisten exponierten Lage erkrankt die Nase, der Nasenrachenraum und der Pharynx am häufigsten. Der physiologische Weg der Atmungsluft führt durch die Nase, welche durch ihre zahlreichen buchtigen Vorsprünge, durch ihre oberflächlichen ausgedehnten Schwellkörper die Schleimhaut blutreich erhält, endlich durch ihre drüsenreiche Schleimhaut viel Feuchtigkeit an die Luft abgeben kann, welche durch die am Naseneingang befindlichen Vibrissae von gröberen Verunreinigungen befreit und durch die Flimmerepithelien und den der Oberfläche anhaftenden Schleim gereinigt wird. Die Vorteile der Nasenatmung sind also: Erwärmung, Durchfeuchtung und Reinigung der Atmungsluft. Ist durch irgend eine Ursache die Nasenatmung behindert, dadurch die Mundatmung erzwungen, dann gelangt die ungereinigte und von der Mundschleimhaut nur mangelhaft erwärmte und durchfeuchtete Luft in den Pharynx, der durch die weiter erfolgende Austrocknung und Reizung durch die Luftverunreinigungen geschädigt wird. Die Läsion beschränkt

Erkrankungen des Cavums. sich nicht allein auf die pars oralis des Pharynx, sondern breitet sich fast regelmäßig in das Cavum aus, welches bei behinderter Nasenatmung ohnehin schon fast ausnahmslos erkrankt ist. Im Cavum sitzen die meist übersehenen Residuen alter Entzündungen, die durch irgend einen Anlaß zu neuer Inflammation gelangen und von hier aus in die Nase und in den tieferen Pharynx hinab die Entzündung ausdehnen. Nicht immer neue Erkältungen sind es, welche die bedauernswerten Besitzer eines kranken Nasenrachenraumes treffen, sondern durch irgend welche Schädlichkeiten größere Beschwerden veranlassende Verstärkung des vorhandenen chronisch entzündlichen Zustandes. Am häufigsten wirken erfahrungsgemäß alle diejenigen Ursachen als Auslösung einer scheinbar neuen Erkältung, welche austrocknend auf den Nasenrachenraum wirken, mithin große, mit starker Dyspnoë verbundene Anstrengungen, gesteigert in staubiger Atmosphäre, reichliche Schweiße, Gemütserregungen, welche durch Anämie oder reflektorisch die Sekretion von Schleim hemmen, und alle die Schädlichkeiten, welche einen Reizzustand in der Nase bewirken und dadurch eine fast regelmäßige Ausbreitung der Entzündung in das Cavum verursachen. Der sichtbare Ausdruck dieses Zustandes ist eine verdickte, glanzlose, meist von erweiterten Venen durchzogene Pharynxschleimhaut, an deren Seiten häufig aus geschwollenen Follikeln bestehende, längsgerichtete sogen. Seitenstränge herabziehen. Aus dem Nasenrachenraum entleert sich, besonders bei Kontraktion des Constrictor pharyngis sup., eine eiterige Masse. Bei der Rhinoscopia posterior, die bei nasaler Phonation erfolgen muß, sieht man den Nasenrachenraum von Eiter erfüllt oder — bei der eigentümlichen Neigung des eiterigen Nasenrachensekretes zur Eintrocknung — noch häufiger Borken, die sich in den Recessus einer persistierenden, am Dache des Pharynx befindlichen Rachenmandel oder in den Krypten zwischen dem lateralen Tubenwulst und der Pharynxwand befinden. Bei keinem Menschen, der an häufigen Erkältungen oder an den Erscheinungen eines chronischen Nasenrachenleidens laboriert, darf die nicht allzu schwierige Untersuchung der Nase und des Nasenrachenraumes vernachlässigt werden. Nur von einer exakten Diagnose ist eine erfolgreiche Therapie abhängig.

Die erste Bedingung zu gutem Gelingen ist die Herstellung einer freien Nasenatmung. Die Ursachen der Behinderung derselben gehen entweder vom Septum aus oder von den Muscheln. Fast jede Nase zeigt einen atypischen Bau. Die Unterscheidung zwischen Anomalie und pathologischem Zustand wird durch den Versuch der Nasenatmung bei Verschluß des einen Nasenlumens ermöglicht; nur hat man darauf zu achten, daß nicht durch seitlichen Druck auch die andere Nasenöffnung verkleinert wird. Am besten verschließt man die eine Nasenöffnung durch leichtes Anlegen der palmaren Seite der Daumenendphalanx. Vom Septum aus wird die Verlegung des Nasenlumens verursacht durch Verbiegungen oder scharfe Leisten, welch letztere sich besonders an der Grenze zwischen der knöchernen Nasenscheidewand und des Vomer finden. Häufig ist die Behinderung der Nasenatmung verursacht durch Schwellungen der von der seitlichen Nasenwand ausgehenden Muscheln, besonders der mittleren und unteren. Entweder finden sich knöcherne Hypertrophien oder solche der Schleimhaut in profuser oder in polypoïder Ausbildung oder endlich sogenannte Polypen, welche von allen Teilen der Nasenschleimhaut, am häufigsten von der Zirkumferenz der im Hiatus semilunaris befindlichen physiologischen Öffnungen der Kiefer-, Stirn- und vorderen Siebbeinhöhlen ausgehen können. Die Polypenbildung, früher als Bildung sui generis gutartigen Charakters gedeutet, ist neuerdings auf Grund der Grünwaldschen Untersuchungen als fast regelmäßige Begleiterscheinung von eiteriger Höhlenerkrankung nachgewiesen worden. Auf die gleichen Ursachen ist auch eine Reihe von diffusen und polypoïden Hypertrophien an den Muscheln und an gewissen Stellen des Septums zurückgeführt. Man kennt die Eigentümlichkeit der Nasenschleimhaut, auf den Reiz herüberfließenden eiterigen Sekretes mit Hypertrophie resp. entzündlicher Verdickung zu reagieren. Besteht aus diesem Befunde der Verdacht einer chronischen Höhlenerkrankung, dann fahnde man nach Polypen oder Hypertrophien im Bereiche des Hiatus semilunaris. Dieser, unter der Wölbung der mittleren Muschel gelegen, ist durch eine von unten kammartig hervorspringende Leiste — processus uncinatus — gebildet.

Die Abhängigkeit der Polypenbildung von einer Höhlenerkrankung dokumentiert sich deutlich durch Grünwalds Befund, der bei 33 Fällen von Polypenbildung 28 mal eine Höhleneiterung konstatieren konnte; in den übrigen fünf Fällen war der Zusammenhang aus äußeren Gründen — Verweigerung der Untersuchung etc. — nicht festzustellen. Es erhellt dieser innige Konnex ferner auch aus der längst bekannten Erfahrung der leichten Rezidivfähigkeit der Polypen. Man hat eben nur eine

Begleiterscheinung entfernt, die bei Bestehenbleiben der ursächlichen Veranlassung immer wieder sich entwickelt. Die Polypen und polypoiden Gebilde entfernt man am besten mittels der kalten Schlinge, mit der man den Stiel der Prominenzen zu erfassen sucht. Die Hypertrophien greift man am besten mit dem Galvanokauter an. Beabsichtigt man nur geringe Verkleinerung von Wucherungen, dann genügen oberflächliche Verschorfungen; Rückbildungen höheren Grades erreicht man durch tiefe Einschnitte mit dem Brenninstrument. Durch die entstehenden Narben wird eine wesentliche Verkleinerung erreicht, am meisten, wenn man den Thermokauter in parallelen Längszügen parallel auch dem Muschelansatz in die Tiefe führt. Zu achten hat man bei der Operation mit dem Galvanokauter, daß er nur rotglühend gebraucht wird, weil er nur in diesem Zustand keine wesentliche Blutung erzeugt. Weißglut schneidet wie ein Messer und hindert die Blutung nicht. Man achte ferner darauf, daß man den Brenner während seines Glühens von der gebrannten Schleimhaut abhebt, weil der erkaltete Brenner am erzeugten Schorfe klebt und bei gewaltsamer Trennung selbst profuse Blutungen verursacht. Man achte schließlich peinlichst darauf, daß die korrespondierende Stelle der Nasenhälfte durch die andere Seite des Brenners nicht getroffen wird. Synechien mit ihren häufig zahlreichen Beschwerden wären die unausbleibliche Folge, die man am besten durch sogen. verdeckte Brenner vermeidet, d. h. nur einseitig erglühende Instrumente.

Behandlung der Störungen der Nasenatmung.

Für oberflächliche Ätzungen stehen uns außer der Galvanokaustik die chemischen Ätzmittel zur Verfügung, in erster Reihe das altbewährte Arg. nitricum, dann die Chromsäure, die Trichloressigsäure, Chlorzink, Zincum sozojodolicum u. a.

Das Arg. nitricum wird entweder in Substanz als lapis purus oder mitigatus oder in Lösungen angewendet. Bei ersterer Anwendungsart hüte man sich, die Stifte selbst in die Nase oder gar in den Pharynx einzuführen. Zu leicht kann durch das Abbrechen des Stiftes großes Unheil angerichtet werden. Vermieden wird diese Gefahr durch Anschmelzen der Lapismasse an eine Sonde, entweder derart, daß das stark erhitzte Sondenende mit Lapis bestrichen wird, oder besser auf folgende Weise. In einem Schälchen wird über einer Gasflamme ein Stückchen Lapis geschmolzen und in die Lösung die Sonde eingetaucht. Durch wiederholtes Eintauchen der Sonde in die erkaltende Masse wird eine festsitzende schöne Perle von Arg. nitr. am Sondenende gewonnen. Zu beachten ist, daß durch Arg. nitr., in Substanz auf die Schleimhaut gebracht, ein Sekret gebildet wird, welches, Arg. nitr.-haltig, durch Ausbreitung in die Umgebung diese verätzt. Es genügt das leichte Touchieren mit dem Lapis, dessen überflüssige Wirkung durch Na Cl-Lösung sofort neutralisiert wird. Durch Bildung von Chlorsilber wird eine weitere Ätzwirkung sofort aufgehoben. — Diese Tatsache wird auch bei Anwendung der Arg. nitr.-Lösungen benutzt. Die Ätzwirkung des Arg. nitr. beruht darauf, daß organische Stoffe chemische Verbindungen mit dem Arg. nitr. eingehen. Durch organische Verunreinigungsstoffe wird daher die Wirkungskraft der Arg. nitr.-Lösung abgeschwächt resp. aufgehoben, besonders bei Lichtzutritt. Um daher die Lösungen stets wirksam zu erhalten, bewahre man sie in dunklen Flaschen auf und bringe niemals einen Pinsel oder dergl. in die Lösung hinein. Im Bedarfsfalle gieße man eine geringe Menge in ein Glasschälchen und beschicke damit den Pinsel oder den Wattebausch und zwar nur so stark, daß er nicht übertropft. Nach Applikation des Pinsels auf die Schleimhaut wird diese und der Pinsel durch Na Cl-Lösungen von dem überschüssigen Arg. nitr. befreit. Das so entstandene weißflockige Chlorsilber wird durch einfaches Wasser aus dem Pinsel ausgewaschen. Zweckmäßiger als die Pinsel sind Wattebäusche, die in mannigfach konstruierten Watteträgern befestigt werden. Am einfachsten sind wohl die sondenartigen Watteträger, deren gebogenes Ende Schraubenwindungen trägt. Während nun die erste Tour eines dünnen Wattestreifens durch Anfeuchten der Schraubensonde befestigt wird, wird der Rest der Watte einfach durch Drehen der Sonde aufgeschraubt. Durch Drehen nach der anderen Seite wird der Wattebausch leicht abgeschraubt. Man beachte, daß Arg. nitr. Hände und Wäsche schwarz färbt.

Ein vorzügliches, altbewährtes Ätzmittel ist die Chromsäure, die in kleinen braunen Kristallstangen in den Handel gebracht wird. Wie Arg. nitr. in Substanz wird die Chromsäure an das Sondenende angeschmolzen. Die Sonde wird leicht erwärmt und in die Chromsäurekristalle getaucht. Es bleiben dann einige Kristalle an dem Sondenknopf hängen, die durch vorsichtiges Erwärmen in eine Perle umgeschmolzen werden. Die Ätzwirkung der Chromsäure ist vorzüglich. Leider beeinträchtigt ihre Anwendung der Übelstand, daß Chromsäure, auch in geringster Menge verschluckt, Übelkeit und Erbrechen auslöst. Es muß daher nach der Ätzung mit Chromsäure deren Überschuß sofort durch eine alkalische Lösung — am besten $Na_2 CO_2$ — neutralisiert werden.

Dieses Nachteiles wegen ist die Chromsäure durch die Trichloressigsäure verdrängt worden, die von Merck in Darmstadt zu 1 g in Glastuben verschickt wird zu dem rel. teuren Preise von 17 Pf. M. Schmidt fügt einen Tropfen Wasser hinzu und beschickt mit der konzentrierten Lösung einen kleinen Wattebausch.

Die Gebrauchsweise der übrigen Ätzmittel erfordert keine besondere Darstellung.

Vor Anwendung aller Nasenoperationen ist die Kokainisierung des Operationsterrains erforderlich, am einfachsten durch die Applikation der Kokainlösung mittels eines Watteträgers. Je nach der zu erwartenden Schmerzhaftigkeit und der Sensibilität des Kranken sind 5—20 %-ige Lösungen notwendig. Wichtig ist die Kenntnis der Nebenwirkungen des Kokains, dessen gefäßkontrahierende Wirkung sich häufig durch das Verschwinden selbst großer Schwellungen an den Muscheln dokumentiert. Ferner sei man auf der Hut vor Intoxikation, die durch hochgradigsten Kollaps sich äußert. Ätherinhalationen sind ein schnellwirkendes Gegenmittel. Statt des Kokains ist Eukain in derselben Konzentration empfohlen, dessen Intoxikationsgefahr geringer sein soll. Eine endgültige Lösung dieser wichtigen Frage ist noch nicht erfolgt.

Behandlung des Cavums. Ist die Nasenatmung auf irgend eine Weise frei geworden, dann erst tritt die Behandlung des Nasenrachenraumes in den Vordergrund. Hier ist das besondere Augenmerk auf die Rachentonsille, auf die Recessus zwischen lateralem Tubenwulst und der Pharynxwand und endlich auf die Pharynxseitenstränge zu richten. Eine besondere Behandlung der Pars oralis pharyngis erübrigt sich, da deren Beschaffenheit sich mit der Heilung des Cavums in günstigem Sinne ändert. Für diese erwähnten Krankheitsherde kommen dieselben Ätz- und Reizmittel in Frage.

Die Wirkung der Ätzmittel ist je nach ihrer besonderen Qualität und Konzentration verschieden. Entweder wirkt das Ätzmittel stark in die Tiefe, zerstörend, narbenbildend, verkleinernd, oder nur oberflächlich, proliferationsanregend. Je nach der Indikation wird man die Intensität der Ätzwirkung einrichten. Sind Hypertrophien, Leisten u. dergl. zu entfernen, so ist eine energische Tiefenwirkung erforderlich, während bei glanzloser, torpider Schleimhaut eine einfache oberflächliche Reizwirkung erstrebt wird. Nicht immer ist das zweckmäßigste Ätzmittel und dessen Konzentration bei der verschiedenen Reaktion der Schleimhäute von vornherein zu bestimmen. Erfahrung und Versuche sind ausschlaggebend.

Als einfaches Reizmittel steht obenan das langerprobte Jod. M. Schmidt wendet je nach der Indikation, in der Regel mit der schwächsten Lösung beginnend, folgende Mischungen an: 0,5 Jod auf 2,5 Kal. jod. und 25,0 Glyzerin resp. 0,75 oder 1,0 Jod. pur. auf dieselben Jodkali- und Glyzerinmengen.

Angenehmer als die feuchte Pinselbehandlung ist die Zerstäubung von adstringierenden oder reizenden Pulvern, am besten mittels des Schmidtschen Pulverbläsers. Sehr geeignet ist hierzu das Zincum sozojodolicum 1:10—20 Nosophen oder Dermatol.

Zuweilen trotzt die Rachenmandel jeder Behandlung. Ursprünglich in Längsfalten angelegt, verkleben unter Umständen zwei benachbarte Spalten mit einander und schließen den Entzündungsherd zwischen sich ein. In solchen Fällen ist der Krankheitsherd nur durch radikale Entfernung der Tonsille zu beseitigen, die durch das Gottsteinsche Messer leicht zu erreichen ist. In drei von vorn nach hinten gehenden Zügen, zwei seitlichen und der letzten mittleren, schabt man mit energischem Druck die Wucherungen ab. Irgend eine größere Gefahr ist bei dieser Operation nicht zu befürchten, wofern man sich nur überzeugt, daß man mit dem Ringmesser auch hinter dem Velum und der Uvula sich befindet.

Nach der Operation werden ein bis mehrere Tage flüssige oder besser breiige Speisen gereicht, zur Erleichterung des Schluckaktes. Zwar können auch feste Speisen zu dieser Konsistenz gebracht werden, aber nur durch schmerzverursachendes langes Kauen. Eine Desinfektion der Wunde wird durch Einblasungen von desinfizierenden Pulvern — Dermatol, Nosophen, Acid. boricum etc. — erreicht oder durch desinfizierende Ausspülungen des Cavums mit Borsäure (3 %) oder Kal. hypermanganicum (1 Teel. einer 1%-igen Lösung auf 1 Liter Wasser). Die Bäder des Cavums besorgt der Patient selbst auf folgende Art. In eine Nasenöffnung gießt sich der Kranke bei nach hinten gebeugtem Kopf etwa 1 Teelöffel der desinfizierenden Flüssigkeit hinein, während er durch „Hi"- oder „Hä"-Phonation das Cavum gegen die Mundöffnung abschließt. Bei fortwährender Phonation spült der Patient durch Schütteln des Kopfes den Nasenrachenraum aus und läßt dann die Flüssigkeit durch Vorwärtsbeugen des Kopfes herauslaufen. Unterbrechung der Phonation läßt Eindringen der Flüssigkeit in den Larynx befürchten. Empfehlenswert ist der Gebrauch der Fränkelschen Nasendusche. Das Gefäß, in Form einer Gießkanne, hat eine obere durch einen Finger verschließbare Öffnung und einen vom Boden des Gefäßes ausgehenden Ausflußansatz. Durch Verschluß der obern Öffnung wird die Spülflüssigkeit in dem Gefäß gehalten und, während der Ansatz in die Nasenöffnung eingeführt wird, durch längeres oder kürzeres Lüften der obern Öffnung eine beliebige Spülmenge zur Anwendung gebracht.

Diese Duschen sind bei jeder Behandlung eines chronischen Nasenrachenkatarrhs notwendig, ebenso wie die Reinigung der Nase. Die Anwendung der Nasenwaschung mittels der Irrigatoren ist wegen der Gefahr einer Verschleppung von Entzündungserregern in das Mittelohr zu vermeiden. Genügt das erwähnte Nasenrachenbad nicht gleichzeitig zur Reinigung der Nase, dann wird diese am besten durch Aufziehen der Reinigungsflüssigkeit [1%-ige Borlösung, Lösung von übermangansaurem Kali (Rosafärbung), Kochsalz (2 g auf $^1/_4$ Liter Wasser)] durch vorsichtige Naseninspiration erreicht.

Bei dieser Prozedur ist man gewiß, daß die inspirierte Flüssigkeit die normalen Wege nimmt. Genügt auch diese Methode nicht zur Aufweichung von Krusten, Entfernung von Eiter oder dergl., dann treten die Zerstäuber von Flüssigkeiten in Anwendung. Entweder benutzt man zu diesem Zweck dünne

Salz- oder Borsäurelösungen, zuweilen mit einem Zusatz einer
1%-igen Kokainlösung, welche durch Gefäßkontraktion eine
Abnahme etwaiger Schwellungen verursacht. Der Kokain-
gebrauch darf jedoch nicht zu lange angewendet werden, weil
dadurch durch Paralyse der Gefäßmuskulatur eine Zunahme
der Schwellung zu befürchten ist.

Häufig findet man, entweder primär entstanden oder als
späteres Stadium der hypertrophischen Bildung, eine zuweilen
hochgradige Atrophie der Nasenschleimhaut, besonders an den
unteren Muscheln. Massage der atrophischen Schleimhaut, besonders die Vibrationsmassage mittels Knopfsonden, zeitigt die
besten Erfolge.

Laryngitis.

Wie die akute Rhinitis heilt die akute Laryngitis in der
Regel spontan. Durch Schonung des kranken Organs — Verbot
des Sprechens, Rauchens, Biertrinkens, Fernhalten von Staub
etc. — wird die Heilung begünstigt. Sind die Störungen größer,
dann kann man durch derivatorische Beeinflussung mittels
feuchtwarmer Umschläge, Jodpinseln, Vesikatoren oder Blutegel auf dem Manubrium sterni die Beschwerden wesentlich
erleichtern. Starker Hustenreiz wird durch Narcotica bekämpft.

Die Behandlung des chronischen Kehlkopfkatarrhs erfordert
Geduld von seiten des Kranken und des Arztes. Zunächst ist
der fast gleichzeitig vorhandene chronische Nasen-Rachenkatarrh zu beseitigen. Der Larynxkatarrh schwindet dabei zuweilen selbst ohne lokale Behandlung gleichzeitig. In der
Regel ist jedoch eine direkte lokale Behandlung notwendig.
Der chronische Larynxkatarrh zeigt wie der Nasenkatarrh zwei
verschiedene pathologisch-anatomische Substrate: entweder ist
die Schleimhaut des katarrhalisch erkrankten Kehlkopfes feucht,
verdickt, mehr oder weniger gerötet, zuweilen von deutlich
sichtbaren Gefäßen durchzogen, oder trocken, geschrumpft,
mit Borken besetzt. Im ersteren Falle ist eine adstringierende,
im letzteren eine reizende Behandlung erforderlich. In Anwendung kommen im allgemeinen dieselben Heilmittel, die
wir in ihrer Wirkung beim chronischen Nasen-Rachenkatarrh
besprochen haben. Von Wichtigkeit ist hier besonders die Art
der Applikation. Diese erfolgt entweder auf feuchtem Wege

Laryngitis.

mittels Pinsel oder getränkter Wattebäusche, oder durch Pulverzerstäubung. Sind bei der Behandlung des chronischen Nasen-Rachenkatarrhs beide Methoden mit gleicher Leichtigkeit zu üben, so ist bei der Larynxbehandlung der Pinsel ungleich schwerer zu handhaben als der Pulverbläser. Ein weiterer Vorteil des letzteren ist die ausgiebigere Verteilung des Medikamentes, und nicht zum mindesten die erheblich mildere Anwendungsweise. Man vergewissert sich unter Spiegelkontrolle, daß die Spitze des Glasansatzes des Pulverbläsers sich hinter der Epiglottis befindet, und, während der Patient durch Phonation von „Hä" seinen Larynx schließt, hebt der Arzt den Pulverbläser derart, daß dessen Glasende über die Epiglottis hinweg sich nach vorn senkt, und öffnet das Ventil. Zu achten ist, daß die Luftspannung nicht zu groß ist, weil durch den zu heftigen Luft- und Pulveranprall gegen die Stimmbänder leicht ein Glottiskrampf ausgelöst wird. Bezweckt man eine Beeinflussung der hinteren Larynxwand oder der Trachea, muß das Ventil im Augenblick der tiefsten Inspiration geöffnet werden.

Nicht größere Schwierigkeiten bietet die Anwendung der Kehlkopfspritze. Vor dem Gebrauche sorge man für eine passende Krümmung des Spritzenansatzes, die kurz und scharf sein muß. In heißem Wasser wird der Kautschuk biegsam, und durch Eintauchen in möglichst kaltes Wasser wird die im heißen Wasser gegebene Krümmung fixiert. Zur Anwendung kommt die Kehlkopfspritze außer beim Kokainisieren — was mit dem Pinsel intensiver erreicht wird — zur Einträufelung von Mentholöl (10—20%), das durch die Verdunstungskälte entzündungswidrig wirkt, und vor allem zur Aufweichung von festsitzenden Krusten mittels lauwarmen sterilen Wassers oder besser einer 10%-igen Europhenlösung in Ol. amygd. dulcium. Nach Einträufelung einiger Tropfen der Flüssigkeiten versuche man, durch Hustenstöße die Borken herausbefördern zu lassen. Erst dann kann eine fernere Lokalbehandlung ersprießlich sein. Solange Borken vorhanden sind, wird die darunter befindliche Schleimhaut von Ätz- oder Reizmitteln nicht erreicht.

Diese direkte lokale Behandlung wird durch derivatorische Maßnahmen erfahrungsgemäß wenig unterstützt. Ungleich wichtiger ist die Allgemeinbehandlung und Prophylaxe. Zunächst sind etwaige chronische Schädlichkeiten mechanischer oder chemischer Natur zu beseitigen. Die chronische Laryngitis eines Ausrufers ist nicht zu heilen, wenn der Kranke seinen Beruf nicht ändert. Ruhe des kranken Organes ist die wichtigste therapeutische Maßnahme: Ebenso wie ein entzündeter Finger in Untätigkeit erhalten wird, muß der entzündete Kehlkopf in seiner Funktion möglichst gehemmt werden. Dazu gehört nicht nur das Verbot des Sprechens, sondern auch möglichste Beschränkung der Körperbewegung; denn diese veranlaßt tiefere und häufigere Atmung, durch welche ausgiebigere Larynxbewegungen ausgelöst werden.

Behandlung des Hustens. Von großem Wert ist die Bekämpfung des Hustens. Abgesehen davon, daß derselbe durch Erzeugung von Unbehagen eventl. Störung der Nachtruhe das Allgemeinbefinden alteriert, steigert er außerordentlich die lokale Reizung resp. Entzündung. Die Behandlung des Hustens bei Laryngitis chron. muß eine ursächliche sein. Man achte besonders darauf, ob nicht in der Regio interarytaenoidea eine Fissur oder ein Ulcus vorhanden ist, woher der Hustenreiz ausgeht. Da in der Regel bei chronischem Entzündungszustand eine Verdickung der Schleimhaut vorhanden ist, muß diese an der Hinterwand des Kehlkopfes den Raummangel durch Faltenbildung ausgleichen, die infolge der horizontalen Wirkung des M. interarytaenoideus in der Längsrichtung erfolgen muß. In den Furchen zwischen den Falten mazeriert das stagnierende Sekret die Schleimhaut, es kommt zu Fissurenbildung, eventl. zur Ulzeration, welche den heftigsten Reizhusten auslösen kann. Durch einfaches Betupfen oder Touchieren mit Arg. nitr. in entsprechender Konzentration (10—15 %-ige Lösung oder Lapis mitigatus, an einen rauhen Sondenknopf angeschmolzen) wird die Hustenquelle sofort beseitigt. Ist die Reizstelle nicht zu eruieren, wird man sich auf Bekämpfung des Hustens durch Narcotica beschränken müssen.

Von Nutzen ist auch der Gebrauch von Alkalien, weil diese erfahrungsgemäß das Sekret der Schleimhaut des Respirationstractus verflüssigen. Namentlich bei trockener Schleimhautbeschaffenheit, besonders mit Borkenbildung, oder bei Produktion zähen, fest anhaftenden Schleimes sind die Alkalien indiziert. Auch der zu erwartende Nutzen eines Aufenthaltes an der See ist von der Beschaffenheit der Schleimhaut abhängig. Trockene Schleimhaut, Borkenbildung lassen günstigen Erfolg von der feuchtigkeitsgeschwängerten, salzhaltigen Seeluft erwarten, während bei reicher Sekretion nur die Staubfreiheit der Seeluft als günstiger Faktor zu begrüßen ist. Zur Anregung der Schleimsekretion und Lösung zähen Sekretes gibt es kein besseres Mittel als Jod, dessen Dosierung aber außerordentliche Sorgfalt erfordert. Nach zu großen Gaben läßt der übergroße Reizzustand leicht eine dauernde Schädigung der Schleimhäute zurück. Der akuten exzessiv gesteigerten Schleimabsonderung folgt häufig eine minimale Funktion der Schleimdrüsen.

In ihrer Bedeutung weit überschätzt wurden und werden noch heute die Inhalationen. *Inhalation.*

Zunächst ist ihre Unterscheidung in kalte und warme Inhalation hinfällig. Denn wie die kalte Atmungsluft im Pharynx bereits nahe auf Bluttemperatur erwärmt ist, wird auch bei der sogen. kalten Inhalation den Feuchtigkeitspartikelchen die Wärme der Mundschleimhaut mitgeteilt. Dann aber, was für die Beurteilung der Inhalation überhaupt von wesentlicher Bedeutung ist, gelangt die zerstäubte Flüssigkeit kaum über den Pharynx hinaus. Bei der plötzlichen starken Ablenkung des inspirierten Luftstromes schlagen sich die suspendierten Flüssigkeitsteilchen an der hinteren Pharynxwand nieder, so daß wenig mehr als feuchtigkeitsgetränkte Luft bei der Inhalation erreicht wird. Will man aber trotzdem die Inhalation anwenden, dann muß der Inhalierende die Zunge weit herausstrecken und dann mit einem Tuche ordentlich festhalten — nicht herausziehen —, weil sonst die Flüssigkeitsteilchen bei geöffnetem Mund bereits durch den Zungenkörper aufgehalten und zur Kondensation gebracht werden. Zur wirklichen Inhalation gelangen nur etwaige Zusätze von ätherischen Ölen und anderen sich leicht verflüchtigenden Stoffen.

Eine besondere Besprechung verlangt die Behandlung der akuten Laryngitis bei Kindern, die häufig die Erscheinungen des Pseudokroups darbietet. Bei der Enge des kindlichen Larynx und der leicht erfolgenden intensiven Reaktion treten durch akute entzündliche Schwellungen bedrohliche Erscheinungen von Suffokation auf, die in seltenen Fällen selbst zur *Pseudokroup.*

Tracheotomie zwingen können. Wenn infolge der Raumbeengung durch die entzündliche Schwellung der Luftzutritt behindert ist, wird durch den im Larynx herrschenden negativen Druck das Blut nach der Schleimhautoberfläche aspiriert und bei der leichten Reaktionsfähigkeit der Schleimhaut die entzündliche Schwellung und Sekretbildung gesteigert. Wenn nun im Schlafe das Sekret infolge der herabgesetzten Empfindlichkeit stagniert und austrocknet, kommt es leicht zu den bedrohlichen Erscheinungen, welche die Umgebung in den größten Schrecken versetzen. Zwar sind gewöhnlich bei den schnell vorübergehenden Suffokationserscheinungen bei der Ankunft des Arztes die bedrohlichen Symptome geschwunden; aber es bleibt die wichtige Aufgabe, eine Wiederkehr der Anfälle möglichst zu verhüten. Aus der Betrachtung der Ursachen dieser Zufälle ergibt sich die Notwendigkeit, die Stagnation und Eintrocknung der Sekrete möglichst zu vermeiden. Man erreicht dieses Ziel am besten durch Erzeugung einer feuchtigkeitsgeschwängerten Luft und durch häufiges Wecken der Kinder, die beim Erwachen das Sekret durch einige Hustenstöße entfernen. Eine weitere Aufgabe ist die Beeinflussung der entzündlichen Schwellung durch Eisbehandlung oder derivatorische Maßnahmen. Die Eisbehandlung ist deshalb von geringerem Wert, weil die Tiefenwirkung der Kälte in der Regel zur Bekämpfung der Entzündung nicht ausreicht. Günstiger wirkt die interne Kälteanwendung durch Schlucken von Eisstückchen und die ableitende Behandlung, deren einfachste der feuchtwarme Priessnitzsche Umschlag ist. Als stärker wirkende Maßnahmen kommen in Betracht: heiße Umschläge, am besten durch Schwämme, die mit heißem Wasser durchtränkt sind, Jodpinselung, Senfpflaster, Blutegel, trockene und blutige Schröpfköpfe. Die Jodpinselung wird an der Vorderfläche der Regio laryngea und trachealis vorgenommen, derart, daß durch zwei bis dreimalige Pinselung mittels eines weichen Pinsels eine Mahagonibraunfärbung der Haut erzielt wird. Die Senfpflaster werden nach gehöriger Durchfeuchtung mit warmem Wasser in der vorderen Halsgegend oder wegen zu großer Empfindlichkeit über dem Manubrium sterni für 10 Minuten appliziert.

Dieselben Stellen kommen für Blutegel und die Schröpfköpfe in Betracht. Die trockenen Schröpfköpfe beruhen auf dem Prinzip der Aspiration eines luftverdünnten Raumes. Infolge Erwärmung durch eine Spiritusflamme wird die Luft in dem Schröpfkopf, dessen Öffnung enger als der Fundus und mit dickgewulstetem Rand versehen sein muß, erwärmt, dadurch verdünnt und durch Aufsetzen auf die Haut diese in den Schröpfkopf hineingesogen. Es folgt hieraus die Notwendigkeit, zur Vermeidung der Luftabkühlung in der Glastulpe diese nach Erwärmung mit möglichster Schnelligkeit auf die Haut zu bringen. Die blutigen Schröpfköpfe unterscheiden sich nur dadurch, daß die Applikationsstellen der Glocken durch den sogen. Schnepper, eine Vorrichtung, durch welche mittels Federkraft eine Anzahl feiner Messer in die Haut geschlagen werden, durch zahlreiche Hautschnitte skarifiziert werden, aus denen das Blut durch die Luftverdünnung aspiriert wird. Diese Prozedur muß unter aseptischen Kautelen vorgenommen werden, und die Hautschnitte müssen aseptisch versorgt werden. Die Messerchen des Schneppers schlagen am besten in die Haut, wenn der Apparat ganz lose aufgelegt wird.

Von internen Mitteln sind zunächst alle diejenigen indiziert, welche erfahrungsgemäß eine Verflüssigung des Sekretes begünstigen, vor allen die alkalienhaltigen Wässer und warmen Flüssigkeiten. Eine zweckmäßige, althergebrachte Kombination ist heiße Milch mit Selterswasser. Dem Senega, Lakritzen, Ipecacuanha schreibt man gleichfalls sekretverflüssigende Eigenschaften zu. Früher zu häufig, jetzt zu selten angewandt sind die Brechmittel (Tart. emeticus 0,01, pulv. rad. Ipecacuanhae 0,5—1,0, M. f. pulv., alle 10 Min. 1 Pulver bis zur Wirkung). Ihr Erfolg beruht darauf, daß durch die Nausea eine intensive wässerige Schleimproduktion eintritt, das Sekret verflüssigt und durch den Brechakt mechanisch herausbefördert wird. Schließlich wendet man mit Erfolg Narcotica an, welche durch Beseitigung resp. Milderung der subjektiven Dyspnoë die objektive Atemnot günstig beeinflussen.

Interne Mittel.

Naturgemäß wird man je nach der Schwere der Erscheinungen und dem Zustande und der Beschaffenheit des Kindes aus der großen Reihe der Heilmittel nur die passendsten herauswählen. Blutegel und blutige Schröpfköpfe wird man nur bei kräftigen, blutreichen Kindern anwenden, desgleichen die Brechmittel. Zunächst wird man mit den einfachsten Mitteln auszukommen versuchen. Häufig gelingt es, durch die während mehrerer Tage angewandte gleichmäßige Bettwärme, durch feuchtwarme Umschläge um den Hals und durch das Verbot des Sprechens die bedrohlichen Anfälle zu verhüten. Wenn erst als Zeichen der Sekretverflüssigung der Husten lockerer wird, ist die Gefahr geschwunden.

Kroup. Wesentlich ungünstiger liegen die Verhältnisse, wenn nicht einfache entzündliche Schwellungen, sondern kroupöse Ausschwitzungen im Larynx die Luftpassage behindern. Therapeutisch kommen dieselben Maßnahmen in Betracht, mit dem Unterschiede, daß die Tracheotomie ungleich häufiger ex indicatione vitali notwendig wird.

Die Entzündung der Trachea wird gleichfalls durch dieselben Mittel bekämpft, nur müssen die derivatorischen Eingriffe auf die anatomische Lage Rücksicht nehmen.

Bronchitis acuta.

Viel häufiger verlangen Entzündungen der Bronchien Abhilfe. Eine erfolgreiche Behandlung, d. h. Linderung der Beschwerden und Abkürzung der Heilungsdauer, ist nur auf Grund einer Anpassung an die pathologisch-anatomischen Vorgänge möglich, die zum größten Teil aus der Untersuchung gedeutet werden können. Der erste Grad der Entzündung, die akute entzündliche Schwellung der Bronchialschleimhaut, sollte in theoretischer Betrachtung ohne deutliche, objektiv nachweisbare Erscheinungen bestehen. In Wirklichkeit geht mit der entzündlichen Schwellung eine mehr oder minder heftige Reizung der Schleimdrüsen einher, deren Sekretion sich durch die bronchitischen Geräusche dokumentiert. Lediglich die Auskultation gibt Anhalt für die notwendigen therapeutischen Eingriffe. Steht die Entzündung der Bronchialschleimhaut im Vordergrunde der Erscheinungen — kenntlich durch die leichte Reizbarkeit der Bronchien, die sich durch fortwährendes Hüsteln offenbart, ferner durch verschärftes, hie und da von Giemen, Pfeifen, Brummen unterbrochenes Atmungsgeräusch, schließlich durch oberflächliche, den Reiz tiefer Respiration vermeidende Atmung —, dann treten Narcotica und alle erwähnten derivatorischen Maßnahmen in Erwägung. Nicht oder selten in Betracht kommen die hauptsächlich zirkumskript wirkenden Ableitungsmittel, wie Blutegel, Jodpinselungen und dergl. Zweckmäßiger sind schon mehrere Senfteige, die an verschiedenen Stellen des Thorax aufgelegt werden. Die beste, ausgedehnteste derivatorische Ableitung üben diejenigen Einwirkungen aus, welche den größten Teil der Thoraxhaut zur ableitenden Blutfüllung reizen, so die trockenen und eventl. blutigen Schröpfköpfe und vor allem die hydropathischen Einpackungen des Thorax. Das Sekret ist entweder spärlich, zähe, in den Bronchien größeren Kalibers enthalten — durch die brummenden, giemenden, pfeifenden Geräusche sich offenbarend —, oder in geringer Menge an den Wandungen kleinster Bronchien und Bronchiolen klebend, infolge des die Lumina eröffnenden Luftstromes Knisterrasseln erzeugend, oder reichlicher und flüssiger, je nach dem Ort der Sekretion, d. h. abhängig von der Weite der Bronchiallumina, verschieden großblasige Rasselgeräusche verursachend.

Dem auskultatorischen Befund entsprechend ist die Therapie zu wählen. Spärliches, zähes Sekret ist durch die sogen. verflüssigenden Mittel zu beeinflussen, reichliche Sekretion durch Bekämpfung des Blutzuflusses zu den Bronchien und Erleichterung der Expektoration. Die Verflüssigung des Bronchialsekretes kann auf zwei Wegen erzielt werden: durch größere wässerige Abscheidungen der Bronchialdrüsen, oder Lösung der bereits spärlich und zähe produzierten Sekrete. Ersterer Indikation wird durch Zuführung reichlicher heißer Flüssigkeitsmengen genügt, mit zweckmäßigem Zusatz ätherischer Stoffe; letzterer vornehmlich durch alkalienhaltige Medikamente und Jodkali. Die Art und Energie der Wirkung aller so viel gebräuchlichen Expektorantien wie Senega, Lakritzen, Ipecacuanha ist ungewiß. Sicherer wirkt Apomorphin (0,005—0,01 pro dosi), das als Emeticum, gewissermaßen ein Vorstadium seiner spezifischen Wirkung, reichliche, wässerige Sekretion der Bronchialdrüsen verursacht. Die Herausbeförderung der Sekrete wird außer der Verflüssigung noch erleichtert durch solche Mittel, welche Hustenreiz erregen, vor allem durch Liq. ammonii anisati, welches durch seinen Ammoniakgehalt lösend, durch den ätherischen Gehalt reizend auf die Bronchialschleimhaut und das Herz wirkt.

Die Expektoration wird ferner angeregt durch Steigerung der Sensibilität infolge Befreiung des etwa benommenen Bewußtseins oder reflektorische Verstärkung der Atmung. Letztere beiden Ziele werden durch kühle Übergießungen im lauen Bade vorzüglich erreicht. Der gewaltige thermische Reiz, der in großer Ausdehnung und Plötzlichkeit die Haut des Körpers trifft, bewirkt eine mächtige Reaktion in Form gewaltsamer Anregung des Sensoriums und tiefer, krampfhafter Inspiration. Etwaige stagnierende Sekretmassen werden empfunden und durch plötzlich erwecktes Kraftgefühl herausgeschleudert. Mechanische Unterstützung der Exspiration und Expektoration ist zuweilen angebracht. Zur Ertragung eines so mächtigen Reizes braucht das Herz eine gewisse Leistungsfähigkeit, von der man sich vor Anwendung des außerordentlich schätzbaren Heilmittels überzeugt. Eventuell ist durch Darreichung eines Eßlöffels schweren Weines oder besser 0,1 Kampf. subkutan die Herzaktion zu stimulieren. Es genügt die Anwendung mittlerer Temperaturdifferenzen, etwa 22—25°R. für das Badewasser, in Form des nur den Unterkörper fassenden Halbbades, und 18—14° temperiertes Wasser zum Übergießen aus einer Gießkanne, und zur energischeren Einwirkung aus einem Eimer. Die thermische Einwirkung wird verstärkt durch die mechanische Gewalt, mit der man die Wassermassen gegen den Körper schleudert; man wählt als Angriffspunkt den Rücken und die Brust, mit Vermeidung des Kopfes, der erfahrungsgemäß häufig mit Kopfschmerzen auf den großen Reiz reagiert.

Von großem Einfluß auf die Expektoration sind die Lagerungen des Kranken. Durch Lagerung auf die rechte Seite wird diese in der Exkursion der Atmung behindert, die andere Seite atmet stärker, der dadurch forcierte Lufteintritt wirkt reizend auf die Schleimhaut.

Eine besondere Besprechung verlangt die Behandlung des Hustens. Dieser ist ein natürlicher, zum Schutze des Organismus funktionierender reflektorischer Reaktionsvorgang, der die notwendige Herausbeförderung des in den Bronchien enthaltenen Sekrets bezweckt. Diese Reaktion ist nur dann zu bekämpfen, wenn sie als Reizerscheinung über die notwendige Funktion hinausgeht. Ergibt der auskultatorische

Befund, daß nur spärliches, zähes Sekret an den Bronchialwänden haftet, ist der Hustenreiz exzessiv gesteigert, ohne entsprechende Sputummassen herauszubringen, dann ist der Husten als Reizerscheinung durch Narcotica zu hemmen. Überzeugt man sich jedoch, daß der Intensität und der Häufigkeit des Hustens entsprechende Sekretmengen herausbefördert werden, dann wäre eine Unterdrückung des heilsamen Vorganges ein Kunstfehler, der sich durch unliebsame Folgen rächen kann. Die künstlich zur Stagnation gebrachten Sekretmassen steigern den entzündlichen Reiz ihres Produktionsbodens, begünstigen eine Ausbreitung der Entzündung per contiguitatem und die Entwickelung des chronischen Entzündungszustandes.

Chronische Bronchitis.

Außer dieser erwähnten Ursache entsteht die chronische Bronchitis durch häufig wiederkehrende akute Entzündungen oder mangelhafte Rückbildung derselben. Der wichtigste therapeutische Faktor ist die Fernhaltung der den chronischen Reizzustand bewirkenden Schädlichkeiten. Üble Gewohnheiten, Gewerbeschädlichkeiten und Kreislaufstörungen sind die bei weitem häufigsten Feinde des Respirationstractus. Nur unvollkommen ist die Einwirkung mühevoller therapeutischer Versuche, wenn diese primären Störungen nicht beseitigt werden. Tabak und Alkohol geben der Entzündung stets neue Nahrung in einer von schlechter Atmungsluft geschwängerten Atmosphäre; Staub in vielfältiger Gestalt irritiert die Schleimhaut der Bronchien, und die passive Hyperämie bei Zirkulationsstörungen bietet den günstigsten Boden für schwer reparable Entzündungen. Die Schleimhaut des Respirationstractus hat die Eigentümlichkeit, bei Nachlaß der akuten Entzündung statt des schleimig serös-fibrinösen Sekretes, das relativ nur wenig Eiterkörperchen enthält, immer mehr eiterhaltige Absonderungen zu produzieren.

Die Entzündung greift bei langem Bestehen immer mehr in die Tiefe, erfaßt schließlich die Muskelschicht, wodurch die Wandungen an Elastizität verlieren; die Schleimhaut gewöhnt sich schließlich an den Reiz stagnierenden Sekretes, und infolge der gesteigerten Nachgiebigkeit der Wandung

Bronchiektasenbildung.

und des Stagnationsdruckes bilden sich Erweiterungen der Bronchien in zylindrischer oder sackförmiger Gestalt. Der starke Hustenreiz unterstützt die den Larynx gleichzeitig treffende Schädlichkeit zur Bildung einer chronischen Kehlkopfentzündung, die ihrerseits hustenauslösend wirkt und dadurch infolge Erhöhung des intrabronchialen Druckes vor der Sprengung des Glottisschlusses die Bronchiektasenbildung begünstigt. Die Erweiterungen der Bronchien sind als dauernder irreparabler Zustand die Ursache des schwer zu heilenden chronischen Luftröhrenkatarrhs. Eine direkte therapeutische Einwirkung auf die in chronisch entzündlichem Zustande befindliche Bronchialschleimhaut ist schwer erreichbar. Alle sogenannten verflüssigenden Medikamente wirken wohl auf die gesunden oder wenig affizierten Schleimhäute, gewinnen aber geringen Einfluß auf die stark eitersezernierenden Membranen. Inhalationen ermöglichen nur schwer den Transport von Heilmitteln auf die erkrankten Partien. In der möglichsten Fernhaltung von den erwähnten Schädlichkeiten und Erleichterung der Expektoration besteht unsere wesentliche Heilwirkung.

Charakteristische Erscheinungen bieten exzessive Grade von Bronchiektasien. Infolge der herabgesetzten Sensibilität lagern in den Höhlen die Sekrete, bis durch Überfüllung noch reaktionsfähige Schleimhautpartien durch das überfließende Sekret gereizt werden. Dann erfolgt die sogenannte „mundvolle" Expektoration der Absonderungsprodukte, die bei längerem Stehen in drei Schichten sedimentieren: einer rahmigen Eiterschicht, einer intermediären Flüssigkeitsschicht und der oberflächlichen schaumig eiterigen Flockenschicht, die zahlreiche flottierende Ausläufer in die zweite Schicht hineinsendet.

Quinckesche Lagerung. Die Überlegung dieser Verhältnisse hat Quincke zu einer sehr wirksamen therapeutischen Methode veranlaßt, die Benutzung wechselnder Lagerung zur Anregung der Expektoration. Durch mannigfache in jedem einzelnen Falle herauszufindende Lagerung wird das in den Bronchialerweiterungen lagernde Sekret der Schwere nach sich senken und bei diesem Abfluß reaktionsfähige Schleimhautstellen treffen, welche das Auswerfen veranlassen. Ich habe einen Patienten gesehen, der zu beliebiger Zeit durch eine eigentümliche Lagerung den Inhalt

Chronische Bronchitis.

seiner Bronchiektasien in wenigen Minuten in heftigen Hustenstößen entleeren konnte.

Die konstante Berührung der Bronchialschleimhaut mit dem Sekret bringt die schützende Epitheldecke schließlich zur Mazeration, aus der Erosionen entstehen, Ulzerationen mit Blutungsgefahr; der Geschwürsboden und das Sekret bilden günstigen Boden für Entzündungs- und Fäulniserreger, es kommt zu fötider Umbildung der stagnierenden Massen, die den Kranken und Arzt auf die härteste Geduldsprobe stellt. Erfüllung der Atmungsluft mit allen möglichen desinfizierenden und desodorierenden Stoffen ist empfohlen worden, in Form der Spray-Inhalationen, der Maskenrespiration und der Durchtränkung der gesamten Atmungsluft. Am wenigsten Zutrauen verdienen die kalten und warmen Inhalationen, deren Wirkung vornehmlich in der Durchfeuchtung der Luft liegt. Eine zweckmäßige Art der Inhalation ist die Entwickelung der Einatmungsdämpfe durch Aufgießen des sich verflüssigenden Medikamentes auf heißes Wasser und Kondensation der Dämpfe durch einen Papiertrichter, aus dessen Sammelrohr die Einatmung erfolgt. Mit Nutzen empfohlen werden auch die pfeifenartigen Inhalationsapparate. Eine mit heißem Wasser und der darüber befindlichen Verflüchtigungsmasse zur Hälfte erfüllten Flasche ist mit einem doppelt durchbohrten Korken verschlossen. Durch die eine Öffnung führt ein Rohr bis zum Boden des Gefäßes, während durch die andere Öffnung ein Rohr frei in den Luftraum über der Flüssigkeitsschicht hineinragt, aus dessen äußerer Öffnung die mit dem Medikament erfüllte Luft eingeatmet wird. Durch Einstellen des Gefäßes in heißes Wasser wird die Verflüchtigung des Heilmittels erleichtert.

Wirksam sind auch die Atmungsmasken, welche in einer Drahtkammer mit dem Medikament durchtränkte Wolle enthalten. Unbequemlichkeit und Unsauberkeit beeinträchtigen den Gebrauch der Respiratoren. Am erfolgreichsten ist die Durchtränkung der gesamten Atmungsluft mit dem Inhalationsmittel, wozu naturgemäß kleine, gut abschließbare Räume sich eignen. Eine genügende Schwängerung der Atmungsluft mit dem Medikament wird auf folgende Art bequem erreicht. Über die Bettlänge hinweg wird eine vom Kopf- zum Fußende abfallende Schnur angebracht, über welche ein mit dem

Bronchitis fötida.

Inhalationen.

Atmungspfeife.

Atmungsmaske.

Atmungszelt.

Inhalationsstoff besprengtes Laken oder Bogen von Filtrierpapier nach beiden Seiten herabreichen. Je nach der Größe dieses Atmungszeltes, nach der Menge und Konzentration des verwendeten Inhalationsstoffes wird eine verschiedene Wirkung erreicht. Fühlt sich der Kranke durch die steilabfallenden Seitenwände des Atmungszeltes belästigt, dann kann man durch zwei von den Seiten des Kopfendes nach der Mitte des Fußendes hinziehende Schnüre dem Zelte eine breitere Basis geben. Schließlich ist dieses Ziel durch seitlich aufzustellende Stangen zu erreichen.

Erfolg ist nur von flüchtigen Stoffen zu erwarten, die sich der Atmungsluft innig beimengen und so bis in die letzten Lungenräume gelangen.

Der Übelstand der ganzen Inhalationstherapie ist die Tatsache, daß alle Desinfizientien die Bronchialschleimhaut ebenso treffen wie die Bakterien, deren Widerstandskraft gewöhnlich die des Schleimhautepithels übersteigt.

Ein weiterer Nachteil ist die starke Resorptionsfähigkeit der Bronchialschleimhaut, welche die Gefahr der Intoxikation bedingt; schließlich laborieren die meisten Methoden der Inhalation an dem Mißstand, daß die Mittel am schwersten dahin gelangen, wohin man sie zur Einwirkung wünscht, da am freiesten der Luftzutritt zu den gesunden Lungenpartien ist.

Inhalationsstoffe. Die Inhalationsstoffe sollen desinfizieren, desodorieren und die Expektoration anregen oder erleichtern. Der erste Zweck wird durch $1-2^0/_0$-ige Karbolsäure erfüllt, mit der das Leinen- oder Papierzelt getränkt wird. Man achte mit Sorgfalt auf den Urin, der ein vorzügliches Reagens für die Gefahr der Intoxikation ist. Die in den Organismus aufgenommene giftige Karbolsäure wird durch die Verbindung mit der Schwefelsäure in eine ungiftige Substanz umgewandelt. So lange nun im Organismus genügende Mengen von schwefelsauren Salzen zur Neutralisation der Giftwirkung der Karbolsäure vorhanden sind, braucht die Inhalation nicht unterbrochen zu werden. (Bei etwaiger Vergiftung empfiehlt sich daher die Zuführung schwefelsaurer Salze, besonders des schwefelsauren Natriums.)

Wenn aber ein Teil des eingeführten Phenols sich zu Hydrochinon oxydiert und als Hydrochinonschwefelsäure im Harn erscheint, dann tritt durch Oxydation des Hydrochinons

Chronische Bronchitis.

eine olivengrüne bis braunschwarze Verfärbung des Urins ein, ein Zeichen, daß Intoxikationsgefahr zu befürchten ist. Desinfizierend wirkt das Kreosot, dessen leicht sich verflüchtigende Dämpfe mit der Atmungsluft tief in die Lungenräume eindringen. Kreosot wird am besten zur Maskenatmung benutzt, indem die in dem Vorderraum der Maske befindliche Watte mit 10—20 Tropfen befeuchtet wird. Man vermeide peinlich die Benetzung des Körpers und der Kleidung mit Kreosot, da dessen penetranter unangenehmer Geruch für viele Tage nicht zu beseitigen ist.

Mit Vorliebe verwendet wird zur Inhalation das Terpentin, mit dem außer der Terpentinpfeife zweckmäßig das Atmungszelt getränkt wird. Die Wirkung des Terpentins ist mannigfach. Unbestimmt ist seine desinfizierende Kraft; sicher dagegen seine desodorierende und zur Expektoration anregende Fähigkeit. Man sagt dem Terpentin als gefährliche Eigenschaft die Nierenreizung bis zur Nephritis nach. Viele Patienten klagen bei länger dauernder Inhalation von Terpentin über Kopfschmerzen, andere über zu starken Hustenreiz. Bekannt ist die angenehme Einwirkung auf den Urin, der intensiven Veilchengeruch annimmt.

Viel gebräuchlich sind balsamische Öle zur Anfüllung der Atmungsluft. Die Annehmlichkeit übersteigt wohl die Heilkraft beträchtlich. Kiefernnadelöl und dergl. gehören hierher. Vor einigen Jahren hat das Lignosulfit in der Inhalationstherapie eine große Rolle gespielt. Lignosulfit ist eine ölige Flüssigkeit, die bei der Cellulosebereitung gewonnen wird. Es ist ein Gemisch zahlreicher Stoffe, unter denen wohl vornehmlich der reichlich vorhandenen schwefligen Säure die hauptsächliche Einwirkung zukommt. Die scharfen Dämpfe der schwefligen Säure sind ein energisches Hustenreizmittel, dessen heilsame Eigenschaft durch die Desinfektionskraft unterstützt wird. Die anfänglich gehegten überschwänglichen Erwartungen — man sprach von einer spezifischen Beeinflussung der Lungen- und Kehlkopftuberkulose — haben sich nicht gerechtfertigt. Die Anwendungsart besteht darin, daß man in dem Atmungsraum den Hartmannschen Apparat — eine Vorrichtung zur langsamen Träufelung des Lignosulfits — aufstellt.

Derivatorische Maßnahmen.

Eine mächtige Einwirkung auf die auf der Bronchialschleimhaut und in den Endlufträumen der Lunge stattfindenden Entzündungsvorgänge haben diejenigen Maßnahmen, welche die Gefäße der Rumpfhaut zur maximalen Erweiterung zwingen. Diesen Zweck erfüllen außer den Schröpfköpfen (siehe Seite 58) die hydropathischen Einwickelungen des Rumpfes. Nach Art der oben beschriebenen Packungen wird der Thorax, und besser der Rumpf, in einen feuchten Umschlag gehüllt, der bei genügendem Schutz gegen Verdunstung — durch handbreites Überragen der das feuchte Tuch deckenden Schicht der Wolldecke oder des Gummipapiers — die vom Körper abgegebene Wärme z. T. zurückhält und dadurch die maximale Gefäßerweiterung erhält. Zu achten hat man außer dem sehr wichtigen peinlichen Luftabschluß auch darauf, daß nicht durch zu festes Anlegen die Atmung behindert wird. Der Umschlag erfüllt seine Aufgabe so lange, als er die Körperwärme behält. Schwierig anzulegen ist ein vorschriftsmäßiger Stammumschlag bei denjenigen Kranken, deren paralytischer Thorax die notwendige innige Adaption des Umschlages an die Thoraxhaut unmöglich macht. Die in den Lufträumen zwischen Körperoberfläche und Umschlag zirkulierende Luft begünstigt die Verdunstung und verursacht leicht durch die Verdunstungskälte eine Verschlimmerung des Leidens. In solchen Fällen empfiehlt sich die Anlegung einer Kreuzbinde um den Thorax in Form von Achtertouren um die Schultern. Über einer feuchten Binde wird eine trockene angelegt und dann zum sicheren Luftabschluß zweckmäßig ein leicht gewebtes wollenes oder baumwollenes Leibchen.

Ein minderwertiger Ersatz der Kreuzbinden sind zwei kreuzweise über Brust und Rücken gelegte Handtücher in feuchter und trockener Lage.

Besondere Aufmerksamkeit erfordert die Versorgung des Kranken nach Entfernung des feuchten Umschlages. Die in dünner Schicht den Körper deckende Flüssigkeit verdampft von der warmen Haut mit großer Schnelligkeit und bringt die Gefahr der Erkältung, wenn nicht sofort nach Entfernung des Umschlages die Haut durch energisches Reiben getrocknet und warm erhalten wird.

Chronische Bronchitis. 69

Der Charakter der Bronchitis ist abhängig von dem ätiologischen Agens. Wenngleich die pathologisch-anatomischen Vorgänge nur graduelle Unterschiede aufweisen, je nach der Intensität des Entzündungsreizes, so ergeben die Bronchitiden, auch bei scheinbar gleichen Reizungsstufen, doch verschiedene Krankheitsbilder, deren Variationen durch die Infektionserreger gebildet werden. Die Erreger selbst, je nach ihrem Sitz und ihrer Virulenz, die Stoffwechselprodukte derselben, die Reaktionsprodukte der befallenen Gewebe, alle diese Daten ergeben das wechselvolle Bild der gemeinsamen, auf pathologisch-anatomischer Basis beruhenden Bezeichnung. Anders ist die einfache katarrhalische Bronchitis als die zum Kroup neigende Masernbronchitis oder die zu Pneumonien inklinierende Keuchhusten- oder Influenzabronchitis. *Abhängigkeit der Bronchitis von der Ätiologie.*

Der Übergang der Entzündung von den Bronchien in die Bronchiolen und Alveolen ist bei jeder Bronchitis möglich, erfahrungsgemäß am häufigsten bei Kindern; bei Erwachsenen namentlich bei der Influenzabronchitis. Der erfolgte Übergang der Entzündung in das Lungenparenchym ist fast immer zu vermuten, relativ selten mit Sicherheit festzustellen. Das Fieber nimmt bei seiner Unregelmäßigkeit ein höheres Niveau an. Bei dem einzelnen Atemzug dringt, da die erkrankten Lufträume durch Exsudate und Zellenabschilferung ausgefüllt werden, weniger Luft in die Lungen, es muß also das Minus an Luftmenge jedes einzelnen Atemzuges durch gesteigerte Respirationsfrequenz ersetzt werden, eine Erscheinung, die bei Kindern fast als einziges diagnostisches Merkmal die größte Wichtigkeit beansprucht. Während in gesundem Zustande auf einen Atemzug annähernd vier Pulsschläge zu rechnen sind, verschiebt sich bei Pneumonien das Verhältnis häufig auf 1:2, selten auf 2:3. Bei Erwachsenen unterstützen Auskultation und Perkussion häufig die Diagnose. Der Übertritt der Entzündung in die Endlufträume gibt sich durch Knisterrasseln kund, welches dadurch verursacht wird, daß der Inspirationsstrom die durch zähe Feuchtigkeit verklebten Bronchiolen und Alveolen entfaltet. In der Regel sind nur peripherische Infiltrationsherde nachweisbar, auskultatorisch außer dem erwähnten Symptom eventl. noch durch Bronchialatmen, wenn durch Ausschaltung eines größeren Lungen- *Pneumonia katarrhalis.*

abschnittes nur der Atmungsstrom in dem zugehörigen Bronchus zu hören ist. Perkutorisch sind peripherische Herde durch Dämpfung nachweisbar, wenn sie Kirsch- bis Walnußgröße erreichen. Zahlreiche, auch kleinere Herde sind durch ein anderes perkutorisches Symptom zu konstatieren. Ein Infiltrationsherd nimmt ein größeres Volumen ein als der entsprechende luftgefüllte Lungenraum. Wenn nun viele Herde in einem Lungenabschnitt verstreut liegen, dann entspannen sie durch ihr größeres Volumen die gesunden Lungenpartien, deren minder gespannte Lufträume den sonoren Lungenschall in einen hypersonoren, selbst tympanitischen umändern.

Allmählich, wie die katarrhalische Pneumonie entstanden ist, so erfolgt auch ihre Rückbildung, im Gegensatz zu dem plötzlichen Beginn und Abfall der kroupösen Pneumonie.

Pneumonia crouposa.

Im Gegensatz auch zur katarrhalischen Pneumonie befällt die kroupöse Entzündung in der Regel einen zirkumskripten Teil der Lunge. Das fibrinös-hämorrhagische Exsudat erfüllt die Alveolen und kleinsten Bronchien, gerinnt, fällt dann der Resolution anheim und wird in diesem Zustand teils expektoriert oder schwindet durch Resorption. Der Ablauf dieses Vorganges erfolgt in 1—2 Wochen.

Wir verfügen nicht über ein einziges Mittel, welches mit Sicherheit den pneumonischen Prozeß abzukürzen oder direkt günstig zu beeinflussen vermöchte. Trotzdem stehen wir dieser Krankheit nicht machtlos gegenüber. Wir können die Leiden des an Pneumonie Erkrankten erheblich lindern, mißlichen Komplikationen vorbeugen und gefährlichem Kollaps erfolgreich begegnen. Die größte Gefahr droht dem Pneumoniker von seinem Herzen. Die Ausschaltung eines beträchtlichen Lungenabschnittes von der Atmung wird zunächst durch frequentere Respiration kompensiert, und wenn diese nicht ausreicht, dem Organismus den nötigen Sauerstoff zuzuführen, dann tritt eine der Intensität und Frequenz nach gesteigerte Herzaktion kompensatorisch ein, um das in geringerer Atmungsfläche kursierende Blut in kräftigerem und schnellerem Strome der Oxydation auszusetzen. Ferner hat das rechte Herz noch die gewaltige Blutmasse, die in dem entzündeten Gebiet sich

Pneumonia crouposa. 71

staut, zu bewältigen, sodaß diesem Herzabschnitt eine plötzlich immens gesteigerte Arbeitsleistung zugemutet wird.

Es ist einleuchtend, daß die Prognose abhängig ist, außer von dem Umfang der erkrankten Lungenpartie, von der Widerstandskraft des rechten Herzens. Jugendlich kräftige Individuen mit ungeschwächter Herzaktion werden selbst ausgebreitete Pneumonien überstehen, während Herzkranke, Emphysematiker, Bronchitiker, Nierenkranke, Diabetiker und Alkoholiker leichter der Herzinsuffizienz erliegen. Wir haben daher bei der Pneumonie die immens wichtige Aufgabe, die Herztätigkeit zu überwachen und gegebenenfalls die versagende Herzkraft zu stimulieren. Es wäre unzweckmäßig und schädlich, jeden Pneumoniker von vornherein mit Herzmitteln zu füttern. Das Herz gewöhnt sich frühzeitig an die Reize, welche schließlich im Augenblick der Gefahr versagen. Darum spare man die Reizmittel bis zum Moment, wo die schwächere Herzaktion ein Eingreifen erfordert. Durch Darreichung schwächerer Reizmittel bewahre man sich die Möglichkeit, im Augenblick der Gefahr mit energischen Mitteln die Herzschwäche zu bekämpfen. *Abhängigkeit der Prognose von der Herzkraft.*

Ein viel gepriesenes und ebenso leidenschaftlich bekämpftes Reizmittel ist der Alkohol. Durch seine leichte Verbrennungsfähigkeit fungiert er im Fieber als wichtiger Eiweißsparer; außerdem aber kann man sich nicht dem Eindruck verschließen, daß er stimulierend und kräftigend wirkt. Infolge seiner durch das Fieber gesteigerten Verbrennung wird der Alkohol in der Regel von Pneumonikern gut vertragen. Erweist sich jedoch seine Darreichung als störend für das Sensorium, dann tritt naturgemäß Ersatz ein, zweckmäßig durch Kaffee. Koffeïn ist ein vorzügliches Cardiacum, das in Form eines kräftigen mit Milch hergestellten Kaffeeinfuses außerdem als Nahrungs- und durststillendes Mittel zu schätzen ist. Das vortrefflichste Stimulans ist der Kampher, in 10%-iger Lösung in Ol. oliv. oder Äther subcutan verwendet. Man hüte sich aber, verschwenderisch, kritiklos Kampher zu ordinieren. Nur bei gefährlicher Herzschwäche und drohendem Kollaps bediene man sich dieses souveränen Analepticums, das den Kranken über die kritische Zeit hinwegbringt. Ist durch längere Gewöhnung die Kampferwirkung abgeschwächt, dann steht der Arzt machtlos dem Kollaps gegenüber. Gegen Herz- *Cardiaca.*

schwäche, solange sie noch nicht in Kollaps ausgeartet ist, steht uns noch ein vorzügliches Heilmittel zur Verfügung, das Wasser in äußerer Anwendung. Der mächtige Hautreiz durch niedrig temperiertes Wasser wirkt reflektorisch, Atmungs- und Herztätigkeit gewaltig anregend, und befreiend auf das Sensorium. Vermag das Herz die in der entzündeten Lunge angestauten Blutmassen trotz der Analeptica nicht zu bewältigen, dann kommt therapeutisch statt der Herzreizung eine Erleichterung der Herztätigkeit in Betracht, dadurch, daß der Widerstand der Herzkraft herabgesetzt wird. Außerordentlich günstig wirken daher alle diejenigen Maßnahmen, welche eine Ableitung des Blutstromes von der entzündeten Lunge erstreben, wie Senfteige auf der Thoraxhaut, hydropathische Einwickelungen, Jodpinselungen, trockene oder blutige Schröpfköpfe, Blutegel und dergl. Direkt lebensrettend kann bei Versagen der Herzkraft infolge Stauung in der inflammatorischen Lunge ein Aderlaß wirken. Der Blut- und Flüssigkeitsverlust an irgend einer Körperstelle bewirkt zur Ausgleichung des Füllungs- und Spannungsniveaus im Gefäßsystem eine mächtige Affluxion von Blut und Körpersäften nach dem Orte der Blutentziehung. Auf diese Weise werden dem entzündlichen Blut- und Saftstauungsherd in der Lunge Flüssigkeitsmassen entzogen und damit dem Inhalt des rechten Herzens freiere Bahn geschaffen. Von alters her nimmt man den Aderlaß in der Ellenbeuge vor. Durch leichte Kompression des Oberarms wird bei herabhängendem Arm eine Stauung in den Hautvenen des Unterarms und der Ellenbeuge verursacht, die Vena mediana tritt als deutlicher Strang hervor und wird unter aseptischen Kautelen durch ein scharfes Skalpell der Länge nach in einer Ausdehnung von $\frac{1}{2}$—1 cm inzidiert. Bei Nachlaß der Kompression pflegt die Blutung zu stehen, event. wird ein aseptischer Druckverband notwendig. Zu achten ist darauf, daß die Kompression des Oberarmes nur den venösen Abfluß behindern soll, während die arterielle Zufuhr nicht gehemmt werden darf. Es genügt zur Kompression die Umgreifung der volaren Fläche des Oberarmes mit der Hand des Assistenten, welcher den Arm des Kranken in Supinationsstellung erhält. Die Menge des zu entleerenden Blutes richtet sich nach dem Grade der bedrohlichen Erscheinungen, dem Blutreichtum des Kranken und dem Effekt des Aderlasses. In der Regel werden 150—300 ccm Blut entleert werden können. Häufig tritt nunmehr der Kampfer, welcher vorher nutzlos verabfolgt war, in machtvolle Wirkung. Abgesehen von dieser das Leben schützenden Überwachung und Regulation der Herztätigkeit hat der Arzt in der Behandlung der Pneumonie noch zahlreiche andere Aufgaben zu erfüllen. In den ersten Tagen wird der Kranke durch die starke Reizung der erkrankten Lungenpartien zu quälendem Husten gezwungen, um so heftiger, wenn bei peripherischem Sitz des Lungenherdes auch die Pleura entzündlich erkrankt. Narcotica, Ableitungen auf die Thoraxhaut durch feuchtwarme Umschläge und die anderen derivatorischen Mittel sind hier am Platze. Mit besonderer Aufmerksamkeit ist das Lager herzurichten. Die Kranken sollen so gelagert sein, daß die Bauchmuskulatur möglichst vollständig entspannt ist, damit sie zur Atmung und zum Husten in volle Funktion treten kann. Zu diesem Zweck muß das Lager so beschaffen sein, daß die Rückenstütze etwa 110—120° gegen die horizontale Fläche geneigt ist. Ein weiterer Vorteil dieser Lagerung ist die Erleichterung des Blutabflusses von der Lunge nach den tiefsten Stellen des Körpers, d. h. Glutäalgegend und unteren Extremitäten. Wenn auch in gesundem Zustande die ungeschwächte Herzkraft und der Tonus der Gefäße die Schwerkraft des Blutes leicht bekämpft, tritt diese in allen mit Herzschwäche einhergehenden Krankheiten in die Erscheinung, zuweilen die Gefahr der hypostatischen Pneumonie mit sich führend. Bei bereits vorhandener Pneumonie würde diese Addition des Blutzustromes die Entzündung erheblich begünstigen, eine Gefahr, welche durch die erwähnte Lagerung bekämpft wird. Eine stärkere Abknickung des Oberkörpers ist zu vermeiden, da die dabei erfolgende Kompression des Bauchinhaltes das Diaphragma in den Thoraxraum drängt und durch dessen Beengung die Dyspnoë steigert.

Während des Höhestadiums der Krankheit ist sorgfältig das Herz zu überwachen, namentlich im Beginn und während der Krisis. Das Fieber ist ein vortreffliches Reizmittel für das Herz, so mächtig in der Wirkung, daß ein Schwinden ernste Lebensgefahr verursacht. Also gerade dann, wenn kritisch die Temperatur abfällt, wenn die gewaltige Schwankung den ohnehin geschwächten Körper erschüttert, tritt die eminent wichtige Aufgabe an den Arzt, die gefährdete Herzaktion durch energische Reizmittel über die gefährlichen Stunden hinweg zu erhalten. Nur, wer solche kritische Situation am Krankenbette beobachtet und sich überzeugt hat, welch wunderbare Wirkung namentlich durch den Kampfer zu erzielen ist, kann die Schwere der ärztlichen Aufgabe und deren erhebenden Wert gerade bei der Pneumoniebehandlung erfassen. Stiller zwar und bescheidener ist das Wirken des Internisten, doch ebenso wertvoll wie die kühnste Tat des kühnsten Chirurgen.

Im Stadium der Resolution ist deren Ablauf durch alle diejenigen Verordnungen zu unterstützen, welche zur Verflüssigung des Sekretes und dessen Expektoration beitragen. Am meisten Vertrauen in der lösenden Wirkungsfähigkeit verdienen heiße Getränke und Alkalien, deren Heilkraft man zweckmäßig durch Darreichung heißer alkalienhaltiger Getränke kombiniert. Immerhin kann man auch das zweifelhafte Heer der sogen. Expektorantien versuchen, wenn die warmen Alkalien keine volle Wirkung entfalten. Unter keinen Umständen ist in diesem Stadium der nützliche Husten zu unterdrücken, dessen Effekt zu überwachen ist. Nur, wenn seine Intensität im Widerspruch mit der Menge des Auswurfes steht, ist er durch Narcotica zu regulieren. Eine Schwäche der Expektoration ist durch Darreichung von Liq. Ammon. anis., Kal. jod., durch Kampfer, durch kalte Umschläge, event. mechanisch zu bekämpfen, indem man durch flaches Auflegen der Hände auf die seitlichen Thoraxpartien des Kranken dessen Expektorationsversuche unterstützt.

Wanderpneumonie. Nicht immer nimmt die kroupöse Pneumonie diesen als typisch zu bezeichnenden Verlauf. Zuweilen sind die einzelnen Phasen der Krankheit wohl deutlich zu erkennen, zeigen aber nicht die bekannte Regelmäßigkeit in der Umbildung. Die Initialerscheinungen sind dann weniger intensiv, die Hepatisation schreitet langsamer vorwärts und befällt auch kleinere Gebiete der Lunge. Nach wenigen Tagen schon fällt in der Regel das nicht allzu hohe Fieber ab, der Kranke scheint genesen, da setzen unerwartet die Krankheitserscheinungen wieder ein, und dasselbe Spiel beginnt. So kann die Krankheit viele Wochen hindurch in einzelnen durch verschieden lange Intervalle scheinbar gesunder Tage getrennten Etappen verlaufen. Nicht immer setzt das interlobuläre Gewebe die Grenze. Häufig beobachten wir ohne ersichtliche Ursache plötzlichen Stillstand der Krankheit, die in dieser Form der „Wanderpneumonie" nur dann einen seltenen letalen Verlauf nimmt, wenn das Herz der wochenlangen Krankheit nicht gewachsen ist. Da gewöhnlich nur kleinere Abschnitte uno tempore erkranken, sind außer dem geringern Fieber auch die übrigen Krankheitserscheinungen, namentlich der Auswurf in der Resolutionsperiode milder. In manchen Fällen kommt es garnicht zur Expektoration, weil die kleinen erweichten Massen in den gesundeten Alveolen resorbiert werden. Ist jedoch die Erkrankung so heftig gewesen, daß eine dauernde Schädigung der Alveolen entstanden ist, so kann die Resorption ausbleiben und eine eitrige oder gangränöse Umbildung stattfinden (Lungenabszeß und -gangrän). Zuweilen findet auch der Tuberkelbazillus in diesen weniger widerstandsfähigen Geweben einen günstigen Nährboden.

Pleuritis.

Eine der häufigsten Komplikationen der Pneumonie ist die Pleuritis, durch Fortschreiten der Entzündung von peripherisch erkrankten Lungenpartien entstehend. Alle möglichen Grade pleuritischer Entzündung sind im Verlauf oder im Anschluß an die Pneumonie möglich, sodaß wir hier zweckmäßig die Therapie der Pleuritiden im Zusammenhange behandeln. Ätiologisch kommen außer der Pneumonie vor allem die Tuberkulose, dann Tumoren, Infarkt und sogen. rheumatische Ursachen in Betracht, wobei zu beachten ist, daß seröse und fibrinöse Entzündungen auf alle Reize erfolgen können, hämorrhagische besonders bei Tuberkulose, Tumoren und Infarkt, eiterige metapneumonisch und bei Tuberkulose, bei letzterer endlich auch, wie nach durchgebrochenem Lungenabszeß und -gangrän, die putriden Empyeme. Niemals jedoch ist die Abgrenzung der einzelnen Exsudate nach einheitlichen Bestandteilen möglich, sondern stets finden sich Kombinationen der entzündlichen Bestandteile, deren wesentlichster die Rubrizierung bestimmt. Zu achten ist darauf, daß die makroskopische Deutung — namentlich bei hämorrhagischen Ergüssen — höchst mangelhaft ist. Ein in der Pravazspritze vollständig klar aussehendes Exsudat kann reichlich Erythrozyten enthalten, deren Übersehen die Diagnose zuweilen wesentlich erschwert.

Für die Behandlung der Pleuritiden kommen drei Gesichtspunkte in Betracht: die Linderung resp. Beseitigung der Beschwerden, die Bekämpfung der Lebensgefahr und endlich der Krankheit selbst.

Die pleuritische Entzündung wird durch ungemein heftige stechende Schmerzen in der betroffenen Thoraxpartie markiert. Jeder tiefe Athemzug löst durch Zerrung und Reibuug der entzündeten Pleuraflächen den stechenden Schmerz aus, sodaß die Kranken durch möglichst oberflächliche Atmung den Schmerz zu vermeiden suchen. Der Ausfall an Atmungsluft bei oberflächlicher Respiration wird durch die gesteigerte Athmungsfrequenz ausgeglichen. Die frisch entzündete Pleura löst Hustenstöße aus, die nur unvollkommen gehemmt werden können und durch Erschütterungen des Thorax die Schmerzen steigern. Im ersten Entzündungsstadium, wenn außer der Hyperämie nur spärliches Reiben oder ein geringer Erguß zu konstatieren ist, sind die Kranken in der Wahl der Lagerung behindert. Liegen sie auf der gesunden Seite, dann werden durch die notwendig größer werdenden Exkursionen der kranken Seite deren Schmerzen gesteigert, während die Lagerung auf der kranken Seite wegen des noch unangenehmeren Druckschmerzes unmöglich ist. Anders verhält es sich, wenn es bereits zu einem Exsudat gekommen ist. Einerseits ist der Druckschmerz bereits in der Regel herabgesetzt, und außerdem erfordert die durch das Exsudat bewirkte Beeinträchtigung in der Ventilation der kranken Seite die Lagerung auf dieser, damit die gesunde Seite um so ergiebiger sich ausdehnen kann, ein Vorteil, den die Kranken instinktiv herausfinden.

Behandlung. Ein Balsam für die durch die unerträglichen Seitenstiche gequälten Kranken sind Narcotica, nach denen die Atmung an Tiefe zu-, an Frequenz abnimmt. Dann kommen die antiphlogistischen Maßnahmen in Betracht, entweder direkt durch Anwendung der Eisblase oder indirekt durch die derivatorischen Heilmittel. Die Eisblase erreicht nur so lange ihren schmerzlindernden und entzündungswidrigen Einfluß, als ihre Tiefenwirkung hinreichend bis zum visceralen Pleurablatt erfolgt. Wenn eine Flüssigkeitsschicht die beiden Pleurablätter trennt, wird die Kälte kaum das innere Blatt erreichen, daher die antiphlogistische Wirkung der Eisblase in diesem Falle illusorisch ist. Wird die Eisblase schlecht vertragen, oder hat sie nicht den gewünschten Erfolg, dann treten die derivatorischen Einwirkungen in ihr Recht. Nimmt der Erguß rapide zu, sodaß er in kurzer Zeit die eine Lunge außer Funktion setzt, dann droht vom Herzen her, an das plötzlich ungeheuer gesteigerte Anforderungen herantreten, große Lebensgefahr, erheblich noch vermehrt, wenn durch linksseitigen Erguß das Herz weit nach rechts herübergedrängt wird. Die dadurch verursachte Abknickung der großen Gefäße und Zerrungen des Vagus geben häufig eine absolute Indikation zur künstlichen Entleerung des Exsudates.

Im allgemeinen soll man, wenn eine Indicatio vitalis nicht vorliegt, eine Entfernung der Flüssigkeit nur dann vornehmen, wenn das Fehlen des Fiebers die Hoffnung gibt, daß das akut entzündliche Stadium vorüber ist. Solange das Fieber die Existenz der Entzündung dokumentiert, wird nach jeder Entleerung sich bald wieder das stark eiweißhaltige Fluidum ansammeln, wodurch dem Körper eine wesentliche Eiweißmenge entzogen wird. Spezifisch wirkende antipleuritische Mittel gibt es nicht, wenngleich auch bei der sogen. rheumatischen Erkrankungsform den Salizylpräparaten ein gewisser Erfolg nicht abzusprechen ist, der zum größten Teil wohl auf die temperaturherabsetzende, schweißtreibende und diuretische Wirkung der Salizylpräparate zurückzuführen ist.

Mit dem Schwinden des Fiebers, dem Stationärbleiben des Exsudates und der Besserung des Allgemeinbefindens pflegt in einer Reihe von Fällen auch die Flüssigkeit durch Resorption zu schwinden. Erfolgt dieser Vorgang nicht spontan, dann kann er künstlich angeregt werden; in erster Reihe durch alle diejenigen Maßnahmen, durch welche dem Organismus Flüssigkeitsmengen entzogen werden, d. h. durch Cardiaca und Diuretica, durch Abführmittel, welche wässerige Stuhlentleerungen zur Folge haben, wie Kalomel, die Mittelsalze etc. und endlich durch die schweißtreibenden Prozeduren.

Führen alle diese Wege nicht zum Erfolg, dann muß das Fluidum künstlich durch Punktion entleert werden. Häufig genügt schon die Abzapfung geringer Flüssigkeitsmengen, um *Entleerung der Flüssigkeit durch Punktion.*

die spontane Resorption anzuregen. Die künstliche Entfernung geschieht durch die Apparate von Potain oder Dieulafoy, welche beide auf dem Prinzip beruhen, durch Luftverdünnung in einem Gefäß Aspirationswirkung hervorzurufen. Bei dieser an und für sich harmlosen Operation sind gewisse Vorsichtsmaßregeln peinlichst anzuwenden, will man vor recht unangenehmen Zufällen den Kranken bewahren. Zunächst achte man auf genauen Kontakt zwischen Punktionsnadel und Verbindungsschlauch. Die leicht mögliche Lösung dieser Verbindung hat die sofortige Entstehung eines Pneumothorax zur Folge. Ferner hüte man sich, zu schnell große Exsudatmengen ablaufen zu lassen. Durch die zu schnelle Entfaltung der Lunge wird eine große Blutmasse in die Lungen- und Pleuragefäße aspiriert, wodurch die Gefahr entsteht, daß infolge der plötzlichen Ableitung einer großen Blutmasse aus dem Gehirn Ohnmacht eintritt und durch den plötzlichen Einstrom des Blutes in die zarten neugebildeten Pleuragefäße Blutungen in den Pleuraraum erfolgen. Durch langsame Entleerung, die 1500 ccm nicht übersteigen sollte, ist diesen Zwischenfällen vorzubeugen. Häufig wird man sich in der Lage sehen, die Punktionen mehrmals vornehmen zu müssen. Trotz bestehender Fieberlosigkeit findet stets wieder eine Ansammlung von Fluidum statt. In der Regel führen die künstlichen Entleerungen, welche durch die langen Intervalle keinen erheblichen Eiweißverlust bedeuten, schließlich doch zum Ziel.

Empyem.

Eine energische Behandlung verlangen die Empyeme. Wenngleich auch, namentlich bei Typhusempyemen, eine spontane Resorption mehrfach beobachtet worden ist, haben wir im allgemeinen die Aufgabe, für künstliche Entleerung des Eiters zu sorgen. Das souveräne Mittel ist die chirurgische Eröffnung der Pleurahöhle nach Rippenresektion. Man wählt diejenige Stelle zum Eingriff, welche durch ihre Tiefenlage die beste Gewähr für guten Eiterabfluß bietet, ohne durch die Exkursionen des Diaphragmas beeinträchtigt zu sein, d. h. die 5.—7. Rippe in der Axillarlinie.

Bülausche Drainage. Ein zuweilen brauchbares Verfahren zur Eiterentleerung ist die Bülausche Punktionsmethode, deren Prinzip darauf beruht, durch Heberwirkung den Eiterabfluß zu erzielen. Die Indikationen und Schwierigkeiten der Bülauschen Drainage ergeben sich aus den Überlegungen, auf welche Art die Heilung der Empyemhöhlen erfolgt. Wie jeder Abszeß ist das Empyem von einer eiterabsondernden Membran begrenzt, die nach Entfernung des Inhalts Tendenz zur Granulationsbildung und narbiger Schrumpfung der Höhle zeigt. Nach der Eröffnung der Pleura mit Rippenresektion heilt das Empyem dadurch, daß die benachbarten Partien der visceralen und parietalen Pleura im peripherischen Raum der Empyemhöhle durch beiderseitige Granulationsbildung verwachsen. Auf diese Weise kommt durch allmähliches Verwachsen der Höhlenwände ein Schluß der Höhle zustande. Erst sekundär wird dadurch eine Entfaltung der Lunge bewirkt. Die Verwachsung bedingt durch Bildung von Narbengewebe Schrumpfung, deren Zug sowohl die mit der Lunge eng verbundene viscerale als auch mit der Thoraxwand verwachsene parietale Pleura folgen müssen. Während die Lunge nur sehr geringen Widerstand dem Schrumpfungszug entgegensetzt, braucht die Thoraxwand eine große Elastizität und Nachgiebigkeit. Ein Fehlen derselben kann bei kleinen Höhlen durch gesteigerte Granulationsbildung ersetzt werden. Bei großen Höhlen genügt dieser Wucherungsvorgang allein nicht zur Berührung und Verwachsung der Granulationsflächen; es sind daher in solchen Fällen Entfernungen von Rippen in weiter Ausdehnung notwendig, um die starre Wandung durch nachgiebige zu ersetzen. Je starrer die Thoraxwand, um so besser muß durch möglichst weite Abflußöffnung für Entleerung des Eiters gesorgt sein. Je elastischer die Rippen, je kleiner die Empyemhöhle und je granulationskräftiger die Höhlenwandung ist, um so kleiner kann die Ausflußöffnung gewählt, d. h. das Verfahren nach Bülau angewendet werden. Man braucht hierzu ein mit Karbol z. T. gefülltes Gefäß, in dessen Inhalt das eine beschwerte Ende eines Schlauches taucht, während das andere Ende durch ein Glasverbindungsstück mit einem Nélatonkatheter verbunden wird, dessen Spitze abgeschnitten ist. Der Schlauch wird mit Karbolsäure gefüllt und diese durch Abklemmung des einen Endes festgehalten. Nun wird im 6. oder 7. Interkostalraum in der Axillarlinie ein dicker Troikart in den Pleuraraum eingestoßen, durch dessen Hilfe der Katheter eingeführt wird. Durch Abklemmung desselben dicht an der äußeren Thoraxwand wird das Herausziehen der Troikarthülse ermöglicht, ohne daß erhebliche Luftmengen in die Empyemhöhle eindringen. Nun wird das äußere Katheterende durch den Glasansatz mit dem karbolgefüllten Schlauch verbunden und durch Entfernung der Klemmvorrichtung am Katheter die Heberwirkung in Aktion gebracht. Bis auf geringe Spuren wird der in der Höhle enthaltene und gebildete Eiter auf diese Weise in das Karbolgefäß geleitet, dessen Füllung mit der desinfizierenden Lösung durch außen angebrachte Papierstreifen zweckmäßig markiert wird. Ebenso werden in vorheriger Abmessung je 100 oder 200 ccm durch Papierstreifen abgeteilt, so daß die Bestimmung der abgeflossenen Eitermenge leicht möglich ist. Nach eingetretener Fieberlosigkeit und Besserung des Allgemeinbefindens kann das Schlauchsystem verkürzt, das Reservoir verkleinert werden, derart, daß die Kranken die ganze Vorrichtung mit sich herumtragen können. Ich habe bei dieser Behandlungsweise Genesung eintreten sehen in Fällen, in denen wegen allzugroßer Schwäche und anderer Komplikationen eine Operation von namhaften Chirurgen verweigert wurde.

Nachbehandlung. Die Heilung tritt ein unter zuweilen hochgradiger Thoraxschrumpfung mit sekundärer Skoliose. Dieser Schädigung, die nach chirurgischer Empyembehandlung in gleicher Schärfe in die Erscheinung tritt, ist frühzeitig nach Kräften entgegen zu arbeiten. Atem- und allgemeine Gymnastik bekämpfen die Mißgestaltung. Erstere erstrebt forcierte Atmungsexkursion der retrahierten Seite unter Behinderung der gesunden. Dieser Zweck wird entweder durch maschinelle oder manuelle Einwirkungen erreicht. Atmungsstühle mit korsettartiger Umschnürung des Thorax, der durch seitliche Armbewegungen infolge Hebelwirkung in der gesunden Seite komprimiert wird, zwingen die kranke Thoraxhälfte zu weiterer Entfaltung, ebenso Klammern, welche die gesunde Brusthälfte einzwängen. Auf demselben Prinzip beruhen Lagerungen auf der gesunden Seite, zweckmäßig mit Unterschiebung einer Rolle, schließlich der Gerhardtsche Handgriff, welcher durch Einstemmung der der gesunden Seite entsprechenden Hand die Exkursion dieser

Seite beeinträchtigt. — Die allgemeine Gymnastik erstrebt Kräftigung der gesamten und besonders der Atmungs- und Rückenmuskulatur, welche die geänderten statischen Verhältnisse kompensieren. Die böse Zeit der Korsettbehandlung ist glücklich überwunden. Durch Ruhigstellung des Thorax ist die Muskulatur der Inaktivitätsatrophie verfallen, und damit der Änderung der Gerüstverhältnisse freier Spielraum gewährt.

Phthisis pulmonum.

Alle bisher erwähnten Luftröhren- und Lungenaffektionen, sowie deren Behandlung kommen bei derjenigen Krankheit in Erwägung, deren Bekämpfung als Volksseuche im Mittelpunkt des medizinischen Strebens steht, der Lungentuberkulose. Trotzdem dank Virchows, Weigerts u. a. grundlegenden Untersuchungen die pathologische Anatomie der fast völligen Erkenntnis erschlossen ist, obwohl ferner durch Kochs Entdeckungen der Erreger dieser furchtbaren Krankheit gefunden worden ist, der im Experiment bei Kaninchen und Meerschweinchen stets seine spezifische Wirkung entfaltet; obwohl also alle grundlegenden Faktoren sich harmonisch zu einer scheinbar deutlich umgrenzten Krankheit vereinigen — Reinkultur, Tierexperiment und charakteristische pathologisch-anatomische Veränderungen — trotz aller dieser Daten ist ein bestimmtes, für alle Fälle zutreffendes Resultat nicht zu erzielen. Die Tuberkulose gehört trotz aller Errungenschaften in der vorbereitenden Erkenntnis noch immer zu den rätselhaftesten Krankheiten. Wir wissen, daß der Tuberkelbazillus der Erreger der charakteristischen Reaktionsprodukte ist; wir wissen aber nicht, warum er in dem einen Falle seine Lebensbedingungen findet, in dem anderen nicht. Wir sind noch immer gezwungen, auf die fatalistische Idee der „Disposition" zu rekurrieren. Es ist uns bekannt, daß Kinder tuberkulöser Eltern der Gefahr der Erkrankung am meisten ausgesetzt sind; aber wer gibt Aufklärung darüber, ob in der Anlage der Kinder die „Disposition" schon vorhanden ist, oder ob der innige Verkehr mit den kranken Eltern die Ansteckungsgefahr mit sich bringt? Man spricht von einem tuberkulösen Habitus, in der Meinung, daß diese langgestreckten, mit weiten Interkostalräumen versehen, mageren Thoraxräume besonders zur

Aufnahme und Züchtung der Tuberkelbazillen geeignet seien; aber wer will mit Bestimmtheit nachweisen, daß diese Thoraxbildungen nicht bereits die Folge sind okkulter Bazillenwirkung? Daß solche verborgenen Keime im menschlichen Körper ihr Wesen treiben können, dafür sprechen die sogen. skrofulösen Affektionen, dafür sprechen besonders die tuberkulösen „Entartungen" nach harmlosen Lungenerkrankungen bei Masern, Influenza etc. Zwar bleibt in solchen Fällen die Deutung, daß die zunächst harmlose Lungenaffektion den Boden präpariert zur Aufnahme der tuberkulösen Krankheitserreger. Ja, aber warum erkranken bei der supponierten Ubiquität der Bazillen nicht alle Menschen, insbesondere nicht alle diejenigen Menschen, die mit Tuberkulösen in häufige und innige Berührung kommen? Alle diese Fragen harren der Erledigung.

Theorieen der Infektion. Es ist in jüngerer Zeit eine heftige Preßfehde entbrannt, welcher Modus der Bazillenverbreitung anzunehmen ist. Cornet tritt mit großem Eifer für seine trockene Zerstäubung ein, während Flügge mit demselben Enthusiasmus die feuchte Verbreitung in allerfeinsten Spritzbläschen wenigstens als hauptsächlich predigt. Der Mittelpunkt des Kampfes ist meiner Ansicht nach verschoben. Nicht die Art der Verbreitung der Bazillen ist maßgebend für eine erfolgende Infektion, sondern

Bedeutung des Organismus für die Infektion. lediglich der andere, rezipierende Faktor. Wohl jeder Mensch kommt einmal in seinem Leben in die Gefahr der Aufnahme von sogen. virulenten Tuberkelbazillen, aber diese Aufnahme hat noch keine notwendige Infektion zur Folge. Diejenigen Mikroorganismen, die kulturell und experimentell sich als virulent erweisen, brauchen diese Eigenschaften noch lange nicht im menschlichen Organismus zu besitzen. Wenn Cornet in einem Vortrage in der medizinischen Gesellschaft in Berlin gemeint hat, fast wäre er nimmer lebendig erschienen, denn in seiner Nase hätte er nach Experimenten mit Tuberkelbazillen diese kulturell und experimentell nachgewiesen; so hat er in seiner eigenen Person den Beweis erbracht, daß der Mensch, nicht der Tuberkelbazillus über die Infektion entscheidet. Zwischen der Aufnahme von Tuberkelbazillen und Infektion besteht derselbe Unterschied wie etwa zwischen Nahrungsaufnahme und Assimilation. Entscheidend ist in beiden Fällen das Verhalten des Organismus, d. h. das Zusammenarbeiten der menschlichen Zellen. In der Nase und in tieferen Abschnitten des Respirationstractus ist bei Wärtern, Ärzten etc. der Tuberkelbazillus in Kultur und Tierexperiment als virulent nachgewiesen worden, ohne daß diese Menschen jemals an Tuberkulose erkrankt sind. Und noch mehr Verwirrung haben in der Tuberkulosenfrage die originellen Studien Hansemanns gebracht, der Tuberkelbazillen in syphilitischen Gummiknoten, in einfachen Bronchiektasen u. a. Orten als friedliche Bewohner nachgewiesen hat.

Soviel geht aus diesen Erwägungen hervor, daß der Mittelpunkt in der Tuberkulosenforschung in der erwähnten Richtung verschoben werden muß, ein Postulat, das in der Therapie bereits längst erfüllt ist. Da es nicht zu bezweifeln ist, daß jeder Mensch einmal in die Gefahr der Aufnahme von Tuberkelbazillen kommt; da es ferner keinem Zweifel unterliegt, daß die Infektion nur erfolgt, wenn der Körper nicht genügenden Widerstand den Bazillen leistet, besteht unsere prophylaktische und therapeutische Aufgabe in der Stählung des Körpers, in der Kräftigung der Zellfunktionen zur Abwehr der verderbenbringenden Keime. *Ziele der Therapie.*

Alle therapeutischen Empfehlungen erstreben dieses Ziel auf den mannigfachsten Wegen, mit Ausnahme der spezifischen Therapieversuche Kochs, der durch Glyzerinextrakte aus Kulturen der Tuberkelbazillen eine Substanz gewinnen wollte, welche eine Vernichtung der Bazillen zur Folge haben sollte. Alle Versuche dieser Art sind bisher als gescheitert zu betrachten.

Jede vernunftgemäße moderne Therapie der verschiedensten Richtung verfolgt dasselbe Ziel, die Stärkung des Organismus zum erfolgreichen Kampf gegen den Tuberkelbazillus. Die Bestrebungen nach diesem Endziele unterscheiden sich nach verschiedenen Richtungen: Die einen wollen die Lebenskraft der Zelle direkt anregen zum Widerstand gegen die Eindringlinge, andere indirekt durch Kräftigung des Gesamtorganismus, der Rest schließlich nimmt eine Zwischenstellung ein durch Anregung eines bestimmten Organs. Der Vertreter der ersten Richtung ist Liebreich, der seit Jahrzehnten mit demselben Eifer für sein Kantharidin eintritt, das durch seine zellanregende und -stärkende Fähigkeit der erfolgreichste Be- *Angriffspunkte der Behandlung.*

kämpfer der Tuberkelbazillen sein sollte. Die Methode vorsichtiger, allmählich steigender subkutaner Injektion des Kantharidins hat sich nicht allgemein bewährt, schon wegen der immensen Gefahr nephritischer Reizung. Ähnlich sollte die Zimtsäure, in Form des gelösten zimtsauren Natrons (Hethol) intravenös appliziert, wirken, welche neuerdings mit großem Enthusiasmus empfohlen worden ist. Immer wieder liest man gute Erfolge der Hetholbehandlung.

Protrahierten Kampferinjektionen sollte durch ihre herzanregende Wirkung eine spezifische günstige Beeinflussung eigen sein; Kreosot und dessen Derivate wurden als Allheilmittel empfohlen; schließlich gibt es kaum irgend ein Mittel, dem nicht einmal zu irgend einer Zeit eine spezifische Wirkung auf den Verlauf der Tuberkulose zugesprochen wurde.

Hygienisch diätetische Behandlung. Am meisten in der Neuzeit anerkannt sind — dank dem energischen Eintreten Brehmers und Dettweilers — diejenigen Behandlungsmethoden, welche durch allgemeine Körperkräftigung der Tuberkulose entgegenarbeiten wollen. Doch auch in diesen Bestrebungen haben sich einige streng abgeschiedene Sekten gebildet. Die einen wollen durch übergroßen Luftgenuß Besserung und Heilung erzwingen, andere durch forcierte Kaltwasserbehandlung, wieder andere durch Höhenluft und sonstige Luftbesonderheit, ein Teil schließlich durch forcierte Ernährung. In ihrer Abgeschlossenheit sind alle Richtungen über das Ziel hinausgeraten. Die Luftverehrer haben ihre Kranken jeder Unbill der Witterung ausgesetzt, die Wasserfreunde schwören auf die Allheilkraft des alten Elementes, die Gebirgsbewohner preisen die Heilkraft der Höhenluft, wie die Thalbewohner sich in ihrer Atmosphäre wohl fühlen, und die Masternährer haben bis zum Erbrechen ihren Kranken die Nahrung einverleibt; soweit ging eine dieser Sekten, daß sie die Milch zum Allheilmittel gegen Tuberkulose erhob.

Kampf gegen die Tuberkulose als Volkskrankheit. In allen diesen Bestrebungen liegt Wahrheit. In maßvoller Benutzung und weiser Verbindung aller dieser Heilmittel haben wir eine mächtige Waffe gegen die Tuberkulose, deren Bekämpfung als Volksseuche jedoch noch andere, mehr das allgemein hygienische und soziale Gebiet streifende Maßnahmen erfordert. Der Kampf gegen die Volkskrankheit ist eigentlich erst in den letzten Jahren mit aller Energie aufgenommen worden, dank dem Vorgehen Leydens, der maßgebende Kreise für diese Idee zu gewinnen wußte. All den großen Bemühungen, die in weite Kreise hineingetragen wurden, ist nur ein gewaltiger Fehler unterlaufen, vor dem allein im Beginn der Campagne unser Altmeister Virchow gewarnt hat. Das zu erstrebende Ziel ist nicht scharf umgrenzt worden. Man hat zahlreiche Heilstätten errichtet und allen den Tausenden, denen das Glück des Aufenthaltes in solchen Anstalten ermöglicht wurde, die Hoffnung eingepflanzt, daß sie als geheilte Menschen die Heilstätten verlassen würden. An zahlreichen Lungenkranken, deren Zustand ich als Anstaltsarzt vor ihrer Entsendung in eine Heilstätte zu begutachten hatte, konnte ich ihre letzte, künstlich gesteigerte Hoffnung bedauern, mit deren bald notwendigem Schwinden ein beträchtlicher Teil der Wertschätzung dieser Anstalten dahingehen mußte. Nicht Heilstätten sind diese segenbringenden Institute, sondern Heimstätten für Lungenkranke, in denen die arbeitsunfähigen Kranken ihre Arbeitsfähigkeit, wenn auch für begrenzte Zeit, wiedergewinnen, und in denen vor allem die Kranken lernen, durch hygienische Lebensweise und hygienisches Benehmen sich und die Mitwelt vor Schädigungen zu bewahren. Eine Heilung wird in den allerseltensten Fällen erreicht. Bei denjenigen Kranken, die so manifeste Erscheinungen bieten, daß man sie einer Anstalt überweist, gehören meist Jahre zur definitiven Heilung, ein Postulat, das bei der Massenbehandlung ein pium desiderium bleiben muß. Deshalb ist die Aufenthaltsdauer in den Anstalten nur auf Wochen zu bemessen, bis eine derartige Besserung eingetreten ist, daß völlige Arbeitsfähigkeit vorauszusetzen ist. Ein Phthisiker, der nach ca. 5—6-wöchentlicher Anstaltsbehandlung arbeitsfähig geworden ist, wird durch doppelte Aufenthaltszeit nicht geheilt, auch nicht in entsprechendem Maße gebessert, sodaß es ungleich zweckmäßiger ist, statt der zweiten, weniger nutzbringenden Epoche entweder demselben Kranken häufiger die Möglichkeit der Erholung zu geben oder zahlreichere Lungenkranke dieser segensreichen Einrichtungen teilhaftig werden zu lassen. Mit strenger Auswahl sind diejenigen Kranken auszusondern, bei denen völlige Heilung zu erwarten ist. Die Bestimmung darüber ist nur den erfahrensten Ärzten zu überlassen, weil sie zu den allerschwierigsten ärztlichen Problemen gehört. Die meisten Aussichten auf Genesung bieten Kranke mit kräftiger Konstitution ohne hereditäre Belastung. Wenn alles Heil von dem Gelingen einer Kräftigung des gesamten Organismus erwartet wird, so ist es einleuchtend, daß die Verwirklichung dieser Erwartung abhängig ist von der sozialen Möglichkeit einer entsprechenden Pflege und vor allem von dem Zustande derjenigen Organe, die man als Angriffspunkte der Stärkung benutzt. Versagen diese, dann ist alle Therapie machtlos. Der Zustand des Herzens und der Verdauungsorgane ist es vor allen Dingen, der maßgebend für den Ausgang der Tuberkulose ist. Ist deren Funktion gut, dann bessert sich bei möglichster Vermeidung von Schädlichkeiten die Beschaffenheit des Blutes, dessen größerer Sauerstoffgehalt wieder eine erleichterte und gesteigerte Oxydation ermöglicht. Im allgemeinen gilt der Satz, daß umsomehr Hoffnung auf Genesung vorhanden ist, je weniger vorgeschritten die Affektion ist; besser jedoch wohl formuliert man die Prognose derart, daß man den Erfolg abhängig macht von den hereditären Verhältnissen, dem Kräftezustand des Kranken, von der Möglichkeit einer langen Schonung und Pflege und vor allem von der Tendenz der Krankheit. Der Erfolg einer Kur allein ist maßgebend für berechtigte Erwartungen; jede andere Rechnung versagt zu häufig.

Anfangssymptome. Die Therapie der Lungentuberkulose verlangt wie keine andere Krankheit individualisierende ärztliche Begabung. Es entspricht nicht der Wirklichkeit, wenn Strümpell u.a. behaupten, daß die Tuberkulose zunächst Lokalerscheinungen verursacht. Lange bevor manifeste Symptome einer tuberkulösen Lungenaffektion nachzuweisen sind, machen sich die verschiedensten Beschwerden geltend, die allein auf eine Intoxikation zurückzuführen sind. Die Kranken werden appetitlos, matt, werden anämisch und neigen zu den lästigen schwächenden Nachtschweißen. Dann wird ein etwaiger Verdacht durch leicht erhöhte Temperaturen, die zu den verschiedensten Zeiten konstatiert werden, und event. durch verschärftes Exspirium in einer Lungenspitze, vielleicht auch durch vereinzelte Rasselgeräusche bestätigt. Diese Zeichen beweisen aber schon länger bestehende lokale Depositionen von Tuberkeln. Die Bazillen nisten sich entweder in den Alveolen oder in der Bronchialwand ein, ein Ereignis, welches erst dadurch in nachweisbare Erscheinung tritt, wenn der Reiz der Bazillen resp. deren Stoffwechselprodukte oder die Reizung durch den Fremdkörper, den die Tuberkel darstellen, eine Entzündung in den Bronchien und Alveolen verursacht. Nicht also die Entwickelung der Tuberkel selbst wird objektiv diagnostiziert, sondern erst die sekundären Begleiterscheinungen. Die weiteren Symptome sind von dem ungemein wechselvollen anatomisch-pathologischen Bild abhängig, welches die Lungentuberkulose bietet. Die charakteristische Eigenschaft der aus lokal gewucherten Zellen und eingewanderten Leukozyten bestehenden gefäßlosen Tuberkel ist ihr nekrobiotischer Zerfall in eine käsige Masse. Entweder wird diese abgestoßen, und es entsteht je nach der Ausdehnung, d. h. je nach der Entstehung aus mehr oder weniger aneinander gelagerten Tuberkeln das oberflächliche lentikuläre Geschwür und die tiefe tuberkulöse Ulzeration, oder die Masse imbibiert sich mit kreidigen Stoffen und wird von reaktiv entzündlichen Bindegewebswucherungen eingekapselt.

Zerfall und Entzündung kombinieren sich zu höchst mannigfaltigem Resultat. Hier bildet sich eine tuberkulöse Kaverne, dort eine Bronchitis, Peribronchitis oder eine käsige Pneumonie mit Ausfüllung der Alveolen und Bronchiolen mit käsiger Masse; an anderer Stelle überwiegt die entzündliche Wucherung mit sekundärer Schrumpfung, die gewöhnlich durch reichlichen Gehalt an Kohlenpigment die charakteristische schiefergraue Färbung gibt. Der fast stets zu erbringende Nachweis von elastischen Fasern beweist die Demarkation und Ausstoßung von Lungenbestandteilen, die von Tuberkelmassen aus dem lebenden Zusammenhang herausgehoben sind.

In Tuberkeln gibt es keine elastischen Fasern, sondern diese stammen aus den durch Behinderung der Lebensbedingungen nekrotisch gewordenen Lungenteilen. In einigen Kavernen siedeln sich sekundär die verschiedensten Eitererreger an, welche durch ihre Wirkung das Krankheitsbild komplizieren. Bronchitis, Pneumonie, Abszedierung und Gangrän können in die Tuberkulose so sehr verwirrend eingreifen, daß eine genaue Analysierung zu den schwierigsten Aufgaben gehört, noch dazu, wenn peripherisch gelegene Krankheitsherde die Pleuren in Mitleidenschaft ziehen. Bevor ich auf die Therapie auf Basis dieser Erörterungen genauer eingehe, will ich einen Punkt besonders hervorheben, welcher bei der Beurteilung und Behandlung der Tuberkulose von der größten Wichtigkeit ist, die Temperaturverhältnisse.

Art und Bedeutung des Fiebers. Es ist eine ganz irrige Vorstellung, die sich auf den Namen Wunderlich stützt, daß als maximale Grenze der normalen Temperatur 37,5° anzunehmen sind. Wie ich mich auf den Hinweis von Lazarus an Tausenden von exakten Temperaturmessungen überzeugen konnte, übersteigt die normale Temperatur 37—37,2° fast nie, besonders bei Individuen, welchen wie den Lungenkranken eine geringe Energie der Wärmebildung innewohnt. Nur selten übersteigt im Durchschnitt im fieberlosen Zustande die Temperatur 37°, während 37,5° stets ein Symptom fortschreitender Erkrankung resp. entzündlicher Vorgänge ist. Charakteristisch ist die Art des Fiebers bei Tuberkulösen, das zunächst im remittierenden Stadium 38° wenig übersteigt, unregelmäßige Kurven zeigt, zuweilen auch 39° erreicht; dann gewinnt das Fieber immer mehr den regelmäßig remittierenden, schließlich intermittierenden Charakter, der als sogen. hektischer Typus ominöse Bedeutung gewinnt. Selten nur tritt, wenn diese Art der Temperaturkurve erreicht ist, erhebliche und dauernde Besserung ein.

Von Wichtigkeit ist die Zeit der Temperaturmessung. Es entspricht nicht der Wirklichkeit, in jedem Falle gegen 5 Uhr Nachmittags bei uns in Deutschland das Maximum der Temperatur anzunehmen. In zahlreichen Fällen erreichen die Kurven um 8 Uhr, zuweilen noch später, ja selbst in der Nacht, ihren höchsten Gipfel. Von großer Wichtigkeit ist ferner ein Umstand, der mir aufgefallen ist. Wir müssen zuweilen erstaunen über die Zähigkeit, mit welcher ein Phthisiker wochen- und monatelang die intermittierenden, bis 39° und 40° reichenden Temperaturen erträgt. Diese scheinbare Zähigkeit findet ihre Erklärung in der von mir sehr häufig konstatierten geringen Dauer der Fieberexazerbation. Ich konnte nachweisen, daß bei einigen Kranken das Temperaturmaximum nur 2 Stunden und noch geringere Zeit, bis 30 Minuten, bestand.

Es ist klar, daß derartige Fieberhöhen je nach ihrer Dauer eine verschiedene Ein- und Nachwirkung auf den Organismus ausüben müssen. Eigentümlich sind jene Typen der Temperaturen, welche im Gegensatz zu dem gewöhnlichen Zustand Morgens das Maximum zeigen. In einem Teil der Fälle ist diese Erscheinung dadurch zu erklären, daß natürlicher oder künstlich erzeugter Schlaf zur Stagnation von Sekreten geführt hat, welche durch Resorption die Temperatursteigerung verursachen. Mit der Expektoration dieser Massen pflegt die Fiebersteigerung zu schwinden. Es ist dadurch eine Erklärung für das Zustandekommen des Fiebers gegeben; andere Quellen sind die tuberkulösen Prozesse, ferner die entzündlichen Vorgänge, Eiterungen etc. Gegen Ende des Lebens stellen sich häufig Kollapstemperaturen ein, entweder absolute oder relative. Erstere zeigen einen Abfall auf 34° und noch niedriger, während bei den relativen Kollapstemperaturen scheinbar normale Höhen erreicht werden; in Wirklichkeit aber liegt in solchen Fällen nur ein mäßiges Sinken des hochgelegenen Fieberniveaus vor.

Die Temperaturverhältnisse sind deshalb von immensem Wert für die Therapie, weil diese einmal durch vorhandenes Fieber eine wesentlich andere Richtung erhält, dann auch, weil jede unzweckmäßige Behandlung sowie jede Verschlimmerung ihren Ausdruck in einer Alteration des Wärmeetats findet. Es ist eine Eigentümlichkeit des Phthisikers, bei dem geringsten Schwanken der Temperatur mit gewaltigen Ausschlägen zu reagieren. Ein Schnupfen, welcher beim normalen Menschen vielleicht eine Temperatursteigerung bis 37,5—38° verursacht, bringt beim Phthisiker häufig plötzliche Anstiege bis 39° und noch höher zu stande. Während der ganzen Behandlung ist daher sorgfältig die Temperaturkurve zu verfolgen, welche die therapeutischen Maßnahmen wesentlich bestimmt.

Bedeutung der Temperaturverhältnisse für die Behandlung.

Fiebernde Phthisiker müssen absolute Ruhe halten. Dieser Satz findet kaum noch ernste Gegner. Die kranke, in entzündlichem Fieberzustand befindliche Lunge braucht wie jedes entzündete Organ möglichste Ruhigstellung. Ein spezifisches antifebriles Mittel mit dauernder Wirkung existiert nicht.

Es hat eine Zeit gegeben, in der man in dem neuentdeckten Heer der Antifebrilia spezifische Fieber- und Heilmittel gefunden zu haben glaubte, bis man sich überzeugen mußte, daß die schnell vergängliche Wirkung keine wesentliche Besserung hinterließ. Nach Fortlassen des Antifebrile tritt kompensatorisch eine exzessive Wärmebildung ein, die im Verein mit der das Herz ungünstig beeinflussenden Wirkung diesen Mitteln nur selten Indikationen zur Anwendung bietet. In wenigen Fällen gelingt es, durch Darreichung einer geringen Dosis ($^1/_2$ g Antipyrin und entsprechende Mengen der anderen Antifebrilia) ca. 1 Stunde vor dem zu erwartenden Temperatur-Maximum eine subjektive und objektive Besserung zu erzielen.

Besser bekämpft man das Fieber durch alle diejenigen Maßnahmen, welche eine Besserung des allgemeinen Zustandes und damit eine Beseitigung des Fiebers erstreben.

Freiluftliegekur. Allgemein anerkannt ist die wunderbare Wirkung einer Freiluftliegekur. Der Kranke wird in entsprechender Kleidung in möglichst bequemer Lage tagsüber der Luft- und Sonnenwirkung ausgesetzt. Das Luftbad mit seiner gemäßigten Wärmeentziehung und milden reflektorischen Anregung der Wärmebildung ist das geeignetste Mittel zur Hebung der Oxydationsvorgänge im Organismus. Die Sonnenbestrahlung, deren exzessive Einwirkung durch Schirmvorrichtungen, Kopfbedeckungen mit Nackenschutz und dergl. verhindert wird, hat zweifellos auch auf chemische und nach neueren Befunden auf bakteriologische Prozesse günstigen Einfluß. Die Körperruhe ferner bedingt eine Herabsetzung im Verbrauch. Schließlich kommt die geistige Ruhe und Fernhaltung aller Schädlichkeiten in Betracht bei der Analysierung der einzelnen die Freiluftliegekur begründenden Vorteile. Tatsache ist, daß bei vorsichtiger Anwendung derselben der Stoffwechsel gesteigert wird, der Appetit sich hebt, durch Erleichterung der Oxydationsvorgänge die Blutbeschaffenheit sich bessert und etwaiges geringes Fieber häufig schwindet. Wenn man alle diese Erfolge zweifellos auch durch mannigfache andersartige Heilfaktoren erreichen kann, so ist doch der Vorteil der Liegekur nicht zu verkennen, daß durch das möglichst einfache und angenehme Mittel das denkbar beste Resultat erzielt wird — wenn nicht Schematismus, sondern individualisierendes ärztliches Denken die Vorschriften leitet. Zunächst ist klar, daß man den Grad der Wärmeentziehung für jeden einzelnen Kranken bestimmt. Anämische, schwächliche Lungenkranke wird man in möglichst geschützter und windstiller Gegend lagern, event. mit Herabsetzung der Wärmeentziehung durch wärmere Kleidung oder Wolldecken. Vor allem sind kalte Füße und Knie zu vermeiden. Einige Kranke wird man nur in den Stunden des Sonnenscheins die Liegekur gebrauchen lassen, während robustere Patienten weniger abhängig von klimatischen und atmosphärischen Verhältnissen sind. Es ist ein Unding, die Freiluftkur derart zu forcieren, daß man jeden Kranken ausnahmslos jeder Witterung aussetzt. Nur durch maßvolle Beschränkung ist der ungestörte Erfolg zu erwarten.

Auch in der Ernährung sei man bei allem Überfluß vorsichtig. Zweifellos gilt der Grundsatz, daß der Appetit nicht maßgebend ist für die Menge der zu bewältigenden Nahrung. Auch ohne Genuß verzehrte Nahrungsmittel werden assimiliert und steigern sogar durch Hebung des Ernährungszustandes die Appetenz. Diese Erfahrung darf jedoch nicht zu übertriebenen Zwangsmitteln berechtigen. Im allgemeinen verdient das Prinzip Anerkennung, durch häufige Mahlzeiten in kräftiger, leicht verdaulicher Nahrung große Mahlzeiten zu umgehen. Die atonische Magenmuskulatur bezwingt geringere Volumina, selbst wenn sie häufig gereicht werden, leichter als voluminöse und seltene Mahlzeiten. Es muß auch als überwundener Standpunkt betrachtet werden, in jedem Falle einer Verdauungsstörung durch Darreichung nur flüssiger Nahrungsmittel eine Besserung des Appetits und der Verdauung zu erwarten. Die häufigste Ursache der Verdauungsstörung sind nicht so sehr Anomalien in der Sekretion der Verdauungssäfte als in der Schwäche der Magenmuskulatur. Flüssige Nahrung muß durch großes Volumen den relativ geringen Gehalt an Nährstoffen ausgleichen, und da man weiß, daß Wasser von der Magenwand so gut wie garnicht resorbiert wird, muß die gesamte Flüssigkeit in den Darm hineingetrieben werden, eine für die atonische Magenmuskulatur schwere Aufgabe. Das Prinzip der Ernährung besteht also in der Darreichung solcher Nahrungsmittel, welche bei leichter Verdaulichkeit, konzentrierter Nährkraft möglichst geringes

Ernährung.

Volumen beanspruchen. Ferner beachte man die Regel, den etwa vorhandenen Rest von Appetenz nicht durch ewiges Einerlei in der Nahrung zu erschöpfen. Möglichste Abwechselung ist ein vortreffliches Stomachicum. Auch die Idee, die Nahrung möglichst reizlos herzustellen, hat keinerlei Berechtigung. Im Gegenteil, mäßige Würzung ist als milder Appetitreiz nur zu befürworten. In den veralteten Diätvorschriften sind einige Daten vorhanden, die zu Unrecht noch immer peinlich befolgt werden. Immer wieder begegnet man von Ärzten gegebenen Gesetzen wie: Vermeiden Sie alle schweren Speisen als da sind: Kartoffeln, Brot, Erbsen, Fette etc. Diese Vorschriften sind falsch. Alle erwähnten Nahrungsmittel sind vortrefflich, auch für den verwöhnten und leicht reizbaren Magen der Phthisiker, wenn die Zubereitung nur zweckmäßig ist. In den Kartoffeln haben wir ein bekömmliches, nahrhaftes und wohlschmeckendes Nahrungsmittel, wenn sie in gekochtem, möglichst heißem Zustande durch ein Haarsieb durchgedrückt und — alle Manipulationen in möglichst großer Hitze vorgenommen — mit Milch resp. Sahne und Butter verrührt werden; event. kann noch ein Ei, das in 1 Eßlöffel Flüssigkeit verquirlt wird, in den Brei hineingerührt werden. Das derart hergerichtete Kartoffelpüree genügt allen diätetischen Anforderungen.

In gleicher oder ähnlicher Weise werden Erbsen, Linsen, Mohrrüben, Teltower Rübchen, Maronen etc. zubereitet. Von großer Wichtigkeit sind für den gewöhnlich im Unterernährungszustand befindlichen Phthisiker die Fette. Unerreichbar an Bekömmlichkeit und Geschmack ist noch immer die Naturbutter, als deren Ersatz die Pflanzenbutter, Margarine und Sana sich um die Palme streiten. Fettreicher, aber schwerer verdaulich sind die flüssigen und weichen Fette, wie Gänseschmalz, Schweineschmalz etc. Ein altbewährtes, häufig gut bekömmliches Produkt ist der Lebertran, dem man auch schon den Ruhm einer spezifischen Heilkraft für die Tuberkulose beigemessen hat. Lipanin ist neuerdings als besserer Ersatz angepriesen worden. Weitere diätetische Angaben, besonders über die ungemein wichtige Milch und deren Derivate, sind in dem Kapitel der Therapie der Verdauungskrankheiten zu finden.

Alle Mühe und jeder errungene Vorteil ist hinfällig, wenn **Abhärtung.** es nicht gelingt, durch sachgemäße Pflege und Abhärtung der Haut die Erkältungsgefahr zu beseitigen, welcher der Phthisiker immer wieder unterliegt. Durch geringe, nur wenige Tage dauernde Erkältungen gehen alle die Fortschritte verloren, die man durch mühevolle Behandlung in Wochen errungen. Die Hebung dieser Gefahr ist schwer, die schwerste Aufgabe vielleicht, die an den Phthisiotherapeuten herantritt.

Über das Wesen der Erkältung ist viel debattiert worden, bisher ohne Resultat der Gewißheit. Über das Vorhandensein von Erkältungskrankheiten wird niemand mehr im Zweifel sein. Meiner Ansicht nach erfolgt eine sogenannte Erkältung dann, wenn das peripherische Hautgefäßsystem durch einen Kältereiz in länger dauernden Krampfzustand geräth, wodurch große Blutmassen dorthin geworfen werden, wo latente Krankheitserreger vorhanden sind, welche durch den plötzlich bewirkten Afflux von Nahrungsmaterial zum Aufkeimen veranlaßt werden. Bei chronisch Nasen-Rachenkranken ist dieser Herd mit latenten Keimen im Cavum, bei Magen-Darmkranken im Intestinaltractus, bei Lungenkranken in dem kranken Lungenabschnitt etc. gegeben. Wo also ein locus minoris resistentiae, d. h. ein Herd latenter Krankheitserreger vorhanden ist, wird dieser durch den Zufluß großer Blutmassen zum Aufflackern der Entzündung gebracht. Der gesunde Mensch reagiert auf einen seine Haut treffenden Kältereiz entweder mit baldiger Erweiterung der Hautgefäße nach kurz dauernder Kontraktion, oder die in das Körperinnere getriebenen Blutmassen richten nirgends erheblichen Schaden an, so dass spurlos der Kältereiz mit seiner Wirkung vorübergeht. Der Phthisiker ist dieser Gefahr um so häufiger ausgesetzt, als er in den Nachtschweißen mit ihrer Verdunstungskälte eine häufige Ursache zur Erkältung findet. Die eminent wichtige therapeutische Aufgabe besteht in der Erziehung der Hautgefäße zu normaler Funktion. Wie schon aus den häufigen Klagen über kalte Hände und Füße, ferner aus dem anämischen Aussehen der meisten Lungenkranken hervorgeht, befinden sich die peripherischen Hautgefäße gewöhnlich im Zustande dauernder Kontraktion, welche durch Reize auch geringeren

Grades ad maximum gesteigert wird. Damit ist die Wärmeabgabe gehindert, es fehlt der von der Peripherie ausgehende reflektorische Reiz zur Wärmebildung, die Haut wird durch mangelhafte Nahrungszufuhr in ihrer wichtigen perspiratorischen Funktion gehemmt. Alle diese Übelstände werden erhöht durch die lästigen profusen Nachtschweiße, deren Zersetzungsprodukte sich in den Poren der Haut festsetzen.

Das beherrschende Mittel zur Pflege und Kräftigung der Haut ist das Wasser.

Zunächst kommen indifferente Bäder in Betracht zur Reinigung und guten Durchfeuchtung der Haut. Diese Bäder — ca. 32—35⁰ C. — können täglich in 10—15 Minuten langer Dauer zur Anwendung kommen. Man achte nur auf eine gute Versorgung des Kranken nach dem Bade (conf. S. 11). Außer der hautpflegenden Eigenschaft kommt diesen Bädern zweifellos eine allgemein beruhigende, hustenherabsetzende und schlafanregende Einwirkung zu. Dann kommen die kalten Abreibungen in Betracht. Von dem Erfahrungsgrundsatz ausgehend, daß je stärker der Reiz, je kräftiger und plötzlicher die Kontraktion der Hautgefäße, um so energischer und schneller deren Erweiterung zu erwarten ist, wendet man zweckmäßig zu den kalten Abreibungen kühler temperiertes Wasser an, ca. 12 — 8-grädiges. Zur Vermeidung zu großer Wärmeentziehung und zu gewaltigen Reizes werden die kalten Abwaschungen zunächst nur partiell vorgenommen, mit Beschleunigung der Reaktion, d. h. der Gefäßerweiterung durch mechanische Reize. Die Erfahrung hat gezeigt, daß man zweckmäßig mit der Behandlung der Brust beginnt, die durch Auflegen eines feuchtkalten Tuches oder mittelst eines Schwammes benetzt wird. Dann wird sofort durch Reiben mit einem möglichst rauhen Tuch die Reaktion hervorgerufen. Am nächsten Tage nimmt man die gleiche Prozedur am Abdomen vor, dann am Rücken und der Glutäalgegend, schließlich an den Extremitäten. Dann unterzieht man, nachdem die einzelnen Abschnitte der Reihe nach an mehreren Tagen derart behandelt wurden, größere Partien der Prozedur, etwa Brust und Leib, Rücken und obere Extremitäten und die ganze untere Körperhälfte. Schließlich kann der ganze Körper in einer Sitzung zur Reaktion gezwungen werden, entweder durch Einwickelung in feuchtkalte Laken oder besser durch kalte Halbbäder mit gleichzeitiger oder folgender energischer Frottierung. Auf diesem Wege kann das peripherische Gefäßsystem zu normaler Funktion erzogen werden, sodaß durch physiologischen Tonus der Hautgefäße die geordnete Regulation der Wärmebilanz gesichert wird, ferner Kältereize an der prompten Reaktion der Gefäße wirkungslos abprallen. Diese Maßnahmen werden für die Praxis genügen, während in Anstalten mit modernem Komfort und großem Pflegepersonal kompliziertere hydrotherapeutische Prozeduren erfolgreich angewendet werden.

Die sorgfältige Hautpflege und dadurch erzielte Hebung des Allgemeinbefindens hat in der Regel auch das Schwinden der lästigen Nachtschweiße zur Folge. Bleiben diese trotz der Wasserbehandlung bestehen, oder sind die hydrotherapeutischen Prozeduren aus äußeren Gründen oder wegen schlechter Einwirkung auf den Kranken nicht anzuwenden, dann werden die Nachtschweiße zunächst durch altbewährte Hausmittel bekämpft, wie Milch mit Kognak (1 Teel. Kogn. auf ca. 200 g Milch) vor dem Schlafengehen, oder 2 Tassen Salbeitee, kalt getrunken. Sind diese Mittel erfolglos, dann kommt Agaricin (0,01) oder Atropin (0,0005—0,001) in Anwendung. Schließlich wird man durch lokale Beeinflussung der Schweißdrüsen deren profuser Sekretion zu steuern suchen, durch Waschungen mit spirituösen Flüssigkeiten, am besten Franzbranntwein, oder mit dem neuerdings empfohlenen Gemisch von Formalin. purum mit Alkohol abs. zu gleichen Teilen. Das letzte Mittel erfordert Vorsicht, da die energische adstringierende Wirkung auf die Schweißdrüsen deren notwendige Funktion allzusehr beeinträchtigt. Durch vorsichtige Teilpinselungen mit der die Nasenschleimhaut scharf reizenden Flüssigkeit wird man die profusen Schweißausbrüche zu verhüten suchen. Besser sind entschieden alle diejenigen Maßnahmen, welche indirekt durch Besserung des Allgemeinzustandes, besonders der Haut, die lästigen und gefährlichen Schweiße beseitigen.

Die Ursache derselben ist noch nicht mit Sicherheit erkannt. In einigen Fällen nur sind die Schweißausbrüche durch die teleologische Annahme zu erklären, daß der Körper

Behandlung der Schweiße.

durch Verdunstungskälte das Fieber bekämpfen will. Aber einmal ist es noch nicht entschieden, ob die bei den profusen Schweißen beobachteten Temperaturabfälle als Ursache oder Folgeerscheinung des Wärmeausgleiches aufzufassen sind; ferner kommen die Nachtschweiße auch bei völlig fieberlosen Kranken vor, sodaß wir uns wohl mit der Hypothese toxischer Einflüsse begnügen müssen.

<small>Medikamentöse Behandlung.</small> Als Ersatz für diese diätetisch hygienischen Behandlungsmethoden sind eine Unzahl von angeblich spezifisch wirkenden medikamentösen Mitteln empfohlen worden, denen z. T. zweifellos ein günstiger Einfluß, aber durchaus nicht in dem vermeintlichen Übermaße, zuzusprechen ist. Am meisten Vertrauen verdient der Kampfer, der in Alexander einen begeisterten Vorkämpfer gefunden hat. Kampfer regt die Herzkraft an und hebt die Euphorie. Sein gerühmter Zellenreiz ist wohl nur als indirekte Beeinflussung durch die vermehrte Blutzufuhr infolge der gesteigerten Herzkraft aufzufassen. Der Kampfer wird am besten subkutan, täglich in steigenden Dosen, appliziert, etwa derart, daß eine Woche hindurch 3 cg, dann 4 cg etc. bis täglich 0,1 g gegeben wird. Kampfer per os genommen, wird häufig sehr schlecht vertragen. Es läßt sich jedoch nicht leugnen, daß bei manchen Kranken keinerlei unangenehme Reizwirkung des Intestinaltractus wahrzunehmen ist. Wo also die subkutane Injektion äußeren Schwierigkeiten begegnet, ist eine innerliche Darreichung zu versuchen.

Die neuerdings warm empfohlene Zimtsäure wird intravenös dem Körper einverleibt, in langsam steigender Dosis bis 13 mg, beginnend mit 3 — 5 mg. Statt der Zimtsäure wird in letzter Zeit das zimtsaure Natron (Hetol) empfohlen.

Eine rühmliche Vergangenheit hat das Kreosot, zu dessen Heilkraft Ärzte und Laien großes Vertrauen haben. Seine zuweilen unzweifelhaft vorzügliche Wirkung ist wohl zum größten Teil auf die Bekämpfung pathologischer Zersetzungsvorgänge im Magen-Darmkanal zurückzuführen, eine Wirkung, auf deren Wert erst neuere Forscher aufmerksam gemacht haben. Es ist nachgewiesen worden, daß je nach der Intensität der krankhaften Zersetzungsprozesse die Größe der ausgeschiedenen Kreosotmengen variiert. Überschüssige Dosen werden unverändert eliminiert; daher die Darreichung großer Kreosotmassen unnötig ist. Ein geringerer Teil der Kreosotwirkung ist vielleicht auf seine minimale Ausscheidung durch die Bronchialschleimhaut zurückzuführen.

An Stelle des zuweilen schlecht vertragenen Kreosots (in Gelatinekapseln zu $1/2 — 1$ dg, $3 \times$ tägl., oder 1 Teil Kreosot auf 2 Teile Tinct. Gentianae, 20—80 Tropfen $3 \times$ tägl. in reichlich Milch oder in Wein) werden eine Legion Ersatzmittel angepriesen, unter denen das Guajacol. carbon., das Guajac. valerian. (Kreosotal), Kreosot. valerian. (Eosot), das Thiocol (Schwefelsäureverbindung des Guajacol. carb.) und endlich das Sirolin (eine Lösung des Thiocols in Sirup) die bekanntesten sind. Ihre Vorzüge sollen sie durch die leichtere und gesteigerte Löslichkeit besitzen; in der Praxis hat sich ein nennenswerter Unterschied in der Wirkung nicht zur Evidenz erwiesen. In vielen Anstalten und häufig in der Privatpraxis wird je nach Belieben eines der erwähnten Mittel unterschiedslos ordiniert. Es empfiehlt sich, zunächst den Erfolg der hygienisch-diätetischen Behandlung abzuwarten, und erst bei mangelhaftem Erfolg den Nutzen eines der erwähnten Mittel zu versuchen. Wenn nach ein- bis zweiwöchentlicher Darreichung kein Effekt zu konstatieren ist, wird man auf diese Gruppe der Heilmittel verzichten können.

Alle Beschwerden, welche durch die entzündlich katarrhalischen Bronchial- und Lungenveränderungen verursacht sind, werden nach den oben erwähnten Gesichtspunkten bekämpft.

In der Behandlung des Phthisikers ist der Psychotherapie ein weiter Spielraum gegeben. Nach Brehmers Ausspruch ist fast jeder Tuberkulöse ein Neurastheniker, eine Wahrheit, die jeder erfahrene Arzt bestätigen wird. Die langdauernde Krankheit, die leichte Empfänglichkeit für Erkältungsreize, die Furcht vor ihnen, die Appetitlosigkeit, das Heer der subjektiven Beschwerden wirkt derart zersetzend auf das Nervensystem, daß dessen labiler Gleichgewichtszustand nur als notwendige Folgeerscheinung zu erwarten ist.

Eine besondere Besprechung verlangt die Behandlung einer häufigen Komplikation der Lungentuberkulose, der Hämoptoë. Verursacht wird diese in der Regel durch Berstung eines größeren Lungengefäßes innerhalb einer tuberkulösen Kaverne. Man darf sich nicht vorstellen, daß die Gefäßwand selbst von Tuberkeln durchsetzt wird und dadurch rupturiert — dieser Vorgang ist deshalb nicht häufig, weil der Reiz der Tuberkeln sich auf die Media und Intima fortsetzt, wodurch eine Thrombosenbildung veranlaßt wird — sondern die Gefäße werden durch tuberkulöse Umbildung und Zerstörung der Umgebung isoliert, es entstehen infolge der dadurch bedingten Ernährungsstörung der Wandung, die trotz eigener Gefäße nicht ausbleiben kann, und vor allem in Folge des aufgehobenen Gegendruckes Erweiterungen der Gefäße, die bei der Brüchigkeit der Wandung und den heftigen Thoraxerschütterungen beim Husten leicht zu Rupturen führen. In einigen seltenen Fällen kommt es auch ohne destruktive Prozesse allein durch die entzündliche Affluxion in die erkrankten Lungenarterien zu parenchymatösen Blutungen und selbst Berstungen kleinerer Gefäße.

Die wichtigste therapeutische Frage ist die Anwendung von Narcoticis. Auf der einen Seite steht der unzweifelhafte Vorteil einer Beruhigung und Herabsetzung des die Blutung unterhaltenden Hustens, auf der anderen Seite die Furcht, durch Herabsetzung der Sensibilität der Bronchialschleimhaut eine Stagnation der Blutmassen in den Bronchien und durch deren Zersetzung die Entwickelung einer Pneumonie zu fördern. Es folgt aus dieser Überlegung die Notwendigkeit, die ungemein heilsame Beruhigung durch geringe Dosen eines Narcoticums zu erzwingen, wenn es nicht der ärztlichen Kunst gelingt, durch seelische Einwirkung die gewöhnlich hochgradigste Aufregung eines Lungenbluters zu bekämpfen. Man findet den Kranken mit bleichem Antlitz, nicht so wegen des Blutverlustes, sondern aus Schreck, mit fliegendem Atem, dem durch die Auskleidung der Bronchien mit Blut fortwährend bestehenden Hustenreiz schrankenlos nachgebend. Alle Bewegungen sind hastig, überstürzt, alle Verordnungen, auch aus Laienmunde, werden kopflos befolgt. Es ist einleuchtend, daß der in Folge der Hautanämie nach innen gedrängte Blutstrom die Blutung begünstigt, daß der exzessiv beschleunigte Atem, die fortwährenden Hustenstöße, die hastigen Bewegungen denselben Effekt haben. Die üblichen Vorschriften bestehen in der Verordnung einer Eisblase, von Eisstückchen, die geschluckt werden sollen, und dann werden gewöhnlich Einspritzungen von Morphium oder von Ergotin, wohl auch von beiden Medikamenten gemacht. Darreichungen von großen Mengen (1 Eßl. und darüber) Salz, von Säuren sind als Volksmittel beliebt.

Folgende Überlegungen seien mir gestattet. Häufig wird, da Hämoptysen gerade im Beginn von Lungentuberkulose sich gern einstellen, dem Arzt gar nicht die affizierte Seite bekannt sein, und da eine Untersuchung selbstverständlich verboten ist, wird die Eisblase auf gut Glück auf den Thorax aufgelegt. Die Kältewirkung hat aber nur dann Sinn und Erfolg, wenn zufällig dem Arzt der Sitz der Erkrankung bekannt ist und zufällig die blutende Stelle peripherisch so nahe der Thoraxwand liegt, daß sie von der Eiswirkung erreicht wird. In der überwiegenden Mehrzahl der Fälle werden diese Bedingungen nicht gegeben sein, und dann hat die Eisblase die Wirkung, daß sie die Blutmassen von den ihrer Einwirkung unterliegenden Haut- und Thoraxgefäßen in tiefere Gegenden treibt, auch dahin, wo die Blutung vor sich geht. *Kritik der allgemein üblichen Behandlung.*

Ferner verordnet man Eisstückchen zum Schlucken. Der einzige Zweck dieser Verordnung kann der sein, durch die Kältewirkung eine Anästhesie des Pharynx, vielleicht auch der Trachea durch Übertragung der Kälte vom Ösophagus in die davor gelegene Luftröhre zu erzielen. Diese Wirkung kann nur erreicht werden, wenn die Eisstückchen in toto den Ösophagus passieren. Wird die Verordnung nun ohne nähere Vorschriften gegeben, dann sieht man, wie die Kranken sich mit einem großen Stück Eis im Munde abquälen, ohne daß dadurch, da das Eiswasser sich bald erwärmt, der geringste Erfolg erreicht wird. Man mache daher die genaue Angabe, daß erbsen- bis bohnengroße Eisstückcken alle zehn Sekunden geschluckt werden sollen. Man lasse den Kranken jedesmal bis 10 zählen, um seine Aufmerksamkeit abzulenken. Gelingt es der ärztlichen Gewalt, durch tröstenden und ermahnenden Zuspruch den Kranken zu beruhigen, dann wird in der Regel die Blutung bald von selbst aufhören. Man mache den Kranken darauf aufmerksam, daß die Hämoptoë von keinerlei Gefahr begleitet sei, daß die Erscheinung die Eigentümlichkeit besitzt, die Befallenen in die größte Aufregung zu versetzen, daß die

Blutung sofort spontan aufhört, wenn der Kranke sich beruhigt. Man zwingt ihn zu ruhiger Atmung, läßt den Hustenkitzel gewaltsam unterdrücken und ihm nur dann Folge geben, wenn Blut herausbefördert werden soll. Eventuell empfiehlt es sich, durch eine Scheininjektion (aqua dest.) eine Suggestivwirkung zu erstreben. Ergotin ist theoretisch und praktisch so wenig ermutigend, daß seine Injektion umgangen werden kann. Sicher ist nur, daß Ergotin auf die Uterusmuskulatur kontrahierend wirkt; sein Einfluß auf die gesamte Gefäßmuskulatur ist sehr bestritten, ja es gibt sogar Autoren, welche dem Ergotin eine gefäßkontrahierende Wirkung zusprechen, mit Ausnahme der Lungengefäße. Daß durch die Austreibung der Blutmassen aus den verengten Gefäßen in die unbeeinflußte Lunge hier ein gewaltiger Afflux entstehen müßte, ist klar. Viel zweckmäßiger ist die Injektion von Kodeïn in geringer Dosis (0,03 g) oder Heroïn (0,003—0,005). Letzterem sagt man nach, daß es beruhigend und verlangsamend auf die Atmung wirke; daher ist seine Anwendung gerade bei der Hämoptoë indiziert. Guten Erfolg sah ich zuweilen von heißen Sitzbädern, welche durch Anfüllung des gewaltigen Blutreservoirs in dem mächtigen Gefäßgebiet des Unterleibes der Lunge große Blutmengen entziehen und infolge der dadurch verursachten Gefäßkontraktion zur Stillung der Hämoptoë beitragen. Gelingt es nicht, der Blutung Herr zu werden, und entsteht durch den Blutverlust eine Lebensgefahr durch Versagen der Herztätigkeit bei ungenügender Füllung des Gefäßsystems, dann kann durch Kochsalzinfusion (siehe Seite 36) oder durch Wickelung der Extremitäten die Gefahr gehoben werden. Die Umschnürung der Extremitäten hat den Zweck, durch Austreiben des Blutes resp. durch Behinderung des Einströmens das Gefäßsystem des Rumpfes und vor allem des Gehirns und das Herz besser zu füllen und dadurch die Herztätigkeit aufrecht zu erhalten. Durch Hochlagerung resp. Suspension der Extremitäten kann dieser Zweck noch besser erreicht werden. Zu hüten hat man sich vor schwacher Konstriktion, durch welche nur der venöse Blutabfluß behindert wird, während der Zufluß durch die tiefer liegenden Arterien ungehemmt erfolgt. Unter diesen Umständen wird eine große Blutmasse in den Extremitäten zurückgehalten und dadurch die Gefahr des Versagens der Herztätigkeit gesteigert. Daß die Einwickelung der Extremitäten vom distalen Ende zu beginnen hat, bedarf wohl kaum der Erwähnung, ebenso, daß man durch Cardiaca die Herzkraft stimulieren wird. Unter den Komplikationen der Lungenschwindsucht beanspruchen zwei wegen ihrer ungeheuren praktischen Wichtigkeit besondere Besprechung, die Darmtuberkulose und die Kehlkopfschwindsucht. Während erstere wegen ihrer geringen Abweichung in der Therapie von der einfachen chronischen Enteritis bei dieser Berücksichtigung finden wird, soll die Behandlung der Larynxtuberkulose hier besprochen werden.

Larynxphthise.

Es ist und wird vielfach gestritten, ob es eine primäre Kehlkopfschwindsucht gibt, oder ob diese stets eine Folgeerscheinung einer bestehenden, wenn auch okkulten Lungenerkrankung ist. Bei allem theoretischen Interesse, welches diese Frage verdient, ist diese Entscheidung für die Praxis von geringer Wichtigkeit, weil eine tuberkulöse Kehlkopferkrankung eine beständige Gefahr für die Lunge bildet, welcher dieses Organ früher oder später stets erliegt. Die tuberkulöse Erkrankung erfolgt entweder auf dem Blut- oder Lymphwege oder von der Oberfläche her, teils von einfach katarrhalischen Erosionen ausgehend, teils durch Einwanderung der Tuberkelbazillen in die reichlich vorhandenen Drüsen. Die vier makroskopischen Typen tuberkulöser Gewebsveränderung sind: Infiltration, Ulzeration, Tumor und miliares Knötchen. Diese spezifischen Veränderungen kombinieren sich mit Sekundärvorgängen, welche durch die Geschwürsbildung ausgelöst werden, wie entzündliche Infiltration, Abszedierung, Perichondritis.

Die klinischen Erscheinungen, welche an die erwähnten anatomischen Veränderungen im Larynx sich knüpfen, sind Husten, Störungen in der Stimmbildung, Schmerzen, Parästhesien und Atembeschwerden. Der Husten wird von den verschiedensten Stellen des Respirationstractus ausgelöst; am leichtesten sprechen die Bifurkationsstelle und die Interarygegend auf Reize an. Die Stimmbildung kann gestört sein durch Läsion oder Vernichtung der schwingenden Membranen

Symptome.

oder durch Behinderung deren notwendiger Annäherung. Schwellungen der Taschenbänder, der subglottischen Gegend, der Regio interarytaenoïdea, entzündliche Erkrankungen der Arytänoïdgelenke oder Ankylose derselben machen die Annäherung der Stimmbänder mehr oder weniger unmöglich. Schließlich können entzündlich infiltrierte Muskeln oder hochgradige Schwäche derselben, als Teilerscheinung einer allgemeinen Körperschwäche, die Stimmbildung stören.

Das quälendste und gefährlichste Symptom tuberkulöser Larynxerkrankung ist das Schluckweh. Dieses wird ausgelöst durch entzündliche Veränderung aller derjenigen Teile, die beim Schluckakt bewegt oder vom geschluckten Bissen getroffen werden. Als Ursachen der Schluckschmerzen sind daher Erkrankungen der Epiglottis, der aryepiglottischen Falten, der Arytänoïdgelenke und vor allem Ulzerationen in der Übergangsfalte der hinteren Larynx- in die vordere Ösophaguswand anzusprechen. Eine leichte Ulzeration dieser Gegend kann die Ursache zur rapiden Verschlimmerung des Allgemein- und Larynxzustandes abgeben, weil das heftige Schluckweh die Nahrungsaufnahme beeinträchtigt, hierdurch eine Unterernährung, ein Kräfteverfall bewirkt wird, der seinerseits eine rapide Verschlimmerung des laryngealen Befundes im Gefolge hat. Die Parästhesien, welche durch die fast stets zu konstatierende Kehlkopfanämie bedingt sind, müssen nach Schech als Ausdruck einer allgemeinen Ernährungsstörung aufgefaßt werden. Diese Erscheinungen bestehen gewöhnlich in einem Gefühl von Trockenheit, Kratzen, Husten, seltener in einer Hyperästhesie oder größeren Empfindlichkeit gegen Temperaturwechsel.

Die Kurzatmigkeit schließlich ist wohl zum größten Teil von den gleichzeitigen Lungenveränderungen abhängig. Jeder Zustand jedoch im Kehlkopf, durch welchen eine freie Luftzufuhr in die Lunge gehindert wird, verursacht einen Ersatz der durch den behinderten Atemzug verringerten Luftmenge durch Häufigkeit der Atmung, besonders wenn durch irgend eine, selbst geringe Anstrengung das Sauerstoffbedürfnis gesteigert wird.

Wenn auch die Prognose im allgemeinen wenig Hoffnung gewährt für eine Heilung der Kehlkopfschwindsucht, so sind wir Ärzte doch nicht zur resignierten Untätigkeit verdammt. Wir können helfend eintreten. Wir können das Leben der Kranken um Monate, selbst um Jahre verlängern, wir können ihre Beschwerden lindern und beseitigen, die um so furchtbarer sind, als sie in monatelanger Dauer nicht durch Narcotica zu beseitigen sind. Wenn wir auch den Kranken in Morphiumschlummer versetzen, jede Nahrungsaufnahme, jeder Schlingversuch wird ihn der Narkose entreißen und die Qualen um so intensiver zur Empfindung bringen.

Infolge der innigen anatomischen, funktionellen und pathologischen Beziehungen zwischen Lunge und Kehlkopf muß die Therapie der Larynxtuberkulose bei analoger Lungenveränderung diese mitbetreffen. Mit der Besserung des Lungenleidens, welche den Allgemeinzustand hebt, die Temperatur herabsetzt, Husten und Auswurf vermindert, wird naturgemäß auch der Kehlkopf in günstigere Bedingungen gebracht.

Die direkte Behandlung der Larynxtuberkulose verfolgt zwei Intentionen: Bekämpfung der tuberkulösen Veränderungen und der unmittelbar oder mittelbar durch diese verursachten Beschwerden. In den meisten Fällen wird mit der Beseitigung der krankhaften Zustände der Teile deren störender Einfluß entfernt werden; zuweilen jedoch müssen wir uns mit dem symptomatischen Erfolg bescheiden, dessen Wert zum Teil außerordentlich groß ist. Beiden therapeutischen Richtungen gerecht sind zwei Maßnahmen, die fast in jedem Falle von Larynxtuberkulose geboten sind: Ruhe und Anwendung von permanenter Kälte. Die Erkrankung mag in beliebiger Form irgend ein Gebilde im Kehlkopf betroffen haben, stets wird die kranke Stelle durch Körperbewegung mehr und minder alteriert.

Direkte Behandlung.

Für jedes entzündete Organ bildet absolute Ruhe das erste Gebot, also auch für den kranken Larynx. Schon beim ruhigen Atmen werden die Glottis und die mit ihr in irgend einer mechanischen Verbindung stehenden Teile bewegt, derart, daß man den M. arytaen. transversus wegen seiner unaufhörlichen Tätigkeit mit dem Herzmuskel verglichen hat. Durch jede Körperbewegung wird die Atmung intensiver, die Atemzüge tiefer, die konkomitierenden Kehlkopfbewegungen ausgiebiger, der Glottisspalt, entsprechend dem größeren einströmenden Luftvolumen bei der Inspiration, weiter, die Bewegungen und Zerrungen der Stimmbänder und der mit ihnen im Zusammenhang stehenden Gebilde größer. Möglichst ruhige Lage, durch welche die Atmung gleichmäßig, nicht forciert wird, gibt daher das erste therapeutische Gebot: Ruhigstellung des kranken Organs. Aus diesem Erfordernis ergibt sich ohne weiteres das Verbot des Sprechens, sowohl mit als ohne Stimme. Von gleicher Wichtigkeit ist die lokale Anwendung von Kälte. Jede tuberkulöse Infiltration, noch mehr die tuberkulöse Ulzeration bedingt primär oder sekundär durch eingeschleppte andersartige Entzündungsreize eine entzündliche Schwellung der erkrankten Teile. Nach alter Erfahrung ist das beste, weil einfachste entzündungswidrige Mittel die Applikation von Kälte, welche die affizierten Partien in möglichster Nähe treffen soll. Die Wege für eine den Larynx in seinem Innern erreichende Kältewirkung ist die Kältebeförderung durch den Schlingakt, zweitens das Eindringen von der Oberfläche des Halses aus. Der erste Weg wird zweckmäßig benutzt, wenn die Erkrankung Teile betroffen hat, welche durch die geschluckten Massen getroffen werden, d. h. Epiglottis, die Plicae aryepiglotticae, ösophageale Fläche der Regio interarytaen. Das einfachste Kältemittel ist das Eis, welches in Form etwa erbsengroßer Stücke in toto geschluckt wird, oder in Gestalt des Fruchteises. Ein anderes Kältemittel sind ätherische Öle, welche, in den Larynx gespritzt, dort durch Verdunstung Kälte erzeugen. Obenan steht das häufig erprobte Oleum Mentholi in wechselnder Konzentration, bis 20%. Von der Außenfläche des Kehlkopfes bringt man die Kälte durch eine permanente Eiskravatte zur Tiefenwirkung.

Zuweilen genügen beide Maßnahmen, um in wenigen Tagen eine überraschende Besserung zu bewirken. Namentlich in den Fällen, in denen die erheblichsten Veränderungen im Larynx durch entzündliche Vorgänge bedingt sind, erreicht man durch Ruhe und Kälte erstaunliche Erfolge. Bei anderen Kranken genügen diese kardinalen Verordnungen allein nicht. Eine allgemeine, für jeden Fall zutreffende Behandlung kann es nicht geben, weil die tuberkulöse Affektion verschiedene Formen zeigt, deren jede einzelne besondere Eingriffe erfordert, noch modifiziert durch den besonderen Sitz. Zur Ausführung aller therapeutischen lokalen Applikationen sind außer linkshändiger Laryngoskopie die rechtshändige Führung des Pinsels, der Spritze und des Pulverbläsers erforderlich, Forderungen, denen durch geringe Übung leicht gerecht zu werden ist.

Zum Pinseln des tuberkulösen Larynx haben sich aus der Fülle der empfohlenen, in der allgemeinen Praxis zu entbehrenden Mittel nur wenige konstant behauptet; außer der Milchsäure, der man seit der Einführung durch Krause eine Art spezifische Einwirkung zuschreibt, das altbewährte Argentum nitricum und das schmerzstillende Kokain. Die Indikation zur Milchsäurebehandlung ergibt sich aus der Überlegung, welchen Erfolg wir uns von der Säure versprechen können. Sie hat vor anderen ätzenden Stoffen den Vorzug, daß sie die tuberkulösen Granulationen leichter und vollständiger zerstört, ohne auf gesunde Gewebe eine besonders deletäre Einwirkung zu zeigen. Wenn sich also ein tuberkulöses Ulcus mit weichen Granulationen auf dem Grunde oder in der Umrandung der Behandlung darbietet, dann wird man Acidum lacticum einwirken lassen. Die Granulationen werden verschorft, stoßen sich ab, es wandelt das tuberkulöse Geschwür sich in ein einfaches um. Hieraus ergeben sich zwei Erfordernisse. Zunächst muß die Säure kräftig in die Granulationen eingerieben werden, um eine möglichst ausgedehnte Imbibition zu erzielen, und dann muß der Körper durch Allgemeinbehandlung in eine Verfassung gebracht werden, daß gesunde, die Heilung des Geschwürs herbeiführende Granulationen emporsprießen können. Handelt es sich jedoch um fest infiltrierte Massen, dann wird man von der Milchsäure keine besondere Einwirkung erkennen, da harte Infiltrationen der Imbibition nicht zugänglich sind. In solchen Fällen müssen der Milchsäure durch chirurgische Eingriffe die Wege eröffnet werden, eine Möglichkeit, welche in der allgemeinen Praxis nur selten gegeben sein dürfte. „Was die chirurgische Behandlungsmethode der Larynxphthise anbetrifft", sagt Heryng, „so möchte ich ausdrücklich betonen, daß sie nicht für die Anfänger bestimmt ist, auch dürften die Larynxphthisiker nicht das entsprechendste Einübungsmaterial für den angehenden Spezialisten bilden". Die Häufigkeit der Anwendung

Milchsäurebehandlung.

der Milchsäure hängt von der Reaktion ab, welche das Mittel hervorruft. Im allgemeinen muß nach Heryng an dem Grundsatz festgehalten werden, die Pinselungen nicht eher zu wiederholen, bevor der Effekt der früheren Einreibungen, resp. die frühere Reaktion nicht geschwunden ist und die Schorfe sich nicht gelöst haben. Zweckmäßig für die Anwendung des Ätzmittels ist vorhergehende Kokainisierung (mit 10 bis $20^0/_0$-iger Kokainlösung) und allmähliche Steigerung in der Konzentration der Milchsäure. Man beginnt etwa mit $20^0/_0$-iger Lösung.

Arg. nitr. Nach 3—4 Tagen ist der grauweiße Schorf geschwunden, dann folgt eine 40—$60^0/_0$ige Lösung. Dem Argentum nitricum sind ebenso wie der Chromsäure engere Grenzen gezogen. Für flache Geschwüre sowie zur Beseitigung stark katarrhalischer Entzündung ist ihre Anwendung indiziert. Die Konzentration richtet sich nach der beabsichtigten Einwirkung. Über die Art der Höllensteinanwendung siehe S. 49.

Kokain. Die Applikation von Kokain kann auf verschiedene Art erfolgen: durch Pinselung, durch Aufträufelung und durch submuköse Injektion. Neuerdings hat man zur Vermeidung der Kokainintoxikation Eukain angewendet, das wegen seiner weniger intensiven und zuverlässigen Einwirkung und seines gleich teuren Preises und der jüngst berichteten bösen Intoxikationen vorläufig dem Kokain noch nicht den Vorzug streitig machen konnte.

Von Einspritzungen in den Larynx kommt in Betracht außer dem Kokain resp. dem Eukain vorzugsweise das oben erwähnte Ol. Mentholi; von Einblasungen: Dermatol, Nosophen, Orthoform, Morphium, Codeïn. phosph. und Antipyrin. Um das Eindringen der Pulver in die Trachea zu verhüten, muß man im Augenblick der Insufflation zum Glotisschluß phonieren lassen. Dermatol und Nosophen werden zur einfachen Desinfektion in den Larynx befördert. Ihr Wert besteht außer in der desinfizierenden Kraft in ihrer feinen, mechanisch nicht reizenden Verteilung und ihrer Geschmacklosigkeit, Eigenschaften, welche die Anwendung des früher gerühmten Jodoforms verbieten. Orthoform ist neuerdings mit Erfolg gegen schmerzende Ulzerationen angewendet worden. Es berührt nicht den Geschmack, ist ein weiches, fein verteiltes Pulver, das desinfiziert und analgesiert. Es wirkt nur bei Applikation auf ulzeröse Flächen, wo seine Einwirkung auf die freien Nervenendigungen ermöglicht ist. Zweckmäßig fand ich eine Mischung mit Dermatol, wodurch die hygroskopische Eigenschaft des Orthoforms gemildert und eine bessere Desinfektion erzielt wurde. Seine Wirkung hält nach meinen Erfahrungen 2—6 Stunden an. Zur Schmerzlinderung wird in Pulverform ferner das Morphium in Mischung mit Dermatol (0,005—0,01 auf 0,25), besser das Codeïn. phosph.(0,03) angewendet. Schmerzlindernd wirkt schließlich in manchen Fällen Antipyrin mit Amylum zu gleichen Teilen, wohl hauptsächlich durch Überdeckung der freiliegenden schmerzenden Ulzerationen. Die Herrschaft zur Beseitigung namentlich der quälenden Schluckschmerzen hat das Kokain sich erhalten. Seine unangenehmen Eigenschaften sind außer der Intoxikationsgefahr (Antidot: Ätherinhalation) das zuweilen sehr unangenehme Knollengefühl, die nur wenige Stunden anhaltende Wirkung, der ungemein teure Preis und schließlich folgende unerwünschte Wirkung, auf die Lazarus besonders aufmerksam macht. Infolge der absoluten Unempfindlichkeit ist die ulzeröse Fläche allen Insulten ausgesetzt, die sonst durch die Sensibilität ferngehalten wurden.

Zuweilen kann man das Herannahen der Schlingbeschwerden in der Ausbreitung eines Ulcus interarytaen. nach oben bemerken. In dem Augenblick, in dem das Geschwür den Übergang der laryngealen in die ösophageale Fläche trifft, beginnen die Schluckschmerzen, die nur durch Zerstörung der freiliegenden Nervenendigungen, am besten durch Milchsäure, beseitigt werden. Sieht man also ein Ulcus in der Regio interarytaen., das Neigung zur Ausbreitung nach oben zeigt, so muß mit aller Energie eine Heilung des Geschwürs nach den erörterten Gesichtspunkten erstrebt werden.

Von außerordentlicher Wichtigkeit bei der Behandlung von Schlingbeschwerden ist das diätetische Verhalten. Alle Speisen, welche mechanisch oder chemisch den Larynx reizen, müssen streng vermieden werden. Am besten geschluckt werden Speisen in gallertartiger Form, dann breiige Nahrung, schließlich Flüssigkeit. Am zweckmäßigsten ist nach M. Schmidt dicke Milch, welche im Sommer vier, im Winter fünf Tage gestanden hat, Eierspeisen, Puddings, rohe Eier, dicke, durch-

Diätetische Behandlung.

geschlagene Suppen etc. Manche Kranke schlucken fast ohne Schmerzen, wenn sie den Kopf nach vorn überbeugen oder die flüssigen Speisen in der Bauchlage durch ein Röhrchen aufziehen. Wenn der Wein Husten verursacht, so kann man ihn auch als Klystier verabreichen; er wird da sehr schnell aufgesogen und reizt nicht, wenn man ihn mit Ei verrührt gibt. Die beste Behandlung der Schlingbeschwerden, die kausale, ist von der laryngologischen Tüchtigkeit des Arztes abhängig. In einzelnen Fällen — bei Ulzeration der Umschlagfalte in der Regio interarytaen., bei Perichondritis, bei so erheblicher Schwellung, daß die Speise sich kaum durchpressen läßt etc. — ist die kausale Therapie relativ leicht möglich. In einzelnen Fällen wird jedoch die Kunst des geübtesten und erfahrensten Laryngologen die sichere Ursache der Schlingbeschwerden vergeblich suchen.

Behandlung des Hustens. Dieselbe Schwierigkeit bietet die kausale Therapie des Hustens. Zu dessen Auslösung sind bei einem Larynxphthisiker, dessen Lungen gleichfalls tuberkulös sind, so zahlreiche Bedingungen gegeben, daß es in dem einzelnen Falle schwer wird, die wirkliche Ursache zu erforschen. Es soll auch gar nicht in der Absicht des Arztes liegen, jeden Hustenreiz zu beseitigen: „Ich halte es nicht für gut", sagt M. Schmidt, „den Husten zu unterdrücken, da er ja das von der Natur bestimmte Mittel ist, die infektiösen Stoffe mittelst des Auswurfs herauszubefördern und durch tieferes Einatmen zur Ventilation der Lungenalveolen beizutragen. Einen Husten, der leicht Schleim befördert, soll man nicht dämpfen, wenn er die Nachtruhe nicht zu sehr stört. Ein narkotisches Rezept gehört zu den seltensten Verordnungen in meiner Sprechstunde."

Zur Entscheidung der wichtigen Frage, ob ein bestehender Husten im Interesse des Organismus die Expektoration besorgt, oder ob er als Reizhusten ohne Herausbeförderung von Auswurf zu betrachten ist, muß der Arzt die Art des Hustens und seines Effekts genau beobachten resp. beobachten lassen. Die Menge des Sputums muß in einem gewissen Verhältnis zur Häufigkeit des Hustens stehen, wenn auch die Masse des durch einen Hustenstoß expektorierten Auswurfs je nach der Lungenveränderung variiert. Es hängt ferner die Art des Hustens von der Konsistenz der ausgeworfenen Massen ab.

Von Einfluß für den Charakter des Hustens ist dann der Kräftezustand des Patienten, der Befund seines Kehlkopfes und schließlich der Nervenzustand. Aus diesen Faktoren setzt sich die Art und Ausdehnung des Hustens bei jedem Kranken zusammen. Die zweckmäßige Begrenzung der Reflexauslösung erfordert daher Beobachtung und Überlegung seitens des Arztes. Nur wenn man einen zweckmäßigen Effekt vermißt, wird man gegen den Husten vorgehen. Zuweilen wird man den Husten durch Herabsetzung der Lungen- resp. Bronchialsekretion beschränken. In einigen Fällen wird die Konsistenz des Auswurfs eine Regulation des Hustens ermöglichen, besonders durch Verflüssigung eines zähen, sich schwer von dem Sekretionsboden lösenden Sputums. Durch zweckentsprechende Lagerung des Kranken kann das Auswerfen erleichtert werden, durch allgemeine Kräftigung nach bekannten Gesetzen, durch Kampferinjektionen; ferner durch Fernhalten aller der Schädlichkeiten, welche bekanntermaßen oder nach besonderer Erfahrung Husten bewirken. Wenn infolge Behinderung des Glottisschlusses ein quälender effektloser Husten besteht, wird man durch Behandlung des Larynx Erfolg haben.

Am schwierigsten ist die Behandlung des sogenannten Reizhustens, d. h. eines krankhaften Hustenparoxysmus, der plötzlich durch den geringsten Anlaß den Patienten befällt. In jedem Falle von Reizhusten soll man den Larynx und besonders die Regio interarytaenoïdea sich zu wiederholten Malen ansehen. Die erfolgreiche Untersuchung und Behandlung der anders lokalisierten, einen Reizhusten bewirkenden Läsionen wird selten ohne spezialistische Ausbildung möglich sein. In jedem Falle versuche man durch Erziehung den Husten zu unterdrücken, die jedoch nur bei intelligenten Personen von Erfolg begleitet sein wird. Da häufig der Reizhusten derart entsteht, daß der Patient einen geringen Kitzel im Halse mit einem leisen Hustenstoß beantwortet, der nun seinerseits als Reiz wirkt, und so fortgesetzt eine Steigerung in Ursache und Wirkung bis zu einem Hustenparoxysmus sich entwickelt, kann man durch Bekämpfung des ersten Reizes den Hustenkrampf vermeiden. Man rege den Patienten an, einen kleinen Reiz durch ruhiges Atmen, vielleicht durch einen kleinen Schluck kalten oder warmen Wassers zu bekämpfen. Häufig wird der

Erfolg nicht ausbleiben. Unterstützt wird die Therapie durch Kräftigung des Nervensystems durch eine hygienisch-diätetische Allgemeinbehandlung. Durch Herabsetzung der Reflexerregbarkeit wird das Hustenzentrum weniger häufig erreicht, durch Funktionsminderung gekräftigt, schwerer auf einen Reiz ansprechend, und so können allmählich einzelne Bahnen für die Reflexleitung vollständig ausgeschaltet werden.

Emphysem.

In inniger klinischer Verbindung mit chronischen Luftröhrenkatarrhen steht das Emphysem. Häufig wird die Entscheidung schwierig sein, welche Affektion als primäre aufzufassen ist. Zum Verständnis dieser Frage sind folgende Überlegungen notwendig. Ist die Schleimhaut der kleineren und kleinsten Bronchien entzündlich katarrhalisch geschwollen, so daß das Lumen mehr oder weniger verlegt ist, dann nimmt die Atmungsluft bei der Inspiration den am leichtesten zu passierenden Weg, d. h. in die gesunden Lungenräume. Durch diese Ausschaltung der kranken Partien muß die Inspiration entweder häufiger werden oder durch Tiefe Kompensation schaffen, wodurch die gesunden Lungenabschnitte über die Norm gedehnt werden. Bei diffuser Erkrankung muß durch gewaltsame Inspirationen das Lumen der Bronchien erschlossen werden, sodaß wiederum bei der exzessiv tiefen Inspiration eine Überdehnung der Alveolen erfolgt. Bei der Exspiration müssen infolge der Verengerung der Luftwege die muskulären Hilfskräfte in Aktion treten. Die durch Muskelwirkung verursachte Verkleinerung des Thorax bedingt eine Kompression des gesamten Thoraxinhaltes, also nicht nur der Alveolen, sondern auch der kleineren Bronchien, durch deren Verschluß die komprimierte Alveolarluft eine Überdehnung der Wandung zur Folge haben muß. Diese Schädigungen wirken in erhöhtem Maße beim Husten. Da dieser in der Sprengung der Glottis durch die komprimierte Lungenluft besteht, wird bei jedem Hustenstoß die Alveolarluft in erhöhte Spannung gebracht, deren deletäre Einwirkung auf die elastische Wandung nicht ausbleiben kann. Zunächst tritt als Folgeerscheinung aller dieser Schädlichkeiten ein Überdehnungszustand der Lungenräume ein, ein Volumen pulmonum auctum. Infolge mangelhafter Ernährung der überdehnten Alveolarsepta, in denen bei der erhöhten Spannung die Blutzirkulation behindert ist, verfallen diese der Atrophie, und es entstehen dadurch größere Luftblasen als Ausdruck des mit Substanzverlust einhergehenden Emphysems. Durch Ausschaltung der Septa mit ihrem reichen Gefäßnetz ist das Volumen der Blutleiter stark eingeengt, und die notwendige Folge der gleichbleibenden Blutmasse ist eine Blutüberfüllung der Lunge, welche eine entzündliche Affektion ungemein fördert. Die Heilungschancen eines Katarrhs bei Emphysem sind außerordentlich ungünstig. Das blutüberfüllte Organ unterhält die Bildung des zähen, dem Produktionsboden fest anhaftenden Sekretes, und durch Verminderung des Luftvolumens und der Spannung der Lungenräume ist die Austreibung dieser Massen im höchsten Grade erschwert.

Wenngleich dieses Ineinandergreifen des chronischen Luftröhrenkatarrhs und des Emphysems nicht zu leugnen ist, so kommen doch zweifellos Fälle von Emphysem zur Beobachtung, die als primärer Verfall der Elastizität und der Substanz aufzufassen sind. In relativ jugendlichem Alter begegnet man bei Kranken, die keinerlei lungenblähenden Schädlichkeiten ausgesetzt waren, den hochgradigsten Emphysembildungen. Bei diesen Menschen war die Lunge nicht mit der für das gewöhnliche Leben erforderlichen Widerstandskraft ausgerüstet. Die elastische Kraft versagte frühzeitig, wie zuweilen das Nervensystem oder die Herzmuskulatur sich den mittleren Anforderungen des Lebens nicht gewachsen zeigen.

Welcher Ätiologie auch die Entwickelung des Emphysems zuzuschreiben ist, in jedem Falle wird das Herz in Mitleidenschaft gezogen, derart, daß der Emphysematiker an Versagen der Herztätigkeit zu Grunde geht. Da, wie erwähnt, durch Ausschaltung großer Gefäßbezirke in der Lunge die gleiche Blutmasse durch engere und im ganzen erheblich kleinere Wege getrieben werden muß, ist der Widerstand des rechten Herzens gewaltig gesteigert, und das Wohlbefinden des Emphysematikers ist von der Kompensationsfähigkeit des rechten Herzens abhängig. Jede Therapie des reinen Emphysems hat sich daher der Herztätigkeit anzupassen. Das Emphysem selbst ist irreparabel.

Für die praktische Beurteilung sind drei Stadien zu unterscheiden. Das erste, in höherem Alter physiologisch, gibt seiner geringen Erscheinungen wegen kaum Anlaß zum therapeutischen Einschreiten. Im zweiten Stadium empfindet der Kranke nur dann den Ausfall der Lungensubstanz, wenn größere Anstrengungen den Sauerstoffbedarf steigern. Das Endstadium endlich ist durch die Herzinsuffizienz charakterisiert.

Einfluß des Emphysems auf das Herz.
Wenn die in Frequenz und Extensität gesteigerte Atmung den Ausfall der Atmungsoberfläche nicht mehr zu decken vermag, dann tritt an das ohnehin überbürdete Herz die Aufgabe, den durch die Atmung nicht mehr in ausreichendem Maße zu schaffenden O-Gehalt durch kräftigeres und schnelleres Hindurchtreiben des Blutes durch die Lunge zu verschaffen. Die Behandlung dieses Zustandes unterscheidet sich in nichts von der Therapie der Herzaffektionen, die im folgenden Kapitel besondere Besprechung finden wird.

Bei bestehendem Katarrh ist das zähe Sekret und der schädigende Husten zu bekämpfen. Nicht zum mindesten ist schließlich auf die Fernhaltung aller der Schädlichkeiten zu achten, welche die Respiration oder gar den Husten steigern oder die Herzkraft unnütz in Anspruch nehmen. Die Versuche, durch Erleichterung der Ausatmung in verdünnte Luft heilkräftig zu wirken, kommen für praktische Ärzte kaum in Betracht.

Asthma bronchiale.

In engem Zusammenhang mit dem Volumen pulm. auctum und dem Emphysem findet sich dasjenige Krankheitsbild, das wir als letztes von den Lungenaffektionen der Besprechung unterziehen wollen, das Asthma bronchiale. Ich spreche von einem Krankheitsbild, das empirisch aus einer Gruppe von Erscheinungen konstruiert wird. Das Wesen der Krankheit selbst ist unbekannt. Man hat im asthmatischen Sputum einige eigentümliche Gebilde — die Leydenschen Kristalle, die Curschmannschen Spiralen etc. — gefunden, denen man ätiologische Bedeutung beilegte. Es ist jedoch erwiesen worden, daß die Kristalle nicht ausschließlich beim Asthma vorkommen, sondern überall dort gefunden werden, wo ebenso wie beim

Asthma reichlich eosinophile Zellen vorhanden sind. Die Curschmannschen Spiralen haben an Bedeutung durch die Erkenntnis verloren, daß diese Gebilde durch Wirbelwege der Atmungsluft in schleimig fibrinös gefüllten Röhren mittlerer Weite experimentell gebildet werden können.

Meiner Ansicht nach unterscheidet man zweckmäßig den asthmatischen Zustand von dem asthmatischen Anfall, der gewöhnlich den ersten einleitet und sich häufiger während desselben wiederholt, in kaum stündiger bis tagelanger Dauer. Der asthmatische Anfall ist charakterisiert durch plötzlich auftretende hochgradigste Atemnot, die besonders das Exspirium betrifft. Die Kranken, plötzlich von dem Anfall überrascht, werden vom quälendsten Lufthunger gepeinigt. In der Regel tritt der Anfall Nachts ein. Die Kranken versuchen durch Anwendung aller respiratorischen Hülfskräfte den akut entstandenen Luftmangel zu ersetzen und eilen häufig instinktmäßig an das geöffnete Fenster, um durch Zuführung frischer Luft den Ausfall an Sauerstoff zu decken. Diese Beklemmung und Erstickungsangst ist nur durch die plötzlich erfolgte Störung zu erklären. Allmählich tritt, auch ohne objektive Besserung, Gewöhnung an den Zustand und Beruhigung ein. Es ist sogar erstaunlich, wie gering häufig bei der gewaltigen objektiven Orthopnoë die subjektive Atemnot erscheint. Die Kranken, deren gesamter Atmungsapparat in maximalster Funktion sich befindet, sprechen mit klarer Stimme, husten und zeigen ein verhältnismäßig erstaunliches Maß von Beherrschung ihrer Atmungsluft. Charakteristisch ist das laute, langgezogene, mit Brummen, Pfeifen und Summen untermischte Atmungsgeräusch, das besonders das Exspirium begleitet. Auf diesem Geräusch hat man die Theorie aufgebaut, daß das Asthma auf einem Krampf der Muskulatur der kleineren und kleinsten Bronchien beruhe. Zur Erklärung aller objektiven Erscheinungen ist dazu aber noch die Annahme notwendig, daß gleichzeitig ein vasoneurotischer Vorgang stattfindet, der zur Durchflutung der Schleimhaut mit großen Blutmassen und Bildung des eigentümlichen, am umgekehrten Glase haftenden Sputums führt.

Wenn der asthmatische Anfall allmählich abgeklungen ist, bleibt in der Regel der asthmatische Zustand mit denselben,

Asthmatischer Anfall.

Asthmatischer Zustand.

aber erheblich gemilderten Symptomen. Es ist zuweilen erstaunlich, wie wenig sich die Kranken in diesem Zustande durch die objektive Atmungserschwerung geniert fühlen. Ich habe Asthmatische turnen und tanzen sehen, ohne daß sie sonderlich außer Atem kamen. Diese Erscheinung findet meiner Ansicht nach nur darin eine Erklärung, daß der supponierte Bronchialmuskelkrampf nicht die kleinsten Bronchien betreffen kann, durch welche die Luftzufuhr zu den Alveolen behindert wäre. Wir müssen annehmen, daß trotz der offenbaren Verengerung der Luftwege die Passage bis in die Lungenendräume in den Intervallen zwischen den asthmatischen Anfällen frei bleibt. Die Deutung dieser Zustände findet eine Erleichterung in meiner Erfahrung, daß Asthmatische die charakteristische Atmung jederzeit künstlich hervorrufen können, ohne daß sie trotz scheinbarer objektiver Dyspnoë eine subjektive Atemnot verspüren. Es können diese Verhältnisse nur durch Affektionen der größeren Bronchien verursacht sein. Nur im asthmatischen Anfall erstreckt sich der krankhafte Vorgang auch auf die kleineren und kleinsten Bronchien.

Theorie des Asthmas. Der ganze asthmatische Zustand beruht auf einem Reflexvorgang. Der Reflexring besteht, ohne daß es bisher gelungen ist, das anatomische Substrat hierfür zu erbringen. Der Ausgangspunkt des Reflexes ist mannigfach. Bei jedem Kranken erfolgt die Auslösung der Reflexerscheinung von anderen Reizpunkten aus, bald von der Nase, bald von den Geschlechtsorganen, dann vom Magen-Darmkanal oder von irgend einer anderen Stelle aus. Zuweilen bedarf es keines materiellen Reizes, sondern es genügt ein psychisches Irritament in Gestalt einer Vorstellung. Ich kenne einen Kranken, der in einer bestimmten Anstalt dauernd von seinen asthmatischen Anfällen befreit bleibt, denen er in dem Augenblick unterliegt, in dem er die Anstalt verläßt. Eine Dame bekommt ihren asthmatischen Anfall im Beginn ihrer menstruellen Beschwerden, auch dann, wenn sie den Beginn der Menstruation vermutet, ohne daß diese Vermutung sich realisiert. Bei manchen Kranken liegt der Reflexring verborgen, tritt nur auf grobe Reize in Funktion, bei anderen klingt er auf die geringsten Auslösungsursachen an. Wenngleich zweifellos dauernde Heilungen des

Asthma bronchiale vorkommen, bleibt in der Regel die asthmatische Disposition bestehen, die sich durch die asthmatischen Attacken dokumentiert. Das Auftreten derselben ist abhängig von dem Seelenleben des Kranken und von den äußeren sozialen und klimatischen Verhältnissen. Bei der Schwierigkeit in der Beurteilung dieser Faktoren gewinnt das Auftreten der Krankheit häufig den Charakter der Regellosigkeit, Undefinierbarkeit.

Ich neige nach meinen Erfahrungen zu der Annahme, daß die Asthmatiker ähnlich den Migränekranken und denen, die an den verschiedensten Nervenzufällen leiden, ein Nervensystem mit labilem Gleichgewicht besitzen. Wer Asthmatiker genauer psychologisch sondiert, wird hereditär begründete oder durch unzweckmäßige Lebensart erworbene Degeneration des Nervensystems niemals vermissen. *Psychisches Verhalten der Asthmatiker.*

Diese Auffassung der interessanten Krankheit bestimmt auch ihre Therapie. Gelegentlich wird jedes Mittel den asthmatischen Anfall kupieren oder den asthmatischen Zustand beseitigen, wenn es dem Zufall oder dem ärztlichen Geschick gelingt, das Vorstellungsleben des Kranken von seiner Krankheit abzulenken. Auf der Suche nach Reflexpunkten forsche man nach Hypertrophien, Polypen und dergl. in der Nase, durch deren Beseitigung hie und da die Krankheit geheilt wird. Mir scheint, daß der Glaube des Arztes suggestiv auf den Kranken wirkt. Seitdem häufig vergeblich an den Nasen Asthmatischer der Ärger über die Unkenntnis des Wesens der Krankheit ausgelassen worden ist, scheint mit dem zunehmenden Skeptizismus der Ärzte die Heilkraft der Nasenoperationen bei Asthmatikern zu schwinden. In der Zeit des Enthusiasmus über die neuentdeckten Reflexpunkte wurden täglich neue entdeckt, bis schließlich in der ungeheuren Mannigfaltigkeit die Einheit sich geltend machte, darin bestehend, daß die Vorstellung des Kranken den Ausgangspunkt des Reflexvorganges bildet, zu dem von den verschiedensten Endpunkten aus sich Leitungsbahnen entwickeln. *Therapie.*

Gelingt die Auffindung eines Reflexpunktes nicht, dann versucht man das Vorstellungsleben des Kranken in andere Bahnen zu lenken, am zweckmäßigsten durch Entfernung aus der gewohnten Umgebung. Es ist eine häufige Erfahrung, daß

Asthmatische durch eine Reise sofort geheilt sein können, sodaß selbst eine später erfolgende Rückkehr die Anfälle nicht mehr auslöst. Von den medikamentösen Mitteln hat sich das Jodkali allein bewährt, das den Ruf eines spezifisch wirkenden Mittels sich erworben hat. Es wirkt wohl durch Verflüssigung des zähen Sekretes befördernd auf die Expektoration und damit ungemein erleichternd. Von allen anderen Arzneischätzen verdient keiner besonderes Vertrauen; der Versuch ist in verzweifelten Fällen mit allen erlaubt, über welche die Empirie verfügt, besonders Strammonium, Salpeterpapier und alle möglichen Räuchermittel, die teils durch ihren Gehalt an Narcoticis, teils durch ihre die Psyche mächtig beeinflussende Anwendungsart ihre Heilkraft erlangen.

Behandlung des asthmatischen Anfalles. Besonderer Erwähnung bedarf die Behandlung des asthmatischen Anfalles. Man hüte sich, durch Morphium dem Kranken zu helfen. Man züchtet dadurch Morphinisten. Wenn der Asthmatiker erst einmal seine Qual durch Morphium gehoben fühlte, wird ein jeder Anfall den Wunsch nach dem Balsam von neuem rege machen. Darum principiis obsta! Der Arzt sorge für Erleichterung der Atmung durch entsprechende Lagerung, suche psychisch tröstend, ermunternd und ablenkend einzuwirken, verordne eine feuchte Thoraxeinwickelung, ein Räuchermittel oder dergl.; nur wenn die Qualen zu groß werden oder zu lange dauern, schaffe man durch 1—2 g Chloral Erleichterung.

Erkrankungen des Herzens.

Während die Behandlung der Lungenkrankheiten, besonders der Tuberkulose, in den letzten Jahren im Vordergrund der therapeutischen Bestrebungen steht, betrachtet man das Gebiet der Herzkrankheiten als abgeschlossen. Seitdem man mit nahezu mathematischer Sicherheit die Folgeerscheinungen der Herzinsuffizienz bestimmen kann, seitdem man in der Digitalis über ein spezifisch wirkendes Herzmittel verfügt, glaubt man wesentlicher Neuerungen nicht mehr zu bedürfen. Und doch finden sich in der Lehre der physiologischen und krankhaften Herztätigkeit so empfindliche Lücken, daß es sich der Mühe emsigster Forschung schon verlohnte. Merkwürdigerweise dringen nur wenige und unbedeutende Untersuchungen über die Physiologie des menschlichen Herzens in die Öffentlichkeit, und die pathologische Anatomie, von der noch so große Offenbarungen zu erwarten sind, schweigt sich vollkommen aus. Wissen wir doch noch nicht einmal, ob ein Herzreiz den Muskel oder das Nervensystem angreift, ob das peripherische Nervensystem oder inter- resp. intramuskulär gelegene Ganglien. Zwar ist uns die Existenz letzterer Gebilde bekannt, aber ihre genaue Lokalisation im menschlichen Herzen, ihre gegenseitige Verbindung, ihr Zusammenhang mit dem allgemeinen Nervensystem und vor allem ihre Pathologie harren noch vollständig einer sicheren Erforschung. Die pathologische Anatomie versagt noch derart, daß man dem Herzmuskel post mortem nicht anmerkt, ob er noch funktionskräftig gewesen ist oder nicht. In einer Reihe von Fällen, in denen der Tod zweifellos infolge Herzinsuffizienz eingetreten ist, kann überhaupt keine Abweichung von der Norm konstatiert werden. Alle Unklarheiten und Zweifel werden durch die Annahme nervöser Erkrankung gedeckt. Bei all diesem Mangel leidet die Therapie weniger als das Verständnis ihrer Einwirkung. Wir müssen uns mit empirischen Daten begnügen, die allerdings in erstaunlichem Maße überliefert werden. Wir wissen, daß der Herzmuskel, wenn Störungen des Klappenapparates des Herzens oder Widerstände im Zirkulationssystem größere Anforderungen an die Herzkraft stellen, hypertrophiert, zuweilen zu ungeheurer Dimension. Die Herzhypertrophie unterscheidet sich aber wesentlich von der Hypertrophie der übrigen Körpermuskulatur. Während diese in hypertrophischem Zustande größerer Steigerung der mittleren Tätigkeit gewachsen ist, kann der hypertrophische Herzmuskel wohl den gesteigerten Anforderungen genügen, versagt aber, sobald dann noch einigermaßen erhebliche Mehrarbeit verlangt wird. Diese Erscheinung ist so zu erklären, daß der quergestreifte und glatte Muskel seine Hypertrophie durch zeitweilige Arbeitssteigerung erlangt und in diesem Zustand erhält, auch wenn die Anforderungen wieder nur der Norm entsprechen. Wird nun eine übernormale Kraftleistung verlangt, dann kann der in seiner Masse vermehrte und gekräftigte Muskel leicht die Arbeit leisten. Der hypertrophische Herzmuskel dagegen muß fortwährend seine gesamte Kraft, in welche durch die Hypertrophie auch die Reservekraft hineingezogen ist, hergeben, sodaß für Steigerungen der zu leistenden Arbeit kein disponibler Kraftzuwachs zu erwarten ist.

Der Therapie liegt es ob, durch Anregung der Herzkraft oder Verminderung des Widerstandes im Zirkulationsapparat die Gefahr der Herzinsuffizienz zu beseitigen. Solange der Organismus durch Steigerung der Herztätigkeit oder Änderungen im Gefäßsystem das Gleichgewicht erhalten kann, solange also bei etwaiger Störung im Gefäßsystem der Kompensationszustand besteht, hat die Therapie keinen angreifenden Charakter. Alle therapeutischen Bestrebungen vereinigen sich in dem Bemühen, den Herzmuskel durch Fernhaltung aller ihn schädigenden Einflüsse in hypertrophiefähigem Zustand zu erhalten. In jedem Falle einer Herzerkrankung sind übergroße Anstrengungen zu verbieten, ferner die Herzgifte Nikotin und

Alkohol. Wichtig ist die Entscheidung, inwieweit die Bewegung und Flüssigkeitszufuhr zur Schonung des Herzens einzuschränken ist.

Mäßige Bewegung ist als physiologisches Reizmittel für das Herz aufzufassen, wozu als fernerer Vorteil die Erleichterung der Blutzirkulation bei der Bewegung hinzukommt. Durch die Muskeltätigkeit wird der Stoffumsatz erhöht, die CO_2-Ausscheidung und Sauerstoffaufnahme gesteigert. Zur Deckung des O-Mehrbedarfes wird die Atmung und die Herztätigkeit beschleunigt, dadurch ein physiologischer Reiz auf den Herzmuskel ausgeübt, der bei dem erhöhten Stoffumsatz auch besser ernährt wird. Die Faszien einiger Muskeln und Muskelgruppen sind mit der Gefäßscheide einiger Venen derart verbunden, daß bei jeder Muskelkontraktion eine Aspiration von Blut in den Gefäßbezirk erfolgt. Diese Funktion kommt bei den großen Venenstämmen erheblich in Betracht, sodaß sie gleichsam als Saugpumpen die Aufgabe der Druckpumpe des Herzens erleichtern. Endlich wird durch maßvolle Bewegung die Zirkulation in den Hautgefäßen gesteigert, teils derart, daß rein mechanisch das Blut in das Hauptgefäßsystem gepreßt wird, teils aus dem physiologischen Grund zur Erleichterung der Wärmeabgabe als Regulationsvorgang für die gesteigerte Wärmebildung. Durch Erweiterung des beträchtlichen peripherischen Gefäßgebietes wird der Widerstand des Herzens erheblich herabgesetzt, die Herztätigkeit dadurch erleichtert. In diesen Reflexionen offenbart sich der große Wert der Örtelschen Terrainkuren. Einen vortrefflichen Maßstab für die erlaubte und heilsame Bewegung gibt der Puls. Mancher Kranke lernt aus dem Rhythmus und der Frequenz des Pulses die Leistungsfähigkeit seines Herzens beurteilen. Absolute Maße gibt es nicht. Man sollte als Grenze der gesteigerten Herztätigkeit eine Zunahme der Frequenz um 15 bis 20 Schläge in der Minute betrachten, sich im Mittel aber mit einer geringeren Anforderung an das Herz begnügen. Änderungen des normalen Rhythmus müssen in jedem Falle als Kontraindikationen gegen Terrainkuren gelten. Diese wird man in der Praxis derart beginnen, daß man eine bestimmte Strecke auf ebenem Wege zurücklegen läßt und den Einfluß kontrolliert. Allmählich bestimmt man — stets unter sorgsamster Beobachtung des Pulses resp. der Herztätigkeit — immer größere Strecken auf ebenem Plane, dann kürzere Strecken in sanfter Steigung, u. s. f., bis der Herzmuskel ohne sonderliche Alteration auch größere Steigungen bewältigen kann. Auf diese Weise schwinden Ödeme und andere Zeichen einer gestörten Kompensation, die vergeblich durch medikamentöse Mittel bekämpft waren.

Ein zwar minderwertiger, aber noch vorzüglich wirkender Ersatz für die Marschbewegung ist eine vorsichtige Gymnastik, Massage und passive Bewegung, entweder in Form der sogenannten Widerstandsbewegung oder der Bewegung der Extremitäten und der Rumpfmuskulatur durch Apparate. Als gymnastische Übungen eignet sich ein großer Teil aller in der Jugend erlernten Freiübungen, wie Arm- und Beinstrecken, Kniebeugen etc. Die Art der Wirkung ist der oben beschriebenen gleich.

Wirkung der Massage. Von vortrefflichem Einfluß ist die Massage, besonders in den Fällen, in denen durch übermäßigen Fettgehalt des Körpers und des Herzens dessen ohnehin durch die Fettanhäufung geschwächte Tätigkeit durch die Erhaltung der Blutströmung in dem für den Körper nutzlosen Fettlager übermäßig in Anspruch genommen wird. Da bei Kompensationsstörung in diesen Fällen die Terrainkuren wegen der zu großen Aufgabe der Bewegung schwerer Massen häufig unmöglich sind, desgleichen die Gymnastik, leistet die Massage vortreffliche Dienste. Sie bezweckt, durch Zerdrückung der Fettträubchen die in den Zellen angehäuften Fettkügelchen zu befreien und durch Streichen in zentripetaler Richtung deren Resorption und Umbildung zu begünstigen. Die Wirkung dieser Prozedur ist gewaltig. Eine andere Aufgabe der Massage besteht darin, durch Knetung der untätigen, schlaffen Muskulatur den Stoffumsatz und Blutumlauf zu erhöhen und durch zentripetale Streichung dann die Lymphströmung zu unterstützen. Klopfungen der Muskeln heben durch Erregungen von Kontraktionen die Zirkulation und Ernährung. Durch Kombination aller dieser Maßnahmen in mächtigen Muskellagern wird ein außerordentlicher Effekt erzielt. Die Massage wird abwechselnd an einzelnen Muskelgruppen vorgenommen, in 20—30 Minuten langer Dauer.

Die Widerstandsbewegung besteht darin, daß Beugung und Streckung durch mehr oder weniger Widerstand gehemmt wird. Ein machtvoller Ersatz aller Bewegungskuren sind Bäder. Ihre Wirkung besteht darin, daß durch Erweiterung des Hautgefäßsystems und dadurch verursachte Erleichterung der Wärmeabgabe die Wärmebildung erhöht, der Herzmuskel dadurch besser ernährt und der Widerstand im Gefäßsystem herabgesetzt wird. Ferner wird reflektorisch und durch allgemeine Beruhigung die Herztätigkeit ruhiger und kräftiger, durch die folgende Schweißbildung und Schweißverdunstung die Wirkung potenziert. In erhöhtem Maße treten die wohltuenden Einflüsse in denjenigen Bädern in die Erscheinung welche vermöge irgend einer besonderen Eigenschaft die Wärmeabgabe mit ihrer heilkräftigen Wechselwirkung steigern und außerdem reflektorisch Heileffekte ausüben, deren Wesen nicht der Erkenntnis zugänglich ist. In den Säuerlings- und Eisenbädern wirkt außer dem thermischen Einfluß der Reiz der Kohlensäure, in den Schwefelbädern der Gehalt an Schwefelwasserstoff, in den Moorbädern die Ameisensäure, in den Fichtennadelbädern die ätherischen Stoffe und der Terpentingehalt, in den See- und Soolbädern der Reiz des Kochsalzes. Die energischste und wohltuendste Wirkung üben die Kohlensäure- und Soolbäder aus. Bei Anwendung ersterer ist die Haut des Badenden mit unzähligen Gasperlen besetzt, welche mechanisch durch ihr Zerplatzen und chemisch einen milden Hautreiz bilden. Dadurch wird die thermische Wirkung des Bades auf die peripherische Blutströmung wesentlich unterstützt.

Wirkung der Bäder.

Ferner wird durch die Gasbläschen ein angenehmes, das Gefühl der Wärme erzeugendes Prickeln verursacht, welches die Anwendung kühleren Wassers und damit erhöhte Wärmeentziehung mit ihren heilsamen Folgeerscheinungen erlaubt. In der Praxis sind selbstredend nur künstliche kohlensaure Bäder möglich. Für deren Herstellung gelten als einfachste Art die Vorschriften Struves. Dieser bringt zwei Kruken in den Handel, eine mit doppeltkohlensaurem Natron, die andere mit roher Salzsäure gefüllt. Der Inhalt des ersten Gefäßes wird unter Umrühren dem heißen Badewasser zugesetzt, dann die Salzsäure hinzugefügt, welche die Kohlensäure aus dem Natronsalz befreit. Bei dieser Art der Gasentwickelung, die

Kohlensäure-Bäder.

unter gewöhnlichem Atmosphärendruck erfolgt, ist die Kohlensäureabsorption gering, die Einwirkung auf den Badenden wenig ergiebig. Zweckmäßiger ist die Sandowsche Methode, bei welcher die Kohlensäure im Gegensatz zu Struves Art allmählich sich bildet und von der Tiefe herauf die Wassermassen durchsetzt. Platten eines schwefelsauren Salzes werden auf den Boden der Wanne derart gelegt, daß ein Teil vor dem Badenden, der andere Teil hinter demselben sich befindet, nachdem vorher dem Badewasser unter starkem Umrühren kohlensaure Salze beigemischt waren. Für ein volles kohlensaures Bad bringt Sandow Holzkästchen mit acht Platten und vier Tüten (voll kohlensaurer Salze) in den Handel. Eine zweckmäßige Neuerung haben die Apotheker Kopp u. Joseph eingeführt. Statt der üblichen Schwefelsäure gebrauchen sie zur Entwicklung der CO_2 die Essigsäure, welche die gleichzeitige Verwendung anderer Zusätze wie Eisen, aromatische Stoffe, Fichtennadelextrakt etc. ermöglicht. Die Bereitung der Bäder ist sehr leicht. Noch einfacher erscheint es, die CO_2 direkt aus Behältern durch ein am Boden der Wanne befindliches Röhrensystem in das Badewasser zu leiten. Die dazu erforderlichen Einrichtungen sind ohne große Kosten herzustellen. Da durch heftige Bewegung des Wassers dieses das schwach absorbierte Gas leicht abgiebt, empfiehlt es sich, den Badenden zur ruhigen Lage anzuhalten. Wegen der trotzdem schnell austretenden Kohlensäure muß für gute Ventilation im Badezimmer gesorgt sein. Um das Gas möglichst am Entweichen zu hindern und den Badenden vor der Einatmung zu schützen, schließt man das Bad zweckmäßig durch ein nur den Kopf des Badenden freilassendes Tuch oder noch besser durch einen Deckel ab. Die Dauer des Bades erstrecke sich auf 15 bis 30 Minuten, bei einer Wassertemperatur von 32—35° C.

Soolbäder. Ähnlich ist die Wirkung der Kochsalz- und Soolbäder, die sich nur graduell nach dem Kochsalzgehalt unterscheiden. Als Soole bezeichnet man nach Kisch jene Kochsalzwässer, die so reich an Chlornatrium sind, daß ihr spezifisches Gewicht mehr als 1050 beträgt. Sie kommen als natürliche oder erbohrte Quellen, kalt oder als Thermen, arm als Gasen oder reich an Kohlensäure zu Tage. Ein Bad von $1^1/_2$—2% Na Cl-haltiger Soole wird als schwaches Soolbad, bis zu 6% als ein mittelstarkes bezeichnet, und die Soolquellen mit höherem Gehalt sind konzentrierte Soolen, welche zum Badegebrauch verdünnt werden müssen. Die gebräuchlichen mittelstarken Soolen haben ca. 3% Salzgehalt. Die Konzentration kann durch Zusatz von Mutterlauge, konzentrierter Soole und Mutterlaugensalz reguliert werden. Mutterlauge ist die beim Einkochen von Soolwässern zurückbleibende Flüssigkeit, aus der durch weitere Eindickung das Mutterlaugensalz entsteht. Konzentrierte Soole wird durch Gradierung gewonnen. Diese Vorrichtung besteht darin, daß Soole an großen, breiten und hohen Dornwänden herabträufelt, wobei durch Verdunstung und Zerstäubung der Soole die Luft mit Wasserdampf und Salzstäubchen gesättigt, während die Soole konzentriert wird. Die Soolthermen unterscheiden sich außer ihrer höheren Temperierung noch durch hohen Gehalt an Kohlensäure. Künstliche Soolbäder werden durch Zusatz von Koch-, Sool- oder Mutterlaugensalz bereitet. Die Menge des Salzes richtet sich nach der zum Bade benutzten Wassermasse. Bei einer Wassermenge von 250—350 kg sind 7 bis 10 kg Na Cl hinzuzusetzen, sodaß ca. eine 3%ige Soole resultiert.

Die Schwefel-, Kalk- und Stahlbäder unterscheiden sich nicht wesentlich in ihrer Wirkung von den einfachen Thermen (Akratothermen).

Einen wesentlichen Faktor in der Örtelschen Methode der Behandlung Herzkranker bildet die Beschränkung in der Flüssigkeitszufuhr. Diese Vorschrift geht von der Idee aus, daß dem Herzmuskel durch Um- und Austreibung großer Flüssigkeitsmassen eine große Arbeitsleistung zugemutet wird, die man besser vermeidet. Wie aber eine maßvolle Bewegung als heilsamer physiologischer Reiz wirkt, so stellt auch eine mäßige Flüssigkeitsaufnahme ein mildes Anregungsmittel für die Herztätigkeit dar, die nur einen Teil der Eliminationsaufgabe zu erfüllen hat. Ein anderer wesentlicher Teil dieser Aufgabe fällt der Sekretion der Nieren- und Gefäßzellen und den osmotischen Vorgängen zu. *Beschränkung der Flüssigkeitszufuhr.*

Eine medikamentöse Behandlung tritt erst ein, wenn Zeichen einer Kompensationsstörung in die Erscheinung treten. Diese Symptome offenbaren sich entweder am Herzen selbst — durch Schwäche der Aktion, Steigerung der Schlagfolge, Störung *Symptome der Kompensationsstörung.*

im Rhythmus und der Energie der einzelnen Schläge — oder an einzelnen Körperstellen oder Organen. Charakteristisch ist die Cyanose der Lippen, Wangen und Fingernägel, von großer klinischer Bedeutung die Stauung im Lungenkreislauf, in der Niere, im Magen-Darmkanal. Diagnostisch wichtig ist die Stauungsleber und -Milz; schließlich findet die Kompensationsstörung ihren deutlichsten Ausdruck in der Ödembildung in *Entstehung* der Haut und den serösen Körperhöhlen. Die Kapillarwand, *des Hydrops.* welche bei ihrer Gefäßlosigkeit ihr Nährmaterial direkt aus dem Blut erhält, ist in ihrer Funktion von der ungestörten Zufuhr fortwährend neuen Blutes abhängig, und wenn durch Stauung der notwendige Afflux frischen Blutes gehindert ist, tritt eine Ernährungs- und damit eine Funktionsstörung ein, die sich durch Transsudation in die Gewebe offenbart. Die transsudierte Flüssigkeit wird von den Lymphgefäßen aufgenommen und in die Zirkulation gebracht. Zum Zustandekommen eines Hydrops gehört die unzureichende Tätigkeit der resorbierenden Lymphgefäße. Dieser ungemein wichtige Faktor gibt die Erklärung für die Fälle, in denen trotz vorhandener Disposition zu einem Hydrops dieser nicht in die Erscheinung tritt. Ferner ist durch diese Funktion der Beweis gegeben, daß der Hydrops kein dauernder Zustand ist; vielmehr besteht er aus fortwährender Transsudation und Resorption. Wenn z. B. bei linker Seitenlage die linke Hüfte ödematös ist und nach Lagewechsel die rechte anschwillt, während die linke abschwillt, so hat man sich nicht der Vorstellung hinzugeben, daß einfache Gravitationsgesetze die Veränderung bedingt haben, sondern der Vorgang war derart, daß infolge der neuen Lagerung in der vorher ödematösen Partie durch günstigere Bedingungen eine Resorption der Flüssigkeit erfolgt ist, während an der nunmehr ungünstiger ponierten Stelle eine Transsudation stattgefunden hat. Bei jedem aus allgemeiner Ursache entstandenen Hydrops ist eine große allgemeine Neigung der Gefäße zur Transsudation vorhanden. Man hemme bei einem nur an den Unterschenkeln betroffenen Hydropiker nur um ein geringes die Zirkulation an einer Stelle der oberen Extremität, um bald an der unterhalb des Hindernisses gelegenen Partie eine hydropische Anschwellung zu bewirken.

Die Wassersucht erscheint nach Virchow entweder als hydropische Infiltration oder Exsudation, je nachdem die wässerige Flüssigkeit im Innern der Teile oder auf ihrer Oberfläche, in inneren Höhlen, angehäuft wird. Ersteres geschieht hauptsächlich im Bindegewebe oder Zellgewebe, jedoch auch in allen anderen ausdehnungsfähigen Teilen, z. B. den Muskeln, dem Gehirn, der Leber, nur daß das Ödem hier nie so hohe Grade erreicht, wie es im Bindegewebe so oft der Fall ist. Überall sind es hier zunächst die Gewebe selbst, welche die Flüssigkeit aufnehmen, nicht, wie man gewöhnlich annimmt, die Zwischenräume der Teile, welche garnicht in der Ausdehnung existieren. Selbst das Bindegewebe nimmt im Ödem die Flüssigkeiten zunächst in das Innere seiner Teile, namentlich in die Intercellularsubstanz auf, und erst bei höheren Graden der Infiltration entstehen gewisse Kontinuitätstrennungen, Höhlen, Maschenräume, in denen sich die Flüssigkeit frei vorfindet.

Der erste Beginn einer hydropischen Ansammlung wird sich bei allgemeiner Neigung der Kapillaren zur Transsudation dort finden, wo die zur Retention von Flüssigkeit günstigsten Bedingungen vorliegen, so z. B. bei allgemeiner Stauung an der Stelle, wo das Blut am meisten der Gravitation entgegenstreben muß, wo ferner die Haut am ehesten der Transsudationsflüssigkeit nachgibt, und schließlich der Resorptionsapparat am wenigsten funktioniert, Verhältnisse, die sich in ihrer deletären Verbindung am besten an den Malleolen vorfinden. *Lokalisation des Hydrops.*

Hat sich hier eine Ansammlung von Transsudat stationiert, dann ist damit ein Circulus vitiosus gegeben, der bei Mangel einer die Stauung beseitigenden Kraft eine schnelle Zunahme des Hydrops zur Folge haben muß, wie aus folgender Überlegung hervorgeht. Wenn die erste Retention der hydropischen Flüssigkeit infolge der Stauung in den Kapillaren bewirkt ist, wird das in den Geweben befindliche Transsudat seine komprimierende Wirkung zunächst auf die nachgiebigsten Gebilde ausüben, d. h. auf die Lymphgefäße und Venen. In diesem Zustand wird der Abfluß noch mehr gehindert, während die Gewalt des Zuflusses dieselbe bleibt. Auf diese Weise tritt zur allgemeinen Stauung die lokale hinzu. Dazu gesellt sich *Anasarka.*

endlich noch das Zirkulationshemmnis, das aus der hydropischen Infiltration der Muskeln resultiert. Diese werden bei länger bestehender Infiltration blaß, welk und zerreißlich. Diese Ernährungsstörung hat naturgemäß eine Herabsetzung resp. Aufhebung der Funktion zur Folge, wodurch der Effekt der „akzessorischen Herzen", d. h. der Muskeln für die lokale Zirkulation, vermindert oder verloren wird. So erklärt es sich, daß bestehender, wenn auch geringfügiger Hydrops so ungemein schnelles Wachstum zeigt, wenn nicht die allgemeine Stauung beseitigt wird. Und es geht aus diesen Erwägungen hervor, daß mit aller Energie gegen jeden Anfang einer hydropischen Ansammlung vorgegangen werden muß. Gelingt es nicht, die beginnende Retention bald zu beseitigen, dann ist auch erfahrungsgemäß die Bekämpfung des Hydrops eine der schwierigsten ärztlichen Aufgaben.

Höhlenhydrops. Nicht ganz so ungünstig liegen die Verhältnisse bei der Höhlenwassersucht. Hier besteht zwar auch die abflußhemmende Kompression durch die angesammelte Flüssigkeit, doch in viel geringerem Maße durch die mit freier Oberfläche versehene Flüssigkeitsmasse, als in der mit relativ wenig nachgiebiger Haut umgrenzten Extremität.

Ferner fehlt bei dem Höhlenhydrops der ungünstige Einfluß, den an den hydropischen Weichteilen der Ausfall der Muskeltätigkeit bedeutet. Diese Beobachtungen erklären die Erfahrung, daß einer Zunahme der Höhlenwassersucht, wenn sie durch Allgemeinursache bewirkt ist, viel leichter zu begegnen ist. Es erklärt sich auch meine weitere Erfahrung, daß beim Schwinden der Ödeme bei vorhandenem Weichteil- und Höhlenhydrops letzterer in der Regel zuerst schwindet, wozu freilich auch die günstigeren Resorptionsverhältnisse beitragen mögen. Der Circulus vitiosus, der sich in der Summation einer lokalen Störung zu einer existierenden allgemeinen kundgibt, ist auch in zweiter Hinsicht in seiner Rückwirkung auf den Allgemeinzustand vorhanden, in seiner Intensität abhängig von der Extensität der Wasseransammlung.

Beschwerden infolge der Wasseransammlung. Man kann praktisch zwei Grade des Hydrops unterscheiden: das Anasarka und dessen Kombination mit Höhlenhydrops. Die Beschwerden und Gefahren des ersteren gehen zum großen Teil aus den oben angestellten Erwägungen hervor. Die pralle Anfüllung der Weichteile verursacht bis zum Schmerz gesteigertes Druckgefühl und andere Parästhesien. Die Schwere der Extremitäten verurteilt die Kranken zur absoluten Ruhelage, wodurch infolge der Inaktivität der Muskeln deren Ernährungsstörung und die Stauung begünstigender Einfluß gefördert wird. Ferner bringt der dauernde Druck der mangelhaft ernährten Stützpunkte Gefahr zum Decubitus. Nicht zu unterschätzen ist die Rückwirkung der steigenden Ödeme auf die Psyche.

Die Wassersucht, häufig ein Signum mali ominis, gehört zu den gefürchtetsten Erscheinungen, und es bedarf großen ärztlichen Einflusses, um die Kranken über den traurigen Zustand zu beruhigen. Eklatanter kann der Einfluß der Psyche auf den Hydrops nicht dargetan werden, als durch die Erfahrung, die P. Frank veröffentlicht hat. Eine seit Jahren ödematöse Kranke verlor nach geglückter Staaroperation aus Freude über das erste Wiedersehen ihrer Kinder ihren Hydrops. Wenn hier die Freude solche Veränderungen erzaubern kann, darf man dem Gefühle des Unglücks, der Depression einen gleichen Einfluß ad malum zuschreiben. Nicht zum mindesten ist meiner Ansicht nach der einer beginnenden Hydropsabnahme folgende, häufig rapide Abfall der Ansammlung der gehobenen Stimmung beizumessen. *Bedeutung psychischer Beeinflussung auf die Heilung der Wassersucht.*

Das Gefühl der Erleichterung dem hydropischen Kranken zu verschaffen, ist die wichtigste therapeutische Aufgabe des Arztes. In erster Linie ist auf das Lager zu achten. Sind nur die unteren Extremitäten hydropisch, dann bringe man sie in horizontale Lage, um eine größere Verteilung der Flüssigkeit, dadurch eine Entspannung und leichtere Resorption zu begünstigen. Sind bereits die Bauchdecken und die Lendengegend infiltriert, dann ist wieder eine möglichste Tieflagerung der Beine indiziert; denn bei Hochlagerung der Beine drücken die ödematösen Oberschenkel gegen die bis 20 cm tief und noch mehr infiltrierten Bauchdecken, die den Druck auf den Abdominalinhalt und das Zwerchfell übertragen, die Atmung erschweren, wodurch das Herz noch mehr geschwächt und der Stauung Vorschub geleistet wird. *Lagerung der Hydropiker.*

Sehr modifiziert wird der Zustand durch Wasseransammlung in den Körperhöhlen. Die Ascitesflüssigkeit drückt auf *Ascites.*

Magen, Darm und die Drüsen. Die Sekretion der Verdauungssäfte ist infolge der ödematösen Unterleibsdrüsen beeinträchtigt, die Peristaltik gehindert, die Austreibung der Ingesta erschwert. Der Allgemeinzustand leidet und unterstützt rückwirkend den Hydrops. Bei höherem Grade von Ascites werden die Exkursionen des hoch hinaufgedrängten Zwerchfelles beeinträchtigt, das Herz durch das emporgetriebene Zwerchfell verlagert, die Zirkulation gehemmt. Zu dieser Störung der allgemeinen Zirkulation gesellt sich wieder die lokale. Der abnorm hohe, intraabdominelle Druck hindert den Blutabfluß aus der Vena cruralis in die Vena iliaca, und da diese links auf ihrem schrägen und längeren Laufe ein größeres Hindernis bietet, sieht man das linke Bein weit häufiger und früher von Ödem befallen. Nicht zu unterschätzen ist schließlich die ungünstige Einwirkung des gesteigerten, intraabdominalen Druckes auf die Zirkulation in den Nieren, deren Venen allein der Kompression nachgeben, wodurch der Entwickelung einer Stauungsnephritis Vorschub geleistet ist.

Pleuraergüsse. Leichter zu übersehen sind die Folgeerscheinungen der Pleuraergüsse. Außer der eventl. Herzverlagerung kommen hier atelektatische und Kompressionszustände der Lunge in Frage, Begriffe, die sehr wohl zu trennen sind. Wenn infolge einer Wasseransammlung im Pleuraraum das Volumen des Thorax verkleinert ist, paßt sich, worauf Virchow zuerst aufmerksam gemacht hat, die Lunge durch Retraktion dem veränderten Raum an: Erst bei höherem Druck tritt eine Kompression der Lunge hinzu, die sich von der roten, atelektatischen durch ihre Farbe der Anämie unterscheidet. Wie die allgemeine und lokale Stauung das linke Herz bedroht, ist durch den Pleuraerguß das rechte in Mitleidenschaft gezogen. Das ganze Herz wird in eine unglückliche Situation bei Wasseransammlung im Perikardialraum gesetzt. Der perikardiale Druck erschwert die Diastole und die Ernährung des Herzens, woraus eine mangelhafte Funktion resultiert.

Behandlung des Hydrops. Diese Verhältnisse, die in theoretischer Konstruktion leicht zu überblicken sind, liegen in der Wirklichkeit insofern komplizierter, als die mannigfachsten Kombinationen von mehr oder minder ausgebreitetem Anasarka mit Hydrops der verschiedenen Höhlen vorkommen. Nur in seltenen Fällen wird

Erkrankungen des Herzens.

man gegen eine lokale Wasserretention einzuschreiten gezwungen sein, so z. B. wenn durch einen Pleuraerguß zu viel Lungengewebe von der Atmung ausgeschaltet, oder das Herz zu sehr verlagert ist, oder wenn der prall gefüllte Ascites übergroße, subjektive oder objektive Beschwerden verursacht. Im allgemeinen wird der Arzt eine einheitliche, kausale Therapie gegen die allgemeine Stauung versuchen.

Jede Kompensationsstörung des Herzens erfordert zunächst möglichste Schonung der Herzkraft durch Bettruhe. Das Bett befördert ferner infolge seiner schlechten Wärmeleitung die Erweiterung des peripherischen Gefäßsystems, wodurch infolge Erleichterung der Blutzirkulation der Widerstand der Herzkraft herabgesetzt wird. In jedem Fall endlich, in welchem ein frequenter, kleiner Puls in unregelmäßiger und ungleichmäßiger Schlagfolge auf eine ernste Herzstörung hinweist, ist das spezifische Herzmittel, die Digitalis, indiziert. *Bedeutung der Bettruhe.*

Der rote Fingerhut (Digitalis purpurea) mit seinen prachtvoll roten, fingerhutförmigen Blüten enthält eine Reihe chemisch verschiedener, aber physiologisch ähnlich wirkender Stoffe, welche man früher nach ihrer Löslichkeit in Wasser und Alkohol unterschied. Es ist schließlich gelungen, die wirksamen Stoffe chemisch rein darzustellen, so das Digitonin, ein dem Saponin (wirksamen Bestandteil der Senegawurzel) fast gleicher Körper, ferner das in Wasser unlösliche Glykosid Digitalin, das glykosidische, in Wasser leicht lösliche Digitaleïn und schließlich das am stärksten wirkende, in Wasser unlösliche Digitoxin. Allen diesen Stoffen haften jedoch so erhebliche Mängel an, daß ihre praktische Anwendung bisher nicht befriedigen kann. Digitalin und Digitaleïn sind wegen der ungemein schweren Darstellung mit praktischem Vorteil nicht anzuwenden, während das in Wasser unlösliche Digitoxin wegen der Schwierigkeit geeigneter Darreichung, der außerordentlichen lokalen Reizwirkung — Brechneigung, Durchfall, bei subkutaner Einspritzung phlegmonöse Entzündung mit folgender Eiterung — seinen praktischen Wert verliert. Am besten ist daher die Anwendung des Blätterinfuses, das in der Regel sehr gut vertragen wird. Treten in irgend einem Falle Reizerscheinungen des Magens auf, dann empfiehlt sich entweder die subkutane Applikation oder die Darreichung per *Digitalis.*

rectum in einigen Eßlöffeln schleimiger Vehikel. Die Dosis muß bei rektaler Eingießung um die Hälfte verstärkt werden. In der Wirkung der Digitalis, die kumulierend sich erweist, sind drei Stadien zu unterscheiden:

Stadien der Digitaliswirkung.

1. Sehr bedeutende Pulsverlangsamung infolge starker Erregung der im Vagus verlaufenden Hemmungsfasern und Steigerung des arteriellen Blutdruckes infolge stärkerer Herzarbeit und Verengerung der peripherischen Arterien;
2. Plötzliche und bedeutende Beschleunigung des Pulses durch Lähmung der Hemmungsfasern, Herabsetzung des Blutdruckes;
3. Delirium cordis mit immer langsamer werdender Herztätigkeit, die schließlich in der Diastole aufhört; der Blutdruck sinkt dabei immer tiefer.

Das Prinzip bei der Anwendung der Digitalis ist die unbedingt erforderliche Kontrollierung der Herztätigkeit. Man beginnt mit zweistündlicher Darreichung von 0,05—0,1 Digitalis im Infus ($^{0.75-1,5}/_{200,0}$). Gewöhnlich erst nach zwei bis drei Tagen ist der volle Effekt zu konstatieren. Der Puls wird langsamer, regelmäßiger, voller, das Herzklopfen, die Atemnot, Beängstigung lassen nach, die subjektiven und objektiven Stauungserscheinungen schwinden, die Diurese steigt. Nunmehr gibt man, wenn 1—3 g Digitalis verbraucht worden sind, einige Tage kleinere Dosen, etwa die Hälfte, setzt das Mittel dann einige Tage völlig aus, um beim Bestehen bedrohlicher oder unangenehmer Erscheinungen die Ordination zu wiederholen, stets unter peinlichster Beaufsichtigung des Pulses. Zuweilen wird man die Bemerkung machen, daß die Digitaliswirkung schnell und intensiv einsetzt, so daß die Dosierung gemildert werden muß, oder die Einwirkung läßt zu lange auf sich warten oder ist nicht energisch genug, oder schließlich der Kranke reagiert schlecht auf das Mittel. Alle diese häufigen Zufälle erweisen sich aus der Pulsbeobachtung. Im allgemeinen ist der Erfolg so gewaltig und regelmäßig zu erwarten, daß erfolglose Anwendung, wenn diese rite geschah, die Prognose ungemein verschlechtert.

Tinctura Strophanti. Bei Versagen der Digitalis kommt das minderwertige Ersatzmittel in Betracht, die Tinctura Strophanti, die immerhin

Erkrankungen des Herzens.

noch ein sehr brauchbares Cardiacum darstellt. Die Wirkung unterscheidet sich von der der Digitalis durch weit geringere Zuverlässigkeit, nicht kumulierende, schneller eintretende, aber auch schneller schwindende Einwirkung. Auf den Magen-Darmkanal wirkt die alkoholische Lösung des Strophantins, eines farblosen, kristallinischen Glykosids, reizend, muß daher stets nach dem Essen verabfolgt werden. Da alle Phasen der Herzbeeinflussung sich viel schneller als bei der Digitalis abspielen, muß die Pulskontrolle noch viel peinlicher sein, will man Intoxikationserscheinungen vorbeugen. Es genügt eine anfängliche Dosierung von dreimal täglich je 5 Tropfen, am besten mit der doppelten Dosis Tinctura Valeriana. Das ätherische Extrakt der Valeriana ist nicht anzuwenden, weil Strophantin in Äther unlöslich ist und daher in ätherischer Lösung ausfällt.

Außer diesen spezifisch wirkenden Medikamenten stehen uns noch zwei Herzmittel zur Verfügung, welche bei Versagen der ersteren ihre Indikation finden, das Koffein und Diuretin. Das Koffein, am besten als leicht lösliches Doppelsalz (Coff. natr. salicyl. oder natr. benzoicum) angewandt, in einer Dosis von $^1/_4$ g 3—5 mal täglich, hat außer seiner herzanregenden Eigenschaft noch eine Funktionssteigerung der Niere zur Folge, sodaß dieses Mittel bei Hydropikern besonders angezeigt ist. Ein eklatanter Erfolg ist selten nach diesem Medikament zu beobachten. Sein Wert besteht darin, daß es bei fast völliger Unschädlichkeit selbst bei protrahiertem Gebrauch die Diurese in mittlerer Höhe erhält, sodaß, wenn auch keine Beseitigung eines Hydrops erreicht wird, so doch eine Zunahme in der Regel verhütet wird. Der große Wert dieses Erfolges besteht darin, daß man in den Fällen, in denen Digitalis oder Strophantus wirkungslos bleibt, durch Koffein den kranken Organismus so lange hinhalten kann, bis erneute Darreichung der Digitalis oder des Strophantus versucht werden kann. Häufig macht man die Erfahrung, daß diese Mittel, selbst nach mehrfacher, nutzloser Verabfolgung, unter veränderten Bedingungen schließlich doch eine machtvolle Einwirkung entfalten.

Koffein.

Ein interessantes Mittel ist das Diuretin (Theobrominum natr. salicylicum), chemisch dem Koffein sehr nahestehend, in

Diuretin.

seiner Wirkung jedoch völlig verschieden. Es wird in 1 g-Dosen 5—6 mal täglich verabreicht. Das Diuretin ist meiner Erfahrung nach ein ausgesprochenes Herzgift. Ich sah vorzügliche Erfolge nur bei schwerer Erkrankung des Herzmuskels. Wenn nicht heftiges, zuweilen fast unstillbares Erbrechen und quälender Kopfschmerz die Darreichung verbot, trat in einzelnen Fällen eine vorzügliche diuretische Wirkung bereits am folgenden Tage ein, hielt während des Gebrauches an, resp. stieg konstant, um beim Fortlassen des Mittels sofort zu versiegen. Der Puls, der unter der Einwirkung des Medikamentes wohl an Fülle und Kraft zugenommen, an Rhythmus sich eher verschlechtert, wird nach Aussetzen kleiner, meist frequenter und ungemein mehr arrhythmisch. Die Kranken kollabieren und sind nur vorübergehend durch stets neue Gaben zu erhalten. In einzelnen Fällen ist das Diuretin das einzige, eine prompte Reaktion erzeugende Mittel, das selbst in geringen Gaben — zu 1—2 g pro die — zur Auslösung der Diurese hinreicht. Zuweilen fand ich bei Patienten, bei denen Diuretin als Specificum wirkte, eine Einwirkung der Digitalis oder anderer Mittel, niemals jedoch in solcher Intensität und Promptheit. Der Organismus dieser spezifisch auf Diuretin reagierenden Patienten behält diese Fähigkeit im günstigsten Fall einige Monate bis wenige Jahre. Der Puls wird immer frequenter, arrhythmischer, die Reaktion erfolgt weniger ausgiebig, böse Nebenwirkungen machen den Gebrauch unmöglich, und die Kranken gehen im Kollaps zu Grunde. Ich sah keinen Kranken mit elektiver Diuretinreaktion länger als ein bis zwei Jahre im Besitz dieser Eigenschaft, mit deren Verlust das Leben schwindet. Es scheint, als wenn das Medikament die Fähigkeit besitzt, den letzten Rest der sinkenden Herzkraft zu sammeln, auf Kosten allerdings des Herzmuskels. Vielleicht reizt das Diuretin die Herzganglien, von denen aus übergroße Anforderungen an den Herzmuskel gestellt werden, denen er auf die Dauer nicht gewachsen ist. Hervorzuheben ist, daß Diuretin auf gesunde Herzen keine oder unwesentliche Funktionssteigerung ausübt, daß auch die deletäre Beeinflussung des Herzmuskels nicht zu konstatieren ist. Ähnlich in der Wirkung ist das Theocin, das in Dosen von 0,1—0,2 3-stdl. gegeben wird. Die Unzuverlässigkeit in der Wirkung, der häufig ungünstige Einfluß auf den Magen-Darmkanal und der teure Preis beeinträchtigen die Anwendung des neuen Mittels, dessen Gebrauch jedoch hie und da nützlich erscheint.

Zwei Maßnahmen, die für die Herztätigkeit von Bedeutung sind, erheischen besondere Betonung.

In vielen Fällen übt die Atemnot, Beklemmung und damit häufig verbundene Präkordialangst eine derart schädliche Rückwirkung auf die Herztätigkeit aus, daß durch Beseitigung dieses angstvollen Zustandes durch Morphium, Kodein, Chloralhydrat oder Chloralamid (2 g), durch Beruhigung der Atmung und Herztätigkeit eine wesentliche Besserung erreicht wird. Es wirkt in solchen Fällen das Narcoticum direkt als Cardiacum und Diureticum. *Narcotica.*

Den gleichen Erfolg hat zuweilen eine auf die Herzgegend applizierte Eisblase von entsprechender Größe mit mäßiger Füllung (conf. Seite 2). An Stelle der Eisblase finden in spiraligen Windungen verlaufende Kühlschläuche mit Ein- und Abflußrohr (conf. Seite 3) erfolgreiche Anwendung. Die Herztätigkeit wird unter der Kältewirkung ruhiger, kraftvoller und gleichmäßiger. *Eisblase.*

Gelingt es durch alle diese Maßnahmen nicht, der Kompensationsstörung mit folgender Wasserretention in der Haut und den Körperhöhlen Herr zu werden, dann wird man entweder durch Erleichterung der Herztätigkeit infolge Verringerung der Widerstände oder durch künstliche Entfernung der retinierten Wassermassen Erleichterung und Heilung zu erzwingen suchen. Die erstere Aufgabe wird durch alle diejenigen Prozeduren erstrebt, welche mit Umgehung oder Schonung der Herzkraft Flüssigkeit aus dem Körper treiben. Hierzu gehören Steigerung der Nierentätigkeit, Schwitzkuren, Wasserabführungen durch den Darm und hygienisch-diätetische Verordnungen.

Am machtvollsten ist die wasserentziehende Gewalt der Niere, welche außer durch die Koffeinsalze durch Scilla (im Infus $5.0/150,0$ 3—5 mal täglich) und häufig besonders durch Kalomel gewaltig angeregt wird. Scilla erfährt wegen seiner stark reizenden Eigenschaft auf den Intestinaltractus häufig eine Einschränkung. Kalomel ist ein sehr differentes Mittel, dessen *Scilla.*

Kalomel.

Indikation nur dann gegeben ist, wenn Digitalis, Strophantus, Koffein und die anderen Maßnahmen erfolglos angewandt worden sind. Experimentell ist nachgewiesen, daß das Quecksilbersalz durch direkte Nierenreizung die Diurese steigert. Man findet in den Nieren nach Kalomeldarreichung eine unverhältnismäßig große Menge Hg abgelagert. Daraus würde sich die Notwendigkeit ergeben, nur bei gesunden Nieren das Kalomel zu ordinieren; ich fand jedoch auch in Fällen chronischer parenchymatöser Nephritis zuweilen vortreffliche Wirkung. Immerhin wird man dieses Mittel in solchen Fällen als ultima ratio betrachten. Die größte Gefahr bei Kalomelgebrauch droht von der Stomatitis, die häufig durch entsetzliche ulzeröse Verwüstungen die Nahrungsaufnahme behindert und dadurch eine Lebensgefahr bedingt. Es ist daher Kalomel nur dann anzuwenden, wenn eine gute Mundpflege möglich ist, d. h. wenn die Zähne in relativ gutem Zustande, und der Patient psychisch derart beschaffen ist, daß der Mund nach jeder Mahlzeit gründlich gesäubert werden kann. Ist eine dieser Bedingungen nicht vorhanden, dann ist Kalomel durchaus kontraindiziert. In gegebenen Fällen müssen große Dosen verordnet werden, 3—5 mal täglich 0,2 g. Die diuretische Wirkung tritt erst am dritten oder vierten Tage ein, um während des Gebrauches konstant — bis 10 l — zu steigen und nach Aussetzen des Mittels allmählich abzufallen. Ich habe dabei die interessante Beobachtung machen können, daß bei gutem diuretischen Erfolg die Einwirkung auf den Darm gering ist, sodaß man sich der Vorstellung hingeben konnte, das gesamte Kalomel wird von den Nierenepithelien elektiv absorbiert. Anders verhält sich die Mundaffektion, zu der bekanntlich minimale Hg-Mengen hinreichen. Trotz bester Diurese

Stomatitis. sah ich zuweilen eine Stomatitis sich entwickeln. Die Auflockerung des Zahnfleisches wird am besten durch Betupfen mit Tinctura Myrrhae oder Ratanhiae — mittels eines mit Watte umwickelten Streichholzes — bekämpft; oder man gebraucht ein Gemisch dieser Tinkturen. Die Ulzeration betupft man mit 2%-iger essigsaurer Tonerde oder am besten mit $1/2-2\%$-iger Arg. nitr.-Lösung. Der fötide Geruch wird durch Spülungen mit einer Lösung von übermangansaurem Kali oder Wasserstoffsuperoxyd ($1/2-1$ Teel. auf 1 Glas Wasser) beseitigt.

Alle anderen Diuretica wie Kalium oder Natrium aceticum, Harnstoff, Pil. hydragog. Heimii, Bohnenhülsentee u. s. w. kommen wegen ihrer inkonstanten Wirkung nur in Betracht, wenn durch die vorher erwähnten Mittel nicht das gewünschte Resultat erzielt wird.

Ein weiteres Hilfsmittel zur Entfernung überschüssiger Wassermassen ist das Schwitzen (conf. Seite 17 u. f.). Leider wird die erfolgreiche Anwendung häufig dadurch verhindert, daß etwaiges Herzasthma Schwitzprozeduren in jeder Form unerträglich macht. Eine vortreffliche Ausnahme machen die Schwitzbäder in elektrisch beleuchteten Kästen. Die von zahlreichen Glühbirnen ausgehenden elektrischen Lichtstrahlen üben auf die Schweißdrüsen des Körpers einen intensiven Reiz aus, während das Herz so gut wie unbeeinflußt bleibt. Der große Apparat und der teure Preis beeinträchtigen leider den praktischen Wert dieser Schwitzmethode. *Schwitzbäder.*

Elektrisches Schwitzbad.

Ein anderer, fast stets anzuwendender Weg zur Wasserbeseitigung ist die Ableitung durch den Darm. Nur in einem einzigen Falle ist die künstliche Erzeugung häufiger, flüssiger Stühle verboten: wenn die Kranken benommen sind und in diesem Zustande durch Incontinentia alvi die Entstehung eines ohnehin schon drohenden Decubitus begünstigen.

Zahlreiche Mittel zur Entlastung des Körpers von der Wasseranhäufung bietet eine zweckmäßige Versorgung des Kranken, die ärztliche Krankenpflege. Wenn durch Hautpflege, durch saubere, trockene Wäsche und trockene Luft die Wasserverdunstung durch die Haut begünstigt wird, wenn durch gutes Lager, zweckmäßige Lagerung die Atmung erleichtert, die Wasserausatmung dadurch vermehrt wird, verfolgt und erreicht man dasselbe Ziel wie durch wirksame Diuretica. *Bedeutung der Hygiene.*

Der chronische Hydrops stellt große Anforderungen an die Medizin, größere an den Arzt. „Die Mannigfaltigkeit der im Laufe der Wassersuchten auftretenden Zufälle", sagt Virchow, „ruft die Geduld und Sorgfalt des Arztes in höchstem Maße wach. Oft genug sieht er sich genötigt, eine Störung nach der anderen zu bekämpfen und den Heilplan je nach dem Eintreten neuer Bedingungen zu ändern. An sich ist es nicht zuträglich, Mittel, welche nicht bald einen Erfolg zeigen, zu lange fortzusetzen und die einzelnen Organe, durch welche man die Heilung zu bewirken sucht, zu sehr anzutreiben".

Direkte Wasserentziehung. Häufig genug wird leider der Fall eintreten, wenn alle Maßnahmen fruchtlos die Wasseransammlung bekämpft haben, durch mechanische, direkte Wasserentziehung subjektive Erleichterung und infolge der Druckveränderungen günstigere Resorptionsbedingungen zu verschaffen.

Skarifikation. Zur Beseitigung der Hautwassersucht sind am geeignetsten lange (15—20 cm), oberflächliche Skarifikationen an der Außenseite der Unterschenkel (weil hier die relativ wenigsten Hautvenen verlaufen). Eine einzige große Skarifikation ist zahlreichen kleinen Einschnitten deshalb vorzuziehen, weil die Infektionsgefahr geringer ist; ein oberflächlicher Hautschnitt deshalb, weil dabei kein Blutgefäß verletzt wird, ein Ereignis, das zur Verblutung führen kann, in jedem Falle aber unangenehm ist, weil die geronnenen Blutmassen die Wunde verstopfen, den Abfluß der Ödemflüssigkeit hemmen und die Entwickelung von Infektionskeimen begünstigen.

Peinlichste Asepsis ist umsoeher geboten, als die Ödemflüssigkeit ein vorzüglicher Nährboden, besonders für Erysipelkokken ist. Der ganze Unterschenkel und Fuß werden mit Seife und warmem Wasser gründlich gereinigt, dann durch ein Rasiermesser die Haare und oberflächlichen aufgequollenen Epithellagen entfernt, durch Alkohol und schließlich ein Desinficiens die untere Extremität von der Kniebeuge an aseptisch gemacht. Es genügt nicht, nur die Stelle des Einschnittes zu desinfizieren, weil die im Verband stagnierende Ödemflüssigkeit den ganzen Unterschenkel umspült und Eitererreger von einer nicht desinfizierten Stelle her in die Wunde verschleppt.

Verband. Der täglich zweimal zu wechselnde Verband besteht aus einem die Wunde deckenden Krüllbausch, auf den ein bis zwei Lagen Zellstoff gelegt werden, die durch Mullbinden fixiert werden. Zum Schutz der Bettwäche wird der Verband lose mit einer Gummidecke umhüllt, die als Rinne in ein neben dem Bett befindliches Gefäß zum Auffangen der ablaufenden Flüssigkeit geleitet wird. Sehr wichtig ist eine zweckmäßige Lagerung des Kranken, die derart sein muß, daß das Gesäß und der nicht skarifizierte Fuß hoch gelagert wird, während der andere Fuß eine möglichst tiefe Position erhält. Ein

Lehnstuhl mit einer Fußbank für den nicht skarifizierten Fuß und ein Stuhl für den anderen genügen den Anforderungen. Auf diese Weise kann man täglich mehrere Liter Flüssigkeit dem Körper entziehen, bringt durch Entlastung Herz, Nieren und die anderen oben erwähnten Organe in günstigere Bedingungen und ermöglicht häufig irgend einem der bekannten Diuretica eine erfolgreiche Einwirkung.

Es haften aber dieser wie jeder anderen Methode der direkten Wasserentziehung verschiedene Mängel, besonders bei der Anwendung in der ärztlichen Praxis, an. Abgesehen von der Kostspieligkeit des Verfahrens — jeder Verband kostet im Krankenhaus 40 Pf. — und der Schwierigkeit der Beschaffung sterilen Verbandmaterials, ist ein ungestörter Verlauf des Abflusses nur dann möglich, wenn der skarifizierte Unterschenkel vollständig frei von Ekzem oder Pusteln ist; denn durch die den Unterschenkel umspülende Flüssigkeit wird die Haut mazeriert, die in den ekzematösen Stellen enthaltenen Bakterien werden frei, und die leicht empfängliche Wunde infiziert. Damit ist die Ursache zu großer Allgemein- und Lokalstörung gegeben. Es tritt in der Regel bei scheinbar noch so geringer Wundveränderung eine erhebliche Allgemeininfektion ein, und dann schließt sich durch Randinfektion die Wunde, wodurch der Abfluß gehindert oder aufgehoben wird. Solche infizierten Wunden heilen an ödematösen Unterschenkeln sehr schwer, und da an demselben Beine vor einer definitiven Heilung keine neue Skarifikation vorgenommen werden kann, ist darin auch ein Nachteil dieser Methode zu sehen. Trotzdem wird sie in geeigneten Fällen mit großem Nutzen in Anwendung gebracht werden können, wenn man nur durch Äther- und Alkoholwaschungen bei jedem Verbandwechsel die Haut vor Mazerationsekzem bewahrt. Der Abfluß nimmt zuweilen gefahrdrohende Dimensionen an, da das Gefäßsystem und der ganze Organismus sich den rapide geänderten statischen Verhältnissen nicht anzupassen vermag.

Statt der teuren Krüllbäusche sind mit Vorteil sterilisierbare Mooskissen verwendbar, die sich noch durch mehrfache Gebrauchsfähigkeit auszeichnen. Im Notfalle kann man den Verband auch derart herstellen, daß die Wunde durch einen Streifen Jodoformgaze geschützt wird, während mehrere geplättete, daher ziemlich sterile Handtücher die Aufsaugung besorgen.

Drainage nach Fürbringer.
Eine zweckmäßige Methode zur direkten Beseitigung des Anasarca hat Fürbringer neuerdings angegeben. Ein Troikart wird durch eine ödematöse Hautfalte hindurchgestoßen und durch die Röhre ein ca. 2 m langer Gummischlauch gezogen, sodaß er zu beiden Seiten des Hautkanals in gleicher Länge in ein mit Karbol- oder Borsäure gefülltes Becken hineinragt. Diejenige Schlauchpartie, welche nach Entfernung der Troikartröhre im Wundkanal zu liegen kommt, wird durch seitliche Öffnungen zur Drainage geeignet gemacht. Daß auf peinliche Asepsis geachtet werden muß, bedarf keiner besonderen Erwähnung.

Für die Praxis brauchbarer ist die Curschmannsche Methode der Drainage. Eine flache Silberkanüle mit zahlreichen am Ende befindlichen Seitenöffnungen wird mit Hilfe eines Troikarts schräg in die ödematöse Submucosa, gewöhnlich des Unterschenkels an seiner Außenseite gestoßen. Die Wunde wird durch einen Jodoformgazestreifen gegen eine Infektion geschützt und die Kanüle durch einen Heftpflasterstreifen am Unterschenkel befestigt. Über das äußere Kanülenende wird wird ein ca. 1—1 $^1/_2$ m langer Gummischlauch gezogen, dessen anderes beschwertes Ende in ein mit Karbolsäurelösung gefülltes Gefäß geleitet wird. Ist der Druck des Anasarka nicht so stark, daß der Abfluß erfolgt, dann kann die Heberwirkung durch Füllung des Schlauches mit der Karbollösung unterstützt werden.

Beseitigung des Ascites durch Punktion.
Die Beseitigung der Pleuraergüsse ist bereits bei früherer Gelegenheit erörtert worden (conf. Seite 78).

Die chirurgische Ascitesbehandlung hat neuerdings insofern eine Änderung erfahren, als an Stelle der Punktion die Eröffnung der Peritonealhöhle durch Inzision warme Fürsprecher gefunden hat. Letztere Methode hat außer ihrer energischen Wirkung noch den Vorteil, daß die länger bleibende Öffnung eine erneute Ansammlung von Ascitesflüssigkeit verhindert. In der Praxis ist jedoch die Punktion wegen ihrer leichteren Handhabung und geringeren Gefahr entschieden vorzuziehen. Die Operation nimmt man am besten in sitzender Position des Kranken vor, weil dabei die Ascitesflüssigkeit der Schwere nach in die tiefsten Partien sich senkt. Man vergewissert sich durch Perkussion von der Verteilung des Fluidums und sticht in der Parasternallinie oberhalb der Mitte des Ligam. Pouparti einen dicken Troikart energisch durch die Bauchwand. Man faßt den Troikart in die Faust mit aufgesetztem Zeigefinger, welcher die Stelle markiert, bis zu welcher das Instrument eingetrieben werden soll. Gewöhnlich schießt das Transsudat in dickem Strahl heraus. Druck auf das Abdomen vermeide man, weil bei Nachlaß desselben leicht Luft in die Peritonealhöhle aspiriert wird. Nach genügendem Abfluß wird die Einstichöffnung durch einen aseptischen Verband abgeschlossen, der sich häufig bald mit der nachsickernden Flüssigkeit durchtränkt. Um die Wiederansammlung des Transsudates möglichst zu vermeiden, wird der Verband zirkulär um das Abdomen unter starkem Druck angelegt, zweckmäßig durch zwei an ihrer Schmalseite aneinander geheftete Handtücher, welche das Abdomen eng umgreifen.

Besondere Versorgung verlangt schließlich noch das zuweilen monströs aufgetriebene Scrotum, der infiltrierte Penis und die in der Umgebung der äußeren Geschlechtsteile befindlichen Hautfalten. Penis und Scrotum werden zur Vermeidung der durch Zerrung verursachten Schmerzen durch unterlegte Moos- oder Holzwollekissen unterstützt. Alle Falten werden sorgfältig gereinigt und durch Bestreuung mit Reispuder trocken erhalten. Man achte jedoch darauf, daß der Puder nur in ganz geringer, fein verteilter Schicht aufgetragen wird, weil leicht aus dem Pulver und der in den Falten sich bildenden Flüssigkeiten ein die Hautflächen reizender Teig entsteht.

Skrotalödem.

Wenn durch ödematöse Schwellung des Präputiums das Urinieren behindert ist und eine Inzision am Unterschenkel nicht angebracht oder nicht hinreichend zur Entlastung der Geschlechtsteile ist, muß durch eine seichte Inzision des Scrotums oder des Penis für Abfluß gesorgt werden. Diese Notwendigkeit ist mit großen Unannehmlichkeiten verknüpft. Wenn die Ausdehnung des Scrotums abnimmt, sammelt sich die Ödemflüssigkeit in den nun entstehenden Skrotalfalten und peinigt den Kranken durch ihre Jucken und Ekzem verursachende Eigenschaft.

Erkrankungen der Niere.

Der Abschnitt der Therapie der Krankheiten des Zirkulationssystems, der die mechanische Beseitigung überschüssiger Wassermassen erstrebt, findet auch Anwendung bei den Hydropsien der Nierenkranken.

Hydrops der Nierenkranken. Die eigentliche Ursache der Entstehung der Wassersucht ist bei allen Krankheiten einheitlich: die Schädigung der Kapillarwände. Während diese bei Kompensationsstörungen des Herzens durch die mangelhafte Zuführung der notwendigen frischen Blutmassen erfolgt, werden die Gefäßwände der Nephritiker durch toxische Stoffe alteriert, deren Natur uns unbekannt ist. Die Schädigung betrifft in höherem Maße vielleicht als die Blutkapillaren die Lymphgefäße.

Wenn einem gesunden Menschen subkutan 100—200 ccm sterilen Wassers injiziert werden, ist nach weniger als einer Stunde gewöhnlich die Flüssigkeit resorbiert. Dieselbe Masse bleibt bei Nierenkranken, auch wenn keine Ödeme bestehen, stunden- und tagelang an der Stelle der Injektion liegen. In der mangelhaften Resorption der durch die Blutkapillaren transsudierten Flüssigkeit ist also die Entstehung des Hydrops begründet.

Während bei der direkten Wasserentziehung alle oben erwähnten Maßnahmen Anwendung finden, sind bei den indirekten Methoden der Bekämpfung der Wassersucht auf nephritischer Basis einige Abweichungen notwendig. Vor allem ist, da die Gefahr eintretender Herzschwäche bei Nephritis in der Regel viel geringer ist, weitaus häufiger und energischer der Gebrauch der Schwitzprozeduren indiziert (conf. Seite 17 u. f.). Der Schweiß ist in seiner Zusammensetzung dem Nierensekret nahe

Erkrankungen der Niere. 141

verwandt; durch Steigerung der Hautfunktion wird daher die Niere geschont. Die Wasserabtreibung durch den Darm wird nur bei Hydropikern notwendig. Bei unkomplizierter Nierenerkrankung ist zur Beschränkung der Flüssigkeitszufuhr keine Ursache vorhanden. Im Gegenteil liegt Grund zur Annahme vor, daß reichliche Zufuhr indifferenter Flüssigkeit infolge Durchspülung des kranken Organs heilkräftig wirkt, vorausgesetzt allerdings, daß keine Neigung zu Hydropsien besteht. In diesem Falle ist natürlich die Menge der zuzuführenden Flüssigkeit möglichst zu beschränken.

Zum Verständnis aller therapeutischen Ziele sind folgende Überlegungen notwendig. Obwohl wir in jedem Falle einer Nierenerkrankung von einer Nephritis, d. h. einer Entzündung des Organs sprechen, liegt in den seltensten Fällen eine wirkliche Inflammatio vor. Die Erkrankung der Niere betrifft in den meisten Fällen das sezernierende Epithel, das bei geringster Läsion eine Schwellung und körnige Trübung, mit oder ohne Quellung des Kernes, zeigt. In anderen Fällen steht eine fettige Entartung des Epithels, primär eintretend oder als Folgezustand der körnigen Degeneration, im Vordergrund. Eine dritte Art der Epithelveränderungen stellt die hyaline Nekrose dar. In der Regel finden sich alle Abarten der Degeneration nebeneinander. Solange der Kern sich lebensfähig erhält, ist eine Regeneration der Zelle möglich, selbst wenn die dem Lumen der Harnkanälchen zugekehrte Zellpartie sich abgestoßen hat. Alle Zellen mit lebensfähigem Kern zeigen zwar Funktionsstörungen, welche sich durch Filtration oder Sekretion von Bluteiweiß und anderer Blutbestandteile oder Bildung von Harnzylindern offenbaren, aber sie sind einer Restitutio ad integrum fähig. Wir verfügen über keine Mittel, die Heilung direkt günstig zu beeinflussen, wir haben auch keinen bestimmten Anhalt für die Ausdehnung der Erkrankung; aber wir können durch Vermeidung aller Schädlichkeiten die Restitutio begünstigen und wir haben aus Urin- und klinischen Befunden einen ungefähren Anhalt für die Art, Schwere und Ausdehnung der pathologisch-anatomischen Veränderungen. Außer den Epithelien sind die Gefäße am häufigsten alteriert; es kommt dann zur Absonderung aller Blutbestandteile, selbst zu ausgedehnten Blutungen. Endlich

Pathologisch-anatomische Veränderungen der erkrankten Nieren.

können im interstitiellen Gewebe echt entzündliche Infiltrationen entstehen. Alle diese Möglichkeiten kombinieren sich mehr oder minder häufig in verschiedenem Maße. Streng abgesonderte Nierenerkrankungen können wir nicht umgrenzen. Aus klinischen und pathologisch-anatomischen Erscheinungen haben wir durch Verbindungen von Erscheinungsgruppen Krankheitsbilder gesondert, die zuweilen recht willkürliche Einheiten darstellen. Wir unterscheiden akute und chronische, parenchymatöse und interstitielle Nierenerkrankungen. Ihre strenge Abscheidung ist schon deshalb unmöglich, weil wir häufig ohne vorher mögliche Bestimmung die eine Krankheit sich aus der andern entwickeln sehen. Die Übergangsstadien sind daher nicht zu rubrizieren. Die Unklarheiten sind durch die ätiologischen Ungewißheiten begründet. Wir wissen zwar, daß einige Mikroorganismen resp. deren Stoffwechselprodukte sowie andere organische und auch anorganische Stoffe durch ihre Elimination durch die Nieren diese entzündlich reizen — Scharlach-, Diphtherie-, Pneumoniegift, Blei, Quecksilber etc. —, häufig aber entwickelt sich ohne erkennbare Ursache eine Nierenerkrankung. Daß nicht in jedem Falle bestimmte Reizgrößen zur Entstehung einer Nierenerkrankung notwendig sind, geht aus der unzweifelhaft beobachteten Erfahrungstatsache hervor, daß in einigen Familien Niereninsuffizienzen häufig beobachtet werden. So hat Pel (Amsterdam) die Geschichte einer Familie berichtet, in deren drei aufeinanderfolgenden Generationen mehr als ein Dutzend Erkrankungsfälle vorkamen. Ich selbst habe mehrfach bei Geschwistern Nierenerkrankungen feststellen können. Zwei Brüder sah ich an einem Tage an dieser Krankheit zu Grunde gehen.

Meiner Ansicht nach ist in einem Teil der Fälle die Niereninsuffizienz allein durch schwache Anlage zu erklären. Wie Herzmuskelschwächen, Emphysem, Verkalkungen der Gefäße u. s. w. Abnutzungserscheinungen sind, die bei physiologischer Funktionsanforderung entstehen, so sind einige Niereninsuffizienzen, besonders die sogenannten Schrumpfnieren, häufig Folgen der Abnutzung. Wertvoll für den Organismus ist die Eigentümlichkeit des Nierenparenchyms zur kompensatorischen Hypertrophie. Bei Fehlen, Entfernung oder Erkrankung der einen Niere übernimmt die andere die

Erkrankungen der Niere. 143

doppelte Funktion, desgleichen die gesunden Abschnitte bei Ausfall erkrankter Teile. Im allgemeinen wird die Niere bei Reizung durch Ausscheidungsstoffe diffus erkranken.

Die klinischen Erscheinungen richten sich nach der Schwere, der Ausdehnung und dem Sitz der Affektion. Den Übergang zu der Nephritis bildet die zuweilen physiologisch nach großen Anstrengungen auftretende Albuminurie. Nur selten wird der Eiweißverlust an sich deletär, wenn z. B. bei 2—3% Alb.-Gehalt $1\frac{1}{2}$—2 l Urin abgesondert werden, was einen Eiweißverlust bis 60 g bedeutet. Ernstere Läsion wird durch Auftreten der in ihrem Wesen noch nicht genau erforschten Harnzylinder angedeutet. Der Gehalt an Nierenepithelien, Fettkügelchen, roten und weißen Blutkörperchen gibt Kunde von desquamativen Vorgängen, Verfettung, entzündlichen Zuständen der Blutgefäße. Die Menge des abgesonderten Urins, sein spezifisches Gewicht, die mikroskopisch zu konstatierenden Bestandteile, der klinische Verlauf gestatten Rückschlüsse auf die Ausdehnung und den Sitz der Erkrankung. Geringe Urinsekretion läßt entweder auf extensive Erkrankung schließen oder auf Läsion der Glomeruli, in denen die Flüssigkeit und Salze abgeschieden werden. Anurie kommt am häufigsten bei der Glomerulonephritis vor.

Klinische Erscheinungen.

Ein direkt auf die Nierenerkrankung heilend wirkendes Mittel besitzen wir nicht. Alle therapeutischen Aufgaben verfolgen dasselbe Ziel: durch Schonung der Niere die spontan eintretende Regeneration zu begünstigen. Etwaige deletäre Vorgänge vermögen wir nicht günstig zu beeinflussen.

Therapie der Nephritis.

Die erste Notwendigkeit bei plötzlich einsetzender Erkrankung ist Bettruhe. Es läßt sich nicht bezweifeln, daß zwischen Erkältungen und Nierenerkrankungen ein inniger Konnex besteht. Um nun jeden die Niere schädigenden Kältereiz auszuschalten, hält man den Kranken in der gleichmäßigen Temperatur des Bettes, die durch Erweiterung der peripherischen Hautgefäße das Herz entlastet und schließlich durch die relativ hohe Temperatur bei gesteigerter peripherischer Blutzirkulation eine fortwährende leichte Schweißsekretion erhält. Der Wert derselben als Ersatzfunktion der Nieren ist früher bereits erörtert worden. Je stärker die Schweißabsonderung, um so geringere Anforderungen werden

Bedeutung der Bettruhe.

an die Nierentätigkeit gestellt. Daher finden alle Schwitzprozeduren ausgiebige Verwendung. Die Bettruhe hat endlich noch den Vorteil, daß sie dem kranken Organ möglichste Ruhe gewährt. Wie sehr die Bewegung auf die Niere einwirkt, ist aus den eigenartigen Fällen von Albuminurien ersichtlich, die bei Bettruhe schwinden, bei Verlassen des Bettes sofort wieder in die Erscheinung treten. Wahrscheinlich wird die Niere durch die Extraktivstoffe der gebrauchten Muskeln gereizt.

Diät für Nierenkranke. Eine zweite wichtige Aufgabe ist die Wahl der passenden Diät, welche möglichst wenig die Nieren alterieren soll. Im allgemeinen gelten die Regeln, durch Fette und Kohlehydrate die Fleischspeisen möglichst überflüssig zu machen. Warum aber Fleischbrühen mit ihrem Gehalt an Extraktivstoffen erlaubt sein sollen, während Fleisch verboten ist, erscheint mir nicht ersichtlich. Es ist noch nicht der Beweis erbracht, daß gekochtes Fleisch als nierenreizend zu betrachten ist. Der Beweis ist deshalb ungemein schwer, weil bei den so wechselnden Erscheinungen nephritischer Vorgänge Verschlimmerungen auch spontan auftreten. Man hat auch herausgefunden, daß weißes Fleisch — Geflügel, Kalbfleisch — weniger schädlich ist, als die übrigen Fleischsorten. Unersichtlich ist auch das Verbot von Eiern. Nicht der Eiweißgehalt des Blutes ist maßgebend für die Menge des abgeschiedenen Eiweißes, sondern der Zustand der Nierenepithelien. Man wird sich wohl keiner Schuld aussetzen, wenn man bei akuten Nierenerkrankungen zweifellos reizlose Kost verabreicht, während bei chronisch Kranken, welche man den Schädigungen des Lebens notgedrungen überlassen muß, in der Diät größere Konzessionen erlaubt sind. Das harmloseste und vortrefflichste Nahrungsmittel auch für Nierenkranke ist die Milch. Wird diese nicht vertragen, oder ist eine Abneigung nicht zu bekämpfen, dann sind fettreiche Mehl- und Schleimsuppen, durch Einquirlung von Eiern an Nährwert gehoben, als Ersatzmittel zu betrachten. Fleischbrühe halte ich für unzweckmäßig wegen ihres geringen Nährwertes und großen Gehaltes an schädlichen Extraktivstoffen. Zweckmäßige Nahrungsmittel sind ferner Purees von Kartoffeln, leichten Gemüsen (Mohrrüben, zarten Rüben, Spinat, Blumenkohl), durch Sahne oder

Milch und Butter nährkräftiger gemacht. Chronisch Nierenkranken wird man auch schwerere Gemüse, wie die Leguminosen, Kohlarten gestatten, in fettreicher Zubereitung. Ein wichtiger Punkt ist die Bestimmung der Getränke, deren quantitative Verordnung oben bereits Erwähnung gefunden hat. Erlaubt ist bei Fehlen von Anasarka außer Wasser: Tee, leichter Kaffee, Selters und alkalienhaltige Wässer: Fachinger, Biliner, Vichy etc. Es ist eine sehr wichtige, meiner Meinung nach unentschiedene Frage, ob die kranken Nierenepithelien überhaupt von der Diät betroffen werden. Wie die Inhalationstherapie an dem Übelstand leidet, daß die Medikamente mehr in die gesunden Partien strömen, so werden alle im Körper zirkulierenden, der Nierensekretion anheimfallenden Stoffe zunächst die gesunden Nierenteile passieren. Inwieweit die Lehre von den sogenannten „nierenreizenden scharfen Speisen und Getränken" Berechtigung verdient, ist noch durchaus nicht sicher entschieden. Wenn einige Stoffe auf das Geschmacksorgan reizend wirken, so ist damit noch nicht erwiesen, daß die objektive Wirkung auf das Nierenparenchym der subjektiven Empfindung entspricht. So verbietet Strümpell streng starken Tee und Kaffee, und doch enthalten diese Getränke wesentlich nichts anderes als das therapeutisch gerade bei Nephritis so viel gebrauchte Koffein, nur nicht in der Menge, wie wir sie zu Heilzwecken verwenden. Ferner ist Alkohol im allgemeinen streng verpönt. Alhohol wirkt, wenn er durch die Nieren sezerniert wird, zweifellos irritierend; aber wird er denn, in geringer Menge dargereicht, als Alkohol ausgeschieden? Bei der ungemein leichten Verbrennlichkeit des Alkohols werden geringe Mengen sicher zu Kohlensäure und Wasser verbrannt, sodaß die Nieren in keiner Weise geschädigt werden, wenn nicht dem reinen Alkohol die schädlichen Fuselstoffe beigemengt waren. Wenn man also die Gewißheit der absoluten Reinheit der alkoholischen Getränke hat, dürfen kleine Mengen in geeigneten Fällen ohne Skrupel verabfolgt werden. Ebenso organische Säuren, die durch Umwandlung in kohlensaure Salze jede Gefahr einer Schädigung ausschließen. Schließlich bergen auch geringe Mengen von Gewürzen keine große Gefahr in sich. Der Vorteil des durch mäßige Würzung der Speisen gehobenen Appetits überwiegt sicher den unerwiesenen Nachteil der Ingredienzien.

Alle diese Überlegungen haben ihre Berechtigung nur bei der Behandlung chronischer Nierenkrankheiten. Bei einer akuten Erkrankung wird man, da es sich um relativ geringe Zeiträume handelt, mit der Diät keine Schwierigkeit haben. Jeder Kranke findet sich in der kurzen Spanne Zeit auch mit weichlichen Speisen ab. Anders liegen die Verhältnisse bei chronisch Kranken. Jahrelange Entbehrung der die Appetenz physiologisch stimulierenden Gewürze ist eine wesentliche Ursache der häufigen Appetitlosigkeit und des daraus resultierenden Unterernährungszustandes. Diese Gefahr ist zweifellos größer als die durchaus unerwiesene Befürchtung einer Nierenreizung durch scharfschmeckende Nahrungs- und Genußmittel.

Beziehungen zwischen kranken Nieren und Herz. Ein für das Verhältnis der Therapie ungemein wichtiger Punkt sind die Beziehungen zwischen Nieren und Herz. Es ist eine fest begründete Erfahrungstatsache, daß bei chronischer Nierenaffektion stets der linke Ventrikel hypertrophiert. Eine sichere Erklärung für diese Erscheinung steht noch aus. Am meisten Vertrauen verdient die Hypothese, daß infolge der Niereninsuffizienz im Blute retinierte Stoffe eine Kontraktion der peripheren Arterien bewirken, damit eine Erhöhung des Widerstandes der Herzkraft und dadurch schließlich eine Hypertrophie des über die Norm beanspruchten Herzmuskels. Über den Wert einer Hypothese geht dieser Erklärungsversuch nicht hinaus. Es folgt aus dieser Erscheinung, daß zu unserer Aufgabe eine Schonung und Kräftigung des Herzmuskels gehört nach den oben erwähnten Prinzipien. Zuweilen steht die sekundäre Herzerkrankung so sehr im Vordergrund des Krankheitsbildes, daß die Therapie dieses Organ besonders anzugreifen hat. In jedem Falle einer Nierenentzündung jedoch an der Herzkraft den Hebel anzusetzen, ist unzweckmäßig. Die notwendige Kräftigung des Herzmuskels besorgt die Natur, welche das Maß der Hypertrophie viel besser bestimmt als wir. Nur wenn Zeichen einer beginnenden Herzinsuffizienz erscheinen, sind Regulationskräfte indiziert.

Die Therapie urämischer Zustände hat bereits bei früherer Gelegenheit Berücksichtigung gefunden (siehe Seite 19).

Therapie der Verdauungskrankheiten.

Ein wesentlicher Bestandteil der gesamten Therapie ist die Diät, der man in der Behandlung fast jeder Krankheit Beachtung schenken muß. Naturgemäß beansprucht die Diät die größte Bedeutung in der Therapie der Verdauungskrankheiten, in der die diätetische Behandlung die medikamentöse weit überflügelt hat. Immerhin muß man bedenken, daß die Therapie der Verdauungskrankheiten keineswegs identisch ist mit der Diätotherapie. Die Entwickelung der Physiologie und Pathologie der Ernährung hat einen großen Teil des therapeutischen Arsenals zur erfolgreichen Bekämpfung der krankhaften Störungen im Verdauungstractus herangezogen. Die Physiologie der Ernährung ist in aller Kürze folgende.

Die Speisen werden im Munde zerkleinert, mit Speichel innig durchmengt, der durch Diastasenwirkung die Umwandlung der unlöslichen Kohlehydrate in lösliche zum Teil besorgt. Durch Schluckakte werden die breiigen Bissen in den Magen befördert, in dem durch Pepsin- und Salzsäuresekretion aus unlöslichen Eiweißarten lösliche (Albumosen, Peptone) gebildet werden. Ferner wird durch Labenzym in neutraler Lösung durch Ausfällung das Kasein koaguliert. Die Speichelwirkung wird im Magen durch Abscheidung der Salzsäure gehemmt (bei 0,07 %) resp. aufgehoben (bei 0,12 %). Durch Magenperistaltik wird der Inhalt stoßweise in das Duodenum entleert. Im Darm werden durch die Galle in neutraler Lösung die Fette durch Emulsion in resorptionsfähigen Zustand gebracht, ferner durch Darm- und Pankreassekret eine energische Verdauung der Kohlehydrate und unlöslichen Eiweißarten be-

Physiologie der Ernährung.

sorgt. Im Magen erfolgt eine Resorption der löslichen Eiweißstoffe, während im Darm alle verdauten Ingesta und vor allem Wasser in die Chylusgefäße aufgenommen werden. Der Rückstand wird durch Darmperistaltik in den Enddarm geschafft und verläßt als Faeces den Mastdarm.

Störungen dieses Verdauungsverlaufes finden sich in der Mundhöhle, der Speiseröhre, dem Magen, Darm und Mastdarm.

Bedeutung der Mundverdauung. Der physiologischen Aufgabe entsprechend müssen die Speisen fein zerkaut und durchspeichelt werden. Durch subtile Zerkleinerung der Nahrungsmittel wird deren Gesamtoberfläche bedeutend vergrößert, den Verdauungssekreten daher eine ausgiebigere Einwirkung ermöglicht. Wie ein bestimmtes Quantum fein verteilten Zuckers leichter in Wasser löslich ist als die gleiche Masse Stückzucker, so ist sorgfältig zerkaute Nahrung leichter der lösenden Eigenschaft der Verdauungssekrete zugänglich als grob zerkleinerte. Auf gutes Gebiß und sorgfältiges Kauen ist daher großes Gewicht zu legen. Ein tadelloses Gebiß hat ferner den Vorzug, daß keine Fäulniserreger, die massenhaft in kariösen Zähnen sich ansiedeln, die Verdauungsvorgänge im Magen stören. Denselben üblen Einfluß wie der Inhalt angestockter Zähne übt Eiter, der aus der Nasen- resp. Rachenhöhle sich in den Magen ergießt. Es ist Pflicht des Arztes, sich bei Magenstörungen von der Beschaffenheit der Nasen-, Mund- und Rachenhöhle zu überzeugen.

Krankheiten der Speiseröhre. Der Speiseröhre fällt lediglich die Aufgabe zu, den Transport der Bissen zu besorgen. Schädigungen der Ernährung werden durch Behinderung der Passage verursacht. In seltenen Fällen sind angeborene oder erworbene Divertikel die Ursache der Wegbehinderung. Entleerungen der Ausbuchtungen mittels Sonden sind die einzigen, therapeutisch wirksamen Eingriffe. Bei weitem am häufigsten geben karzinomatöse Verengerungen der Speiseröhre Veranlassung zur Beseitigung der Stenose. Entsprechend den physiologischen Engpässen finden sich die Oesophaguskarzinome gewöhnlich in der Höhe des Ringknorpels, der Bifurkation der Trachea und besonders an der Kardia. In der Regel machen die Karzinome erst durch Schluckbeschwerden sich bemerkbar. Zuweilen läßt eine fortschreitende Unterernährung bis zur Kachexie auf eine maligne Geschwulst schließen, ohne daß Störung der Nahrungszufuhr oder jauchiger

Zerfall des Tumors plausible Erklärung gewähren. Es bleibt die einzige Annahme, daß der Krebs durch Änderungen des Stoffwechsels toxische Erscheinungen verursacht.

Eine radikale Therapie durch Exstirpation des Tumors ist fast niemals möglich. Das Operationsterrain ist das denkbar ungünstigste, die Naht des Oesophagus nach Resektion wird fast regelmäßig insuffizient, und vor allem wird die Diagnose in der Regel erst dann gestellt, wenn bereits Verwachsungen mit lebenswichtigen Nachbarorganen oder ausgedehnte Drüsenerkrankungen eine Radikaloperation unmöglich machen. Es bleibt als notwendigste Indikation die Erweiterung der Stenose durch Sondierung. Man beginnt mit der Einführung möglichst dünner Sonden, die man 5—10 Min. in dem Engpaß liegen läßt, und durch allmählich dicker gewählte Sonden wird die Stenose bekämpft.

Sondierung der Speiseröhre.

Am besten nimmt man geknöpfte Sonden aus Hartgummi, die man durch Öl, Butter, Glyzerin, oder am zweckmäßigsten durch Wasser schlüpfrig macht. Der Patient wird vor der Einführung darauf aufmerksam gemacht, daß seine Atmung durch die Sondierung nicht im geringsten behindert wird. Der Kopf des Kranken darf nicht nach hinten gebeugt werden, weil dadurch eine Zerrung und Verengerung der Speiseröhre verursacht wird. Die Sonde wird ohne Leitung eines Fingers eingeführt, der durch Brechreizung das Einführen erschwert. Sobald die Sonde die hintere Pharynxwand·erreicht, werden gewöhnlich Würgbewegungen ausgelöst. Die Hemmung des krampfartig kontrahierten Pharynx darf nicht durch rohe Gewalt überwunden werden; denn leicht gelangt man auf Teile des Larynx, es kommt dann zum Laryngospasmus, wodurch der Kranke in Erstickungsangst gerät und die Einführung der Sonde erheblich erschwert. Sobald im Pharynx der Würgreflex ausgelöst wird, wartet man ruhig, bis der Patient inspiriert, und in diesem Augenblick schiebt man das Bougie über die Hemmung hinweg und dann in kurzen Schüben schreibfederartig mit der rechten Hand, während die linke nachgreifend die Sonde nahe am Munde des Kranken fixiert, in die Tiefe, bis ein Hindernis Vorsicht gebietet. Zur Vermeidung falscher Wege forciere man nicht die Durchzwängung der Sonde, sondern versuche durch möglichst dünne Instrumente mühelos die Passage zu erreichen, die dann leicht durch dickere Sonden zu erweitern ist. Gelegentlich wird dem geübtesten Spezialisten wie dem praktischen Arzt das Unglück der Durchstoßung eines brüchigen Karzinoms passieren. Neben der manuellen Geschicklichkeit des Arztes und der Beschaffenheit der Stenose hängt das Gelingen der Sondierung von der Persönlichkeit des Arztes und des Kranken ab. Furchtsame Kranke bereiten durch Abwehrbewegungen des Kopfes und krampfhaftes Würgen große Schwierigkeiten, die durch energisches Auftreten des Arztes gehoben werden. Die meisten Kranken hemmen instinktmäßig oder durch Berührung der Epiglottis mit der Sonde die Respiration. Man verlange energisch tiefe Respiration und tröste die Kranken, daß die größte Schwierigkeit bereits überwunden sei. Sobald die Kranken sich von der unbehinderten Atmung überzeugen, werden sie ruhiger und bieten auch für die Folgezeit weniger Renitenz. Zuweilen empfiehlt es sich, durch Kokainisierung eines überempfindlichen Pharynx (mit 10%-iger Lösung) die Einführung der Sonde zu erleichtern. Manchmal, wenn schwammige Massen das Lumen der Speiseröhre erfüllen, läßt sich die Bildung einer künstlichen Öffnung nicht umgehen. Zu bemerken ist noch der Hinweis, durch mikroskopische Untersuchung etwaiger, an der Sonde haftender Gewebspartikel über die Natur der Verengerung einen Anhalt zu gewinnen.

Ösophagusspülungen nach Rosenheim.
Einen vorzüglichen Weg zur Erleichterung der Speisebeförderung durch Oesophagusstenosen verdanken wir Rosenheim. Er ging von der Überlegung aus, daß oberhalb von Verengerungen sich durch Ansammlung von Speisemassen Ausbuchtungen entwickeln, deren Inhalt durch seitliche Kompression die Stenose verstärkt. Er entfernt daher die hier stagnierenden Massen durch Oesophagusspülungen und macht durch folgende Öleingießungen den Weg schlüpfriger. Ich habe mich mehrfach überzeugen können, daß in der Tat viel konsistentere Speisen und in größerer Menge geschluckt werden können; ferner wird die Sondierung nach Ausspülungen der Speiseröhre nicht unerheblich erleichtert. Ist auf irgend eine Art die Passage wegsamer, dann wird bei bedrohlicher Unterernährung die Schlauchernährung indiziert sein, anderenfalls durch kleine sorgfältig gekaute Bissen die Sättigung herbei-

zuführen ist. Eine häufige Qual der Kranken mit Speiseröhrenverengerung ist unstillbarer Durst, der durch ungenügende Nahrungs- und Flüssigkeitszufuhr bei erhaltener Appetenz früher und intensiver als das Hungergefühl sich bemerkbar macht. Entweder wird diesem Übel durch Zuführung von Flüssigkeitsmassen per rectum oder subkutan (0,91%-ige NaCl-Lösung) gesteuert oder durch künstliche Herabsetzung des Durstgefühls durch Opiate, in erster Reihe durch Pulvis Doweri 0,3—0,4. Ist durch Sondierung keine wesentliche Erleichterung zu verschaffen, dann kommt als schätzbares Palliativmittel die Gastrostomie in Betracht, event. mit folgender Bougierung der Stenose vom Magen aus. Es ist erstaunlich, wie zuweilen nach dieser Operation sich der Ernährungszustand und die Euphorie heben, ein Erfolg, der allerdings leider nur wenige Monate vorzuhalten pflegt. Der Rektalernährung ist bei Oesophagusstenose nur ein unwesentlicher Wert zuzusprechen, da sie für längere Dauer nicht genügt.

Bekämpfung des Durstgefühles.

Operative Behandlung.

Ein eigenartiges Leiden ist der Speiseröhrenkrampf, der durch plötzlich eintretende Passagebehinderung — gewöhnlich unter krampfartigen Schmerzen in der Gegend der Kardia — zur Vomierung der eben eingebrachten Speisen führt. Entweder ist der Krampf als Reflexvorgang von der hyperästhetischen Kardiaschleimhaut aufzufassen oder als Folgeerscheinung von kleinen Schleimhautläsionen dieser Gegend. In jedem Fall besteht eine gesteigerte Reflexwirkung, der durch allgemeine sedative Behandlung (siehe Kapitel der Neurasthenie) und durch Bromsalze entgegen zu treten ist. Bewährt haben sich häufig die Einführung dicker Sonden kurz vor den Mahlzeiten und neuerdings Einträufelungen resp. Eingießungen von Öl durch Sonden, welche bis zur Kardia eingeführt sind. Durch Bedeckung der etwaigen Schleimhautverletzung mit Öl sowie durch die Schlüpfrigkeit des Weges werden die Spasmen häufig vermieden.

Speiseröhrenkrampf.

Zuweilen ist die Differentialdiagnose zwischen Oesophagospasmus und malignem Tumor sehr schwer, weil letzterer im Beginn leicht Krampf der Speiseröhre auslöst, ohne durch andere Symptome sich zu manifestieren. In solchen Fällen ist nur durch die von Rosenheim besonders ausgebildete „Ösophagoskopie" Klarheit zu schaffen.

Magenkrankheiten.

Abgrenzung der einzelnen Magenkrankheiten.

Von den Verdauungsstörungen, die auf Erkrankungen des Magens zurückgeführt werden, sind früher die allermeisten auf chronische Katarrhe der Magenschleimhaut bezogen. Durch genauere Differenzierung der Krankheitserscheinungen und Krankheitsbilder ist die Diagnose Magenkatarrh immer mehr eingeschränkt worden, so daß ein wirklicher chronischer Magenkatarrh zu den Seltenheiten gehört. Die erste Bedingung einer strengen Abgrenzung von Krankheiten, die Erkenntnis der pathologisch-anatomischen Vorgänge, ist in der Magenpathologie kaum in den ersten Anfängen gegeben. Häufig finden wir post mortem keinerlei Abweichungen von der Norm in Fällen, bei denen in vivo erhebliche Funktionsstörungen konstatiert waren; und andererseits findet der Histologe an Mägen, die allen Anforderungen bei Lebzeiten genügten, tiefgreifende Veränderungen. Wie mannigfach sind jene Zustände, die wir immer noch mit dem Kollektivnamen „chronischer Magenkatarrh" umfassen müssen. Am meisten entspricht dieser Bezeichnung die Magenschleimhaut mit ausgedehnter Schleimbildung, wobei noch ungewiß ist, ob die massenhaft vermehrten Schleimzellen auf Proliferation der Becherzellen oder schleimige Umwandlung des Drüsenepithels zurückzuführen sind. Dann zeigen sich aber in Fällen „chronischen Magenkatarrhs" Degenerationen und Atrophien von Magendrüsen mit Wucherungen im interstitiellen Gewebe. Auch hierbei ist häufig unentschieden, ob der Atrophie der Drüsen die sekundäre Bindegewebswucherung gefolgt ist, oder ob der umgekehrte Weg der Wirklichkeit entspricht. In anderen Fällen sieht man Wucherungen der Drüsen mit Funktionsverminderung resp. -aufhebung, entsprechend jenen Drüsenwucherungen, die sich im Narbengewebe drüsiger Organe entwickeln. In wieder anderen Fällen steht ein Drüsenschwund im Vordergrund bis zur völligen Phthisis mucosae, während schließlich in einigen der Fälle der letzten Art funktionslose Wucherungen der sogenannten Vorräume Drüsen vortäuschen. Alle diese Veränderungen kombinieren sich in reicher Mannigfaltigkeit, ohne daß es bisher gelungen ist, einen innigen Konnex zwischen der Pathologie und pathologischen Anatomie zu konstruieren.

Auch die zahlreichen subjektiven Beschwerden der Magen- *Subjektive* kranken erlauben keinen bestimmten Schluß auf die Art der *Beschwerden* Erkrankung, da in regelloser Verbindung die verschiedensten *der Magen-* Beschwerden bei den mannigfachsten Krankheiten auftreten. *kranken.* Erschwerend für eine exakte Diagnose ist schließlich das Heer nervöser Erscheinungen, die bei völlig funktionskräftigem Organ sich äußern. Es bleibt als einzig sicherer Maßstab zur Beurteilung und therapeutischen Direktive die objektive Funktionsprüfung des Magens und event. die Bestimmung seiner Größe und Lage. Bei der Funktionsprüfung ist die sekre- *Objektive* torische und motorische Leistung zu eruieren, in der Praxis am *Funktionsprüfung* einfachsten durch das sogenannte Ewaldsche Probefrühstück, *der Magenverdauung.* bestehend aus ca. 50 g Weißbrod und 300—400 ccm schwarzem bitteren Tee. Empirisch ist festgestellt, daß nach einer Stunde aus einem gesunden Magen ca. 20—50 ccm einer gleichmäßigen, dünnbreiigen hellbraunen Masse heraus zu befördern sind. Die *Makroskopische* Schwankungen der Menge sind durch die Unmöglichkeit er- *Beurteilung* klärt, eine exakte Entleerung des Magens zu erzielen, was *der ausgeheberten* noch am besten durch Anwendung eines aspiratorischen Gummi- *Masse.* ballons gelingt. Abweichungen von dieser Norm finden sich derart, daß die Menge erheblich vermehrt ist, daß statt der gleichmäßigen Masse strengere Abscheidungen größerer bröckliger unverdauter Speisepartikel von Flüssigkeit zu konstatieren sind, daß die Flüssigkeit durch Konsistenz, Farbe und Geruch sich unterscheidet, daß Schleimmassen besonders auffallen etc. Es ergibt sich aus diesen Bemerkungen die Notwendigkeit der makroskopischen Beurteilung normaler Aushebungen.

Es folgt dann die chemische Untersuchung des Evakuierten. *Chemische* Zu bestimmen ist die Reaktion des Gemisches. Eine etwaige *Untersuchung.* Azidität kann durch organische oder anorganische Säuren verursacht sein oder durch sauer reagierende Salze oder organische Verbindungen. Besonders interessiert die Bestimmung des Säuregrades und die Anwesenheit freier Salzsäure, endlich ist auf Milchsäure als Ausdruck ernsterer Magenstörungen zu fahnden. Von praktischer Wichtigkeit ist das reziproke Verhalten der Salz- und Milchsäure; die Bildung der letzteren wird durch Gärungsbehinderung bei Anwesenheit der Salzsäure gehemmt.

Die Reaktion prüft man am besten durch Kongopapier, *Bestimmung* dessen rote Farbe durch freie Säuren in blaue umgewandelt *der Reaktion.*

wird. Freie Salzsäure wird durch das Günzburgsche Reagens (Phloroglucin 2,0, Vanillin 1,0, Alc. abs. 30, in dunkler Flasche) nachgewiesen, indem man je 1—2 Tropfen des Filtrates und des Reagens in einem Porzellanschälchen mischt und langsam über kleiner Flamme verdunsten läßt. Die Bildung eines karmoisinroten Saumes an der Grenze des bei der Verdunstung sich ausbreitenden Gemisches erlaubt den Schluß auf freie Salzsäure. Eine einfache Probe auf freie Salzsäure ist mittelst des Tropäolinpapiers (mit gesättigter alkoholischer Lösung getränktes und getrocknetes Filtrierpapier) möglich. Das gelbe Papier wird durch freie Salzsäure gebräunt und bei allmählicher Erwärmung lila gefärbt. — Von großer Wichtigkeit ist die Bestimmung der Gesamtazidität des Magensaftes, darunter die freie und an Salze und Eiweiß gebundene Salzsäure, sowie die etwaig vorhandenen organischen Säuren verstanden. Das in den Magen gebrachte Eiweiß wird durch die Salzsäure zunächst in Azidalbumin umgewandelt, wodurch ein beträchtlicher Teil der im Magen abgeschiedenen Salzsäure aufgebraucht wird, sodaß im Moment der Aushebung trotz genügender Salzsäuremengen keine freie Salzsäure nachgewiesen zu werden braucht. — Die Bestimmung der Gesamtazidität geschieht mittelst Titrierung der im Mageninhaltfiltrat enthaltenen Säuremengen durch $^1/_{10}$-Normalnatronlauge. Unter Normalflüssigkeiten, -Säuren oder -Laugen versteht man diejenige Konzentration, bei welcher in 1 l Flüssigkeit die Mengen des Äquivalentgewichtes der Substanzen gelöst sind. So ist eine Normalsalzsäurelösung diejenige, welche in 1 l 36,5 g Salzsäure enthält (HCl $= 1 + 35,5 = 36,5$). Dieser Normallösung entspricht die Normalnatronlösung von Na HO $= 23 + 1 + 16 = 40$ g in 1 l Wasser. Zur Titrierung der im Mageninhalt enthaltenen Säuren wird nun $^1/_{10}$-Normalnatronlauge verwendet, d. h. die zehnfache Verdünnung der Normallösung. In 1 l Normalsalzsäure sind also 36,5 g HCl enthalten, in 1 ccm der Lösung also 0,0365 g HCl, in 1 ccm der $^1/_{10}$-Normallösung mithin 0,00365 g HCl. Dieser HCl-Menge entspricht also 1 ccm $^1/_{10}$-Normalnatronlösung. Wenn nun z. B. 60 ccm der $^1/_{10}$-Normalnatronlösung zur Neutralisation der in 100 ccm Mageninhalt enthaltenen Säuren (praktisch gleichbedeutend mit HCl) notwendig sind, so kann auf einen Gehalt von $60 \cdot 0,00365$ g $= 0,219$ g HCl geschlossen werden

= 0,219% HCl. In der Praxis verfährt man so, daß 10 ccm des filtrierten Mageninhalts in ein Kölbchen gebracht werden, in das man tropfenweise aus einer Burette die $^1/_{10}$-Normalnatronlauge einfließen läßt. Zur leichten Erkennung der Neutralisation benutzt man einige Tropfen Phenolphthaleïnlösung (1%-ige alkoholische Lösung), welche eine noch so leichte alkalische Lösung intensiv rot färbt. Sobald also die Neutralisation durch den geringsten Überschuß an Lauge überschritten wird, ist dieser Zustand durch die Rotfärbung kenntlich. Die zur Neutralisation notwendige Anzahl von ccm werden mit 10 multipliziert, um darnach den prozentualen Gehalt an Säure zu berechnen.

Als letzte auch in der allgemeinen Praxis notwendige Probe ist die auf Milchsäure zu betrachten, am einfachsten durch Eingießen einiger ccm Mageninhalt in ein mit dünner Eisenchloridlösung (1 Tropfen auf 50 ccm H_2O) gefülltes Reagenzglas. Die Lösung wird durch Milchsäure zitronengelb gefärbt. Geringe Milchsäuremengen können durch Ausschüttelung des Mageninhaltes mit Äther, in dem die Milchsäure löslich ist, durch Verdunsten des Äthers konzentriert werden.

Prüfung auf Milchsäure.

Die Bestimmung des Pepsin- und Labgehaltes hat deshalb geringere praktische Bedeutung, weil fast immer genügende Mengen der fermentartig wirkenden Substanzen vorhanden sind. Von großem diagnostischen und therapeutischen Wert sind dagegen die Untersuchungen auf H Cl-Gehalt. Zu geringe Mengen (normaler H Cl-Gehalt 0,1—0,2%) oder fehlende Salzsäure wird durch Darreichung dieses Medikaments (3—6 mal täglich 5—10 Tropfen Acid. mur. dil.) ersetzt. Neuerdings ist als angeblich vortrefflicher Ersatz der H Cl die Phosphorsäure bis 4 g pro die empfohlen worden. Die Salzsäure hat außer der peptonisierenden Wirkung noch die ungemein wichtige Aufgabe, Gärung und Fäulnis hintanzuhalten. Übergroße H Cl-Mengen, die bei Ulcus ventriculi und dem Symptomenbild der Hyperchlorhydrie sich finden, sind durch Alkalien in Pulvern, Lösungen resp. alkalienhaltigen Wässern zu bekämpfen. Ferner ist nach dem H Cl-Gehalt die Diät einzurichten. Bei Salzsäurereichtum gelten eiweißhaltige Nahrungsmittel als indiziert, welche große Säuremengen binden, während bei geringem Säuregrad

Pepsin- und Labgehalt.

Diagnostische und therapeutische Schlüsse.

kohlehydrat- und fettreiche Nahrung bevorzugt werden soll. Allerdings besteht dabei die Gefahr der Gärung und Fäulnis, welcher durch medikamentöse Mittel zu begegnen ist. Als Kriterium anomaler Zersetzungsvorgänge gilt die Milchsäure. Mikroskopisch findet man neben unverdauten Speiseresten — besonders Muskelfibrillen mit wohlerhaltener Querstreifung — Sproßpilze als Erreger der Gärung, schließlich die charakteristisch in Form von Warenballen angeordneten Sarcine.

Bedeutung der motorischen Funktion des Magens. Der sekretorischen Funktion des Magens steht an Bedeutung nicht nach die mechanische Entleerung des Mageninhalts in das Duodenum, die herabgesetzt sein kann durch besonders ungünstige Art der Speisen, durch Schwäche der austreibenden Magenmuskulatur und durch Behinderung der Pyloruspassage. Resorbiert werden im Magen Peptone, Dextrin-, Zucker-, Salzlösungen, Alkohol und Kohlensäure; von Wasser nur geringe Mengen. Wenn nun große Wassermengen oder unverdauliche oder nicht zu bewältigende Speisemassen in den Magen gebracht werden, dann kann sich entweder akut oder im Laufe der Zeit eine Überdehnung und Vergrößerung des Magens mit Störung der austreibenden Kräfte herausbilden. — Eine sehr häufige Ursache der motorischen Insuffizienz bildet allgemeine Muskelschwäche, wie sie sich bei anämischen, chlorotischen, neurasthenischen und hysterischen Menschen findet.

Ektasie des Magens.

Unter Ektasie will man nur denjenigen Zustand verstehen, in welchem im nüchternen Magen ein noch so geringer Rückstand gefunden wird, selbst wenn die Größenbestimmung die Bezeichnung Ektasie nicht rechtfertigt. Es kann auf diese Weise eine Ektasie ohne Erweiterung diagnostiziert werden. Man sollte sich vor solchen unlogischen verwirrenden Schematismen hüten. Die Natur kennt unter verwandten Krankheitsbildern keine strenge Abscheidung. Alle möglichen Kombinationen und Übergänge kommen zur Beobachtung. So ist auch die neuerdings auftauchende Lehre zweifellos unrichtig, daß jede Ektasie durch Verengerung des Pylorus verursacht sei. Für die meisten Ektasien ist diese Vorstellung richtig. In der Regel gibt der Narbenzug eines in der Nähe des Pylorus ausgeheilten Ulcus Veranlassung zur Pylorusstenose, ferner

Karzinome und in seltenen Fällen Hypertrophien der Pylorusmuskulatur.

Je nach der Ätiologie ist die Therapie verschieden. Am leichtesten ist die motorische Insuffizienz auf Basis einer unzweckmäßigen Ernährung zu bekämpfen. Da Wasser im Magen fast garnicht resorbiert wird, muß es zur Aufsaugung in den Darm getrieben werden. Um der schwachen Muskulatur diese Arbeit zu ersparen, wird man die Flüssigkeitszufuhr möglichst beschränken. Ferner wird man die Zuführung voluminöser Mahlzeiten zu vermeiden suchen durch Verordnung häufiger kleiner Nahrungsmengen. Es eignen sich, wenn die sekretorischen Verhältnisse normal sind, die Fleisch- und Fischsorten, Eier, Gemüse in Püreeform, Butter, Sahne u. dergl. Die Milch ist nur in beschränktem Maße zu gestatten. Zur Hebung des häufig quälenden Durstes sind bohnengroße, in toto zu schluckende Eispillen, kalter Kaffee, oder Tee, abgebrauste Selters mit Kognak, im Notfalle Pulvis Doweri (0,3—0,5) geeignet. Sehr wichtig ist der Hinweis, daß die Flüssigkeitszufuhr nur zur Befriedigung des Durstgefühls dienen soll. Jede überschüssige Flüssigkeitsmenge ist zu vermeiden. Zur Kräftigung der schwachen Magenmuskulatur werden mit glänzendem Erfolg mechanische Heilfaktoren herangezogen. Obenan steht hier an Bedeutung sachgemäß angewandte Massage. Von Erfolg wird die Prozedur nur in den Fällen sein, in welchen bei schlaffen Bauchdecken die Massagegriffe auch bis zur Magenwand gelangen, ein Postulat, welches bei der häufigen Koinzidenz zwischen schwacher Bauchdecken- und Magenmuskulatur häufig gegeben ist. Die notwendige Erschlaffung wird eventuell durch ruhige tiefe Atmung, Beugung der Beine in den Knie- und Hüftgelenken und endlich durch Übung begünstigt. Die Griffe dürfen zur Vermeidung von Reflexkontraktionen niemals plötzlich und unerwartet erfolgen. Durch sanftes Auflegen der flachen Hände gewöhne man den Leib des Kranken an die Berührung seines Abdomens und gehe allmählich in die Tiefe. Die Massage des Magens verfolgt zwei Ziele: durch mechanische Reize die Magenmuskulatur zur Kontraktion und dadurch zur Kräftigung zu bringen und zweitens den Mageninhalt durch den Pylorus hindurch zu drücken. Der erste Zweck wird nach Zabludowski auf folgende Weise erreicht. Man knetet den

Bauch in querer Richtung, wie wenn man Teig kneten würde, mit großen für beide Hände gleichmäßigen Handschwingungen und macht abwechselnd mit letzterer Manipulation mit der einen Hand kreisförmige, mit der anderen Längsbewegungen. Die Austreibung des Chymus wird dadurch erreicht, daß man durch Druck auf die Wirbelsäule den Magen gewissermaßen in zwei Abteilungen teilt, in eine der Fundusregion und eine der Pars pylorica angehörige. Die in die letztere eingeschlossene, als unkomprimierbarer Körper anzusehende Speisebreisäule dient beim Druck von außen als Bougie zur Erweiterung der stenosierten Stelle.

Hydrotherapeutische Maßnahmen. Gleich machtvoll ist die die Magenkontraktion anregende Wirkung des äußerlich und innerlich angewendeten Wassers. Zur äußeren Applikation gelangen kalte Umschläge, Sitzbäder und vor allem Duschen, denen außer der Kältewirkung noch eine gewaltige mechanische Einwirkung zukommt. Der stärkste Einfluß ist den sogen. schottischen Duschen, d. h. abwechselnd kalten und heißen Strahlen- und Fächergüssen, zuzuschreiben. Als brauchbarer Ersatz für kalte Wasserbehandlung treten Ätherzerstäubungen auf die Bauchhaut in Anwendung. Einen energischen Kontraktionsreiz bilden intraventrikuläre Duschen von warmem oder kaltem Wasser, besonders von kohlensäurehaltigem Wasser. Unter verschieden zu bestimmendem Druck wird das Wasser durch ein fein durchlöchertes Endstück der Magensonde auf die innere Magenwand appliziert.

Ganz anders wirkt die gewöhnliche Wassereingießung in den Magen. Der Reiz des derart eingeführten Wassers genügt bei erschlaffter Magenmuskulatur nicht zur Auslösung einer Kontraktion, sondern es besteht im Gegenteil die Gefahr, daß der Magen durch die schweren Wassermassen überdehnt wird. Wenn also zur Herausbeförderung von stagnierendem Mageninhalt Auswaschungen des Magens dringend notwendig werden, dann versuche man durch Einlauf geringer Wassermengen dieses Ziel zu erreichen. Aus äußeren Gründen wird die Ausspülung am bequemsten morgens vorgenommen. Hierbei ist als Vorteil zu betrachten, daß durch die Säuberung des Magens eine leichtere Verdaulichkeit der über Tag eingebrachten Speisemassen zu erwarten ist, während die abendliche Magenausspülung für sich den Vorzug beansprucht, die Gärung und

Fäulnis während der Nacht herabzusetzen resp. zu verhüten. Zweimalige Ausspülung an einem Tage wird selten nur dem Kranken zuzumuten sein.

Als Ersatz resp. Ergänzung der manuellen und Wassereinwirkung tritt die elektrische Behandlung der Muskelinsuffizienzen in ihr Recht, für den praktischen Arzt wohl nur in Form der perkutanen Anwendungsform. Bei der galvanofaradischen Massage wird die Anode in Gestalt einer kleinen Platte auf die Brustwirbelsäule aufgesetzt und mit der Massierrolle die Magengegend unter leichtem Druck bestrichen. Ströme bis zu 10 Milliampères werden 10 Minuten lang gut vertragen. — Keine ältere therapeutische Disziplin ist den modernen Heilbestrebungen so sehr zum Opfer gefallen, wie die Elektrotherapie. Vor wenigen Jahrzenten noch überschwenglich gefeiert, ist ihr heute das Los beschieden, in den Händen der Spezialisten von ihrem Ruhm zu zehren. Die übrige Ärztewelt, mit wenigen Ausnahmen, sieht in dem elektrischen Strom ein probates Mittel, suggestive Wirkung in recht eindringlicher Form zu entfalten. So wird denn mit den stärksten Strömen das zarte, erschütterte Nervensystem des Neurasthenikers oder Hysterikers bearbeitet, zum Schaden des Kranken und der dadurch in Mißkredit kommenden elektrischen Heilkraft, welche Eingeweihte in hohen Ehren halten. Nur vorsichtig wäge man die Größe der elektrischen Kraft, mit der man „umstimmend" auf die nervöse Funktion der Organe einwirken will. Nur schwachen bis mittelstarken Strömen kommt ein therapeutischer Einfluß zu, abgesehen von den neuerdings in die Therapie eingeführten Wechselströmen, deren riesiger Energie der Organismus eine merkwürdige Toleranz entgegenbringt. Zu neu sind diese Heilversuche, um darüber schon ein abgeschlossenes Urteil zu fällen. Niemals darf durch den galvanischen und faradischen Strom die Schmerzschwelle überschritten werden. Man vermeide ferner schroffe Schwankungen der Intensität resp. Stromunterbrechungen, welche, ohne therapeutischen Effekt, dem Kranken nutzlos Unbehagen und Schmerzen verursachen.

Elektrische Behandlung.

Die zu elektrisierenden Stellen sind also nicht zu betupfen, sondern ohne Stromunterbrechung langsam zu bestreichen. Eine Elektrode halte man nach Laquer stets selber, die Fixation der anderen, gewöhnlich des indifferenten Poles, überlasse

Technik der elektrischen Behandlung.

man den Kranken. Ausschlaggebend für den Effekt ist vor allem außer der Stromstärke noch die Stromdichte, d. h. die in der Querschnittseinheit in den Körper einbrechende elektrische Kraft. Bei derselben Stromstärke wird die Stromdichte um so größer, je kleiner die Anode ist. Der Strom verzweigt sich im Körper derart, daß er unter den Elektroden am dichtesten ist und dort auch seine höchste Wirkung entfaltet. Von den übrigen im Körper sich zerstreuenden Stromschleifen kommen die in gerader Verbindung zwischen den Elektroden verlaufenden am meisten in Betracht. Wenn daher der Magen der elektrischen Einwirkung unterzogen werden soll, muß zur Beeinflussung des gesamten Organes die Anode einen großen Querschnitt besitzen, während als indifferente Kathode eine kleinere Platte benutzt werden kann. Die Richtung des Stromes kann man so wählen, daß er das Organ in seiner Längsrichtung durchzieht — von dem Fundus nach der Gegend des Pylorus hin — oder von vorn nach der Wirbelsäule zu, wobei die Kathode etwa neben dem 12. Brustwirbel angelegt wird. Sorgfältig achte man darauf, daß die Elektroden nicht auf einer wunden Stelle aufgelegt werden, weil hier ein intensiver Schmerz empfunden wird. Die Elektroden müssen zur Vermeidung einer leichten, Schmerz verursachenden Leitung mit schlecht leitendem Stoff überzogen werden. Am besten werden Platten aus leicht biegsamem Zinkblech mit einer Lage dicken Feuerschwammes oder grober Leinwand überzogen, welche zum Ausgleich einer zu schweren Leitung gut durchfeuchtet werden müssen. Wichtig ist die Tatsache, daß der Leitungswiderstand der Haut, welcher im Anfang recht groß ist, nach einer gewissen Stromdauer eine wesentliche Abnahme erfährt, sodaß nach längerer Einwirkung des Stromes ohne dessen Verstärkung machtvollere Invasion stattfindet. Man achte außer der Durchfeuchtung des Überzuges auch auf eine genaue Adaption der Platten, weil bei etwaiger Kantenstellung die Stromstärke auf die kleinere Ausströmungsstelle zusammengedrängt und heftiger Schmerz verursacht wird. Dieselbe Unannehmlichkeit wird durch eine vom Überzug entblößte Stelle der Elektrode bewirkt, weil die Ströme sich an dem Orte des geringsten Widerstandes konzentrieren. Wie erwähnt, genügen bei der galvanischen Behandlung Stromstärken von 5—10 Milliamperes, in 5—10 Minuten langer Dauer. In jedem Falle ist die Stromstärke durch Galvanometer zu bestimmen, wobei zu beachten ist, daß das Meßinstrument vor großen Schwankungen zu bewahren ist. Ein Faradimeter ist ein außerordentlich kostspieliges und für den praktischen Arzt schwer zu handhabendes Instrument. Durch den Duboisschen Schlittenapparat ist eine für die Praxis genügende Dosierung möglich. Die Einteilung in schwache, mittelstarke und starke Ströme entspricht allen therapeutischen Dosierungen.

Über die Wirkung der elektrischen Ströme ist eine zweifellose Erklärung nicht möglich. Ist doch die Elektrizität selbst eine geheimnisvolle Kraft, deren Einwirkung auf die in ihrer Funktion noch unerforschten Nerven und Nervenzellen in das Gebiet der Hypothesen fällt. Deren geistreichste und ·den wirklichen Erscheinungen sich am leichtesten anpassende Theorie verdanken wir Goldscheider, welcher die Neuronlehre in die Pathologie eingefügt hat. Die Ganglienzelle mit ihrem Achsenzylinder und den Dendriten ist ein einheitliches Gebilde, ein Neuron. Durch Ineinandergreifen der Dendriten stehen die einzelnen Neurone in Kontaktbeziehung. Wenn der Reiz eines Neurons eine gewisse Grenze überschreitet — Reizschwelle — teilt er sich der Kontaktzelle mit und wird von dieser in alle möglichen Bahnen fortgeleitet. Durch Anlage, Übung und krankhafte Veränderung sind bestimmte Bahnen gebildet, in denen die Reize sich ausbreiten. In krankhaftem Zustande kann die Reizschwelle erhöht oder herabgesetzt sein, sodaß unter Umständen der geringste Reiz sich in weiten Bahnen ausdehnen kann. Nun kann man sich leicht der Vorstellung hingeben, daß durch Elektrizität Umstimmungen der Reizschwellen bewirkt werden können, besonders durch die konstant den Körper durchfließenden galvanischen Ströme. In der Magenwand sind reich verzweigte Nervengeflechte vorhanden, in deren Knotenpunkten sich zahlreiche bipolare Ganglienzellen finden. Unter der Serosa liegt ein weitmaschiges Netz, zwischen den Längs- und Ringmuskelschichten ein zweites Netz, in der Submucosa endlich das dritte Geflecht, von dem aus Nervenfasern zwischen die Drüsenschläuche sich hinziehen. In diesem Nervensystem liegt die ganze treibende Kraft der Sekretion, Resorption und Motilität. Es ist klar, daß der elek-

Anwendung der Neuronlehre auf die Pathologie.

trischen Kraft eine machtvolle Beeinflussung der uns in ihrem regulierenden Wesen unbekannten Nervenfunktionen zukommt. So oft finden wir histologisch scheinbar normale Schleimhaut in Fällen schwerer Sekretionsveränderungen, daß wir auf Erkrankungen der nervösen Organe zurückgreifen müssen. Übertragen wir nun den Erfahrungssatz, daß mäßige Übung eines Organes zu seiner Kräftigung führt, wenn ihm Zeit zur Erholung gegönnt wird, auf die Elektrotherapie, so folgt daraus, daß nur schwache Ströme als Reizmittel für die Neurone gebraucht werden dürfen, und daß der therapeutischen Anwendung der Elektrizität genügende Ruhe des Körpers folgen muß.

Um nun die Nutzanwendung dieser Gesetze für die elektrische Behandlung des Magens zu ziehen, so ergibt sich, daß die Galvanisation des Organs in der angegebenen Art bei nicht genau zu definierenden Störungen der Sekretion, Sensibilität und Motilität indiziert ist, während die kräftiger wirkende Faradisation sich zur Erzeugung von Kontraktionen der Magenmuskulatur eignet. Zu beachten ist schließlich die sehr wichtige Tatsache, daß gewisse Individuen eine Idiosynkrasie gegen Elektrizität zeigen. Sobald nach mehreren Sitzungen sich regelmäßig Verschlimmerungen des Leidens einstellen, muß der betreffende Kranke als ungeeignet für die elektrische Behandlung betrachtet werden.

Behandlung der Gärung und Fäulnis im Magen.

Eine der schwierigsten Aufgaben ist die Beseitigung der im ektasierten Magen entstandenen Gährung und Fäulnis. Alle medikamentösen Mittel — Bism. salicyl., Magn. usta, Natr. bicarb. āā 10,0 div. in part. aeq. XXX, S. 3 mal tägl. 1 Pulver nach dem Essen, Salol allein (0,5—1,0) oder in Verbindung mit Bism. salicyl., Resorcin. resubl. 0,2, Menthol 0,1 etc. — sowie alle desinfizierenden Ausspülungen — mit Resorzin (2%), Salizylsäure (3%), Borsäure (3%), Lysol (10—15 Tropfen auf 1 l) — leiden an demselben Fehler, daß nur ein beschränkter Teil der buchtigen, inneren Magenauskleidung mit den antifermentativen Stoffen in Berührung kommt. Es bleiben in den unbeeinflußten Krypten noch genug Erreger, welche die krankhaften Zersetzungen unterhalten.

Mehr als Desinfizientien nützen diejenigen Maßnahmen, welche für prompte Entleerung des Mageninhaltes sorgen, außer den Magenspülungen alle die motorische Kraft des Magens steigernden, oben erwähnten Prozeduren. Medikamentös wird dieser Erfolg von der Darreichung der Strychninpräparate erwartet. Man vergegenwärtige sich, daß das Strychnin in vier verschiedenen Formen in der Pharmakopoe vertreten ist, als Semen Strychni, Strychn. nitr., Extractum Strychni und Tinct. Strychni. Am kleinsten ist die Maximaldosis des salpetersauren Strychninsalzes (0,01 pro dosi). Es folgt dann das Extrakt mit fünffacher, die Semina Strychni mit zehnfacher und die Tinctura mit hundertfacher Maximaldosis. Das Strychninum nitricum wird am häufigsten zu subkutaner Applikation benutzt.

Kommt man durch alle diese Mittel und Maßnahmen nicht zum Ziele, dann bleibt als letzte Therapie die chirurgische Beseitigung der Ektasie resp. der dieselbe verursachenden Pylorusstenose. Die einfachste und sicherste Methode ist die Verbindung einer zweckmäßig gewählten Stelle des Magens mit dem abführenden Teil einer hochgelegenen Dünndarmschlinge, die Gastroenteroanastomose, durch welche die Pylorusstenose aus dem Weg der Ingesta ausgeschaltet wird. Von anderen Operationen kommt die Pyloroplastik, eine die Erweiterung des Pylorus erstrebende Operation, die Pylorusresektion und die Faltenbildung in der ektasierten Magenwand in Betracht. *Chirurgische Behandlung der Ektasie.*

Magengeschwür.

Als häufige Ursache der Magenektasie ist ein in der Pylorusgegend ausgeheiltes Ulcus zu betrachten. Die Ätiologie desselben ist in den meisten Fällen unbekannt. Es kommt unter den allerverschiedensten Bedingungen bei Männern, Frauen und Kindern vor, am häufigsten bei chlorotischen jungen Mädchen. Mit der Diagnose des Ulcus ventriculi wird meiner Ansicht nach etwas leichtsinnig umgegangen. Im allgemeinen herrscht unter den Ärzten die Anschauung, daß man in zweifelhaften Fällen gut tut, die Krankheit als Ulcus zu betrachten und zu behandeln. In einigen Fällen wird dieser Modus auch ohne Schaden befolgt werden können; in der überwiegenden Mehrzahl jedoch trifft die Diagnose auf Magenneurastheniker, welche in der Furcht vor der schweren Krank- *Diagnose.*

heit durch die größten Beschwerden gequält werden. Ein wirkliches Magengeschwür ist so leicht nicht zu übersehen. Die Krankheit beginnt meist mit den Zeichen einer ernsten Magenverstimmung. Der Appetit läßt nach, es stellt sich Übelkeit, Aufstoßen von intensiv saurem Mageninhalt ein, dann Erbrechen, zuweilen Hämoptyse, und schließlich ist der Ulcusschmerz von großer diagnostischer Bedeutung. Er tritt nur auf, resp. wird verstärkt durch Nahrungsaufnahme, abhängig von der Art derselben. Während Milchgenuß in geringer Menge nur unwesentliche Beschwerden verursacht, stellen sich nach schwerer verdaulicher fester Nahrung die heftigsten Schmerzen jedes Charakters ein. Im Epigastrium ist fast stets eine scharf umgrenzte, auf Druck außerordentlich schmerzhafte Stelle nachweisbar. Durch vorsichtigen Fingerdruck ist eine genaue Abgrenzung möglich. Spontan und auch objektiv nachzuweisende Schmerzen im Kreuze, besonders links von der Wirbelsäule, in Höhe des 11.—12. Brustwirbels, sind von großem semiotischen Wert. Zuweilen begegnet man einem scheinbar intensiven zirkumskripten Schmerz im Epigastrium bei Neurasthenikern mit Magenbeschwerden. Wie überhaupt bei diesen Kranken die charakteristische Erscheinung im Vordergrund steht, daß normale Empfindungen und leichte Abweichungen von der Norm zu exzessiv gesteigerter Perzeption gelangen, so verhält es sich auch mit den Magenschmerzen. Während bei der ersten Untersuchung an bestimmten Stellen die leiseste Berührung die heftigsten Schmerzäußerungen hervorruft, werden an denselben Punkten die stärksten Eindrücke nicht empfunden, wenn es gelingt, die Aufmerksamkeit des Kranken für einen anderen Gesprächsstoff völlig in Anspruch zu nehmen. Es liegt in diesen Fällen keine Simulation vor, sondern die bedauernswerten Kranken werden durch die krankhafte Überempfindlichkeit geplagt. Diese Erscheinung fügt sich leicht in die Neuronlehre ein. Durch Fixierung und Ablenkung der Aufmerksamkeit wird die Reizschwelle erhöht resp. herabgesetzt. Die Entscheidung, ob konstatierte zirkumskripte Schmerzhaftigkeit einem organischen oder funktionellen Magenübel zuzuschreiben ist, gehört zuweilen zu den schwierigsten Aufgaben. Der ärztliche Blick ist zur Lösung der Frage ungemein wertvoller als die wissenschaftlichste Untersuchung und Analyse. Ein erfahrener Arzt findet mit dem ersten Blick oder nach kurzer Unterhaltung den nervösen, übertreibenden, ängstlichen Neurastheniker heraus, der mit leidender Miene in zuweilen phantastischen Bildern seine Beschwerden zu veranschaulichen sucht. In der Prüfung der Reflexe, die beim Neurastheniker gesteigert sind, hat man ein vortreffliches Hilfsmittel zur Unterscheidung funktioneller Erkrankung von organischen Leiden. Wenn auch der größte Teil der Neurastheniker ein blasses, leidendes Aussehen hat, so sieht man zuweilen, trotz mannigfachster schwerster Klagen, ein blühendes Antlitz und hat in diesem Kontrast vorzüglichen diagnostischen Halt.

Das sicherste Zeichen eines Magengeschwürs ist Hämatemesis; nur muß man sich davor hüten, jede Angabe von Bluterbrechen als solches aufzufassen. In Betracht kommt außer der Magenblutung die Hämoptoë, Nasenbluten, Blutung aus dem Pharynx oder Oesophagus, schließlich das vikariierende menstruelle Bluterbrechen. Lungenblut ist außer der hellen Farbe, dem bestehenden Lungenleiden, der stoßweisen Entleerung noch besonders daran kenntlich, daß das Sputum noch tagelang blutig gefärbt bleibt. Bei fehlendem Auswurf ist die Differentialdiagnose schwierig, besonders deshalb, weil nach jeder, auch nur angeblichen Blutentleerung jede Untersuchung für mehrere Tage zu unterlassen ist. Hämatemesis wird zuweilen dadurch vorgetäuscht, daß aus der Nase oder dem Oesophagus stammendes Blut verschluckt und dann vomiert wird. Zwar ist das aus dem Magen entleerte Blut durch seine dunkle Farbe ausgezeichnet; aber man vergesse nicht, daß jedes Blut bei längerem Stehen durch freien Luftzutritt oxydiert und dadurch hellrot gefärbt wird, allerdings nur die der Luft direkt ausgesetzten Massen, während die dem Gefäß anhaftenden oder tieferen Schichten die ursprüngliche Farbe behalten. Niemals tritt das Bluterbrechen bei völligem Wohlbefinden ein, wie etwa bei den Oesophagusvaricen Herzkranker oder mit Lebercirrhose Behafteter, sondern stets gehen einige mehr oder weniger eklatante Vorboten oben erwähnter Art voraus.

Bluterbrechen.

Die Blutung erfolgt durch Übergreifen der Ulzeration auf ein Gefäß. Während in der Lunge und an den meisten übrigen Stellen des Körpers eine Ulzeration mit entzündlichen Vorgängen verbunden ist, sodaß durch entzündliche Fernwirkung

Pathologische Anatomie.

in benachbarten Gefäßen Thrombosen entstehen, während bei derartigen Ulzerationen nur dann Blutungen eintreten, wenn der Thrombus zerfällt oder ein Schorf von leicht blutendem Boden losgerissen wird, ist beim Magengeschwür die Gefahr der Blutung deshalb so groß, weil die in der Regel stark vermehrte Salzsäure den Mageninhalt aseptisch erhält, sodaß das Ulcus gewöhnlich völlig gereinigten Grund aufweist. Es sind demnach keine günstigen Bedingungen zur schützenden Thrombosenbildung vorhanden.

Behandlung einer Magenblutung. Die Therapie der Magenblutung erfordert absolute Ruhe des Körpers und kranken Organs, Maßnahmen, welche die Blutung zu stillen imstande sind, und völlige oder möglichste Abstinenz der Nahrung.

Während der Kranke in der horizontalen Rückenlage verharrt, wird eine leicht gefüllte Eisblase (siehe Seite 2) auf die Magengegend gelegt. Die Kältewirkung soll das blutende *Kritik der üblichen Behandlung.* Gefäß zur Kontraktion veranlassen. Leider ist es allgemein üblich, Eisstückchen schlucken zu lassen, in der Annahme, daß die lokale Kälte bessere Blutstillung erzielt als die äußerlich angewandte. In der Mehrzahl der Fälle ist diese Hoffnung jedoch illusorisch. Es ist nicht anzunehmen, daß das kleine Eisstückchen gerade zur blutenden Stelle gelangen wird. Bevor es bei der Peristaltik den gewünschten Ort erreicht, ist es bei der hohen Temperatur des Mageninnern in warmes Wasser verwandelt. Meiner Ansicht nach wirkt das Eis nur schädlich. Jeder größere Temperaturreiz, welcher die Magenschleimhaut trifft, löst heftigere Peristaltik aus, durch welche die Gefahr der Blutung nur erhöht wird. Auch die gern verabfolgte Eismilch und dergl. besitzt denselben Fehler. Man stellt das Organ am besten durch Nahrungsentziehung und Opium resp. Morphium ruhig und verbindet damit zweckmäßig ein Mittel, welches die Bildung einer schützenden Decke über das Ulcus und eine Neutralisation der gewöhnlich reichlich vorhandenen Salzsäure hoffen läßt, das Bism. carbonicum (Op. pur. 0,02—0,05, Bism. carb. 0,5—1,0 M. f. pulv. D. S. 2 bis 5 mal täglich 1 Pulver).

Man vermeide möglichst die sonst vortrefflichen Oblaten, weil sie als störender Fremdkörper zu betrachten sind. Ist man durch übergroßen Durst, der durch Opiate nicht zu bekämpfen ist, zur Verabfolgung von Flüssigkeit gezwungen, dann wähle man Eingießungen in das Rectum oder subkutane Kochsalzinfusionen. Nur als letztes Mittel greife man zur Darreichung per os. Die Flüssigkeit muß aber eine dem Mageninnern adäquate Temperatur haben, d. h. 37—40°; dann lasse man nur durch schluckweises Trinken den Durst stillen. Nur in seltenen Fällen wird trotz aller dieser Maßregeln die Blutung immer wieder erfolgen. Man versuche dann die subkutane Injektion von Ergotin (0,1) in der Magengegend, die jedoch selten mehr erreichen wird. Zuweilen wird ein operatives Eingreifen notwendig: die Bloßlegung des Ulcus, Kauterisation desselben und Anlegung der Gastro-Enteroanastomose, wenn dadurch das Ulcus aus dem Wege des Chymus ausgeschaltet und zugleich der Gefahr einer sekundären Pylorusstenose vorgebeugt werden kann.

Therapie des Magengeschwürs.

Die Therapie des Ulcus selbst hat die Aufgabe, die Beschwerden zu bekämpfen, Komplikationen möglichst zu vermeiden und das Geschwür zur Heilung zu bringen.

Im Vordergrund der klinischen Erscheinungen steht der Ulcusschmerz, der hervorgerufen wird durch Reizung der im Ulcus freiliegenden Nervenendigungen. Als Reiz ist die charakteristisch vorhandene Hyperchlorhydrie aufzufassen, dann besonders stark saurer Speisebrei und endlich heftige Magenperistaltik, welche durch Zerrung des Geschwürs und durch Überrieselung desselben mit Mageninhalt den heftigsten Schmerz auslöst. Auf alle diese Ursachen ist bei der Beseitigung des Schmerzes Rücksicht zu nehmen. Vor allem sei man vorsichtig mit der Nahrung. Zur Vermeidung mechanischer Insulte auf das Ulcus reiche man nur flüssige oder dünnbreiige, leicht verdauliche, reizlose Nahrung in geringer Menge. Wird auch diese nicht vertragen, muß die Ernährung durch Nährklystiere erreicht werden (siehe Seite 37). Die frei liegenden Nervenendigungen werden durch Bism. subn. überdeckt und dadurch vor Reizungen geschützt; zweckmäßiger noch erscheint Bism. carbon., welches gleichzeitig zur Neutralisation der überschüssigen Salzsäure beiträgt. Beide Medikamente werden in Einzeldosen von 0,5—1,0 gegeben; von einzelnen Autoren sind Mengen bis zu 10 g empfohlen worden, in der berechtigten Annahme, daß dadurch leichter eine Über-

Medikamentöse Behandlung.

deckung des Ulcus erzielt wird. Ein vorzüglich schmerzstillendes Mittel ist das Orthoform, das in Dosen von 0,2—0,3 verabfolgt wird. Orthoform entfaltet nur dann seine analgesierende Wirkung, wenn es auf frei liegende Nervenendigungen trifft, eine Forderung, die gerade beim Magenulcus erfüllt wird. Kokain in einem Teel. Flüssigkeit (0,02—0,04 g) hat denselben Effekt. Durch Herabsetzung der Peristaltik und allgemeine beruhigende Wirkung kommt den Narcoticis, besonders dem Kodeïn, Morphium und vor allen dem Opium vortrefflicher Erfolg zu; zweckmäßig kombiniert man diese Mittel mit den die HCl neutralisierenden Stoffen (Bism. carbon., Magn. carb. etc.).

— Ein erprobtes Heilmittel bei Magengeschwür ist der Karlsbader Mühlbrunnen, von dem man wochenlang morgens und abends — zweckmäßig mit einem Zusatz von 5—10 g Karlsbader Salz — $1/_4$ l lauwarm (37°—40°) trinken läßt. Durch Bindung der Salzsäure und Regulation der Sekretion und Peristaltik wird ein heilsamer Einfluß erzielt. Die Heilung des Geschwürs tritt bei der erwähnten Behandlungsmethode in wenigen Wochen ein, wenn noch durch Breiumschläge für gesteigerte Blutzufuhr zur wunden Stelle gesorgt wird.

Breiumschläge. Zu Breiumschlägen wird Hafergrütze oder Leinsamen benutzt, das durch geringen Wasserzusatz zu einem mäßig dicken Brei gekocht wird. Der Wert dieser Massen besteht in der hervorragenden Eigenschaft, Wärme lange und ausgiebig zu halten. Zur Vermeidung einer übergroßen Schwere dürfen die Umschläge eine Höhe von $1^1/_2$ cm nicht übersteigen. Der Brei wird in ein Leinentuch gebracht, das allseitig den Brei sorgfältig abschließt. Zur besseren Wärmeretention wird ein zweites Leinentuch oder eine dünne Wollhülle darüber geschlagen.

Thermophore. Statt der Breiumschläge eignen sich die neuerdings in den Handel gebrachten Thermophore. Das sind Kapseln aus Gummi oder Blech, welche mit einer übersättigten Lösung von essigsaurem Natron gefüllt sind. Wie alle übersättigten Lösungen wird der Inhalt der Hüllen, welchem durch Kochen eine große Hitze mitgeteilt ist, durch Berührung mit einem festen Gegenstand zur Erstarrung gebracht, wobei sehr langsam die in großer Menge aufgespeicherte latente Wärme abgegeben wird. Je nach der Größe und der Inhaltsmasse ist die Kochzeit verschieden, auf jedem Apparat genau angegeben. Durch Schraubenvorrichtungen ist für leichtes Funktionieren gesorgt. Die Apparate, welche den Nachteil des zu teuren Preises und zu großer Schwere haben, wirken mehrere Stunden als heiße Umschläge. Vor den Breiumschlägen haben sie den weiteren Nachteil, daß sie als Träger trockener Hitze nicht so angenehm und intensiv wirken wie die feuchten Breiumschläge.

Die Wärmezufuhr muß bis zur Heilung fortgesetzt werden, ein Zeitpunkt, welcher durch Schwinden der Schmerzhaftigkeit nach Nahrungszufuhr und Druck sowie durch Abnahme der Hyperchlorhydrie bestimmt ist. Die Diät besteht in den ersten 8—10 Tagen nur aus Milch und Suppen. Dann kann Zwieback, Cakes, Kalbshirn, Kalbsbrägen, in Suppen verquirlt (siehe Seite 32), zarter Fisch erlaubt werden. Von der 4. Woche ab wird Kartoffelpüree, Gemüsebrei (Spinat, Schoten, Karotten, weiße Rübchen), geschabtes Fleisch, geschabter Schinken, gekochtes Geflügel gut vertragen. Allmählich ist dann in die gewohnte Kost überzugehen. Vermeidung großer Reize durch zu heiße oder zu kalte Nahrung (Speiseeis!), zu starke Würzung ist noch für Jahre hinaus dringend geboten. *Diät.*

Von Komplikationen sind außer der Blutung und Stenose noch Verwachsung mit Nachbarorganen und vor allem die Perforationsperitonitis zu fürchten. Mit Sicherheit sind diese Gefahren nicht zu vermeiden.

Magenkrebs.

Die gesamte Therapie der Magenstörungen findet gelegentlich Anwendung bei der Behandlung derjenigen Krankheit, deren radikale Heilung leider nur in der Minderzahl möglich ist, des Magenkarzinoms. Die chirurgische radikale Beseitigung des Tumors ist deshalb so ungemein schwierig, weil die Diagnose in der Regel erst gesichert ist, wenn zu große Ausdehnung, Verwachsung mit Nachbarorganen, Infektion der regionären Lymphdrüsen und Metastasen, besonders in der Leber, eine Radikaloperation unmöglich machen. Trotz aller Fortschritte auf dem Gebiet der Diagnostik der Magenkrankheiten ist eine sichere Erkennung des Leidens im Anfangsstadium nur zufällig möglich: wenn aus dem Erbrochenen resp. Ausgeheberten Karzinombestandteile nachweisbar sind, oder ein oberflächlich gelegener Tumor sich der Palpation darbietet. Alle anderen Erscheinungen, denen von den Autoren die verschiedenste Wichtigkeit, bis pathognomischem Wert, beigemessen wird, lassen verschiedene Deutung zu. Am eklatantesten offenbaren sich noch diejenigen Karzinome, welche zu Stenosierungen der Kardia und des Pylorus führen. Die ersteren teilen die ungünstigen Heilungschancen der Speiseröhrenkrebse wegen des schwierigen Operationsterrains. Die günstigsten Aussichten erlauben die Karzinome der Pylorusgegend, welche durch Gastroenteroanastomose eine vortreffliche Palliativwirkung ermöglichen oder durch Pylorusresektion in einigen Fällen eine völlige Heilung erhoffen lassen.

Weniger zu erwarten ist von der Exstirpation der Krebse des Magenkörpers, welche gewöhnlich erst objektiv nachweisbar sind, wenn sie bereits diffus sich in der Magenwand ausgebreitet haben. — Die klinischen Erscheinungen der Magenkarzinome sind außer etwaigen Stenosen bedingt durch Störungen der Sekretion und motorischen Funktion, durch die Intoxikationserscheinungen, durch Blutungen, Verwachsungen mit Nachbarorganen und endlich durch Metastasenbildung. Charakteristisch ist die mangelhafte Salzsäureabscheidung, aus der man ein spezifisches Symptom hat konstatieren wollen. Es gibt aber zweifellos Fälle von Magenkrebs — nicht nur abstammend von einem chronischen Ulcus —, bei welchem die HCl-Sekretion von der Norm nicht abweicht. Regelmäßiger noch, besonders bei malignen Tumoren des Magenkörpers, sind Störungen der motorischen Kraft, welche durch diffuse Einwucherung des Krebses in die Magenmuskulatur und durch allgemeine Schädigung des Körpers hervorgerufen sind. Aus beiden Ursachen, der Herabsetzung der HCl-Abscheidung und der Motilität resultiert ein Zustand, welcher zu vielen Beschwerden Veranlassung gibt. Der Mageninhalt, welcher durch Versagen der Muskulatur länger als normal zurückgehalten wird, geht, ungeschützt infolge des Mangels an Salzsäure, leicht in Gärung und Fäulnis über, woraus sich durch Gasbildung Aufblähungen des Magens, Druck, Schmerzen, Erbrechen, Appetitlosigkeit und fauliges Aufstoßen entwickeln. Am meisten leidet der Appetit, der schon frühzeitig — wahrscheinlich als Folge der Intoxikation — schwindet. Diese Erscheinung ist so wichtig, daß daraus zuweilen ein diagnostischer Schluß gezogen werden kann. Wenn bei einem Menschen, der stets mit gutem Appetit begabt war, dieser ohne ersichtliche Ursache in kurzer Zeit rapid nachläßt, so ist in dem 4. oder 5. Lebensdezennium dringender Verdacht auf die Entwickelung eines malignen Tumors berechtigt. Es kommen im Verlauf der Krankheit noch zahlreiche andere Symptome zur Beobachtung, welche nur als Intoxikationserscheinungen gedeutet werden können. Dazu gehören außer den erwähnten Zeichen die allgemeine Schwäche, der rapide Kräfteverfall, der häufig zu der verringerten Nahrungsaufnahme in keinem Verhältnis steht, und besonders die Schädigungen des Blutes, die sich durch eine häufig hochgradige Anämie und Leukozytose äußern. Alle Beschwerden und objektiven Krankheitserscheinungen werden beträchtlich verstärkt durch Zerfall des Tumors, welcher zu fauligen Prozessen im Magen und häufigen und zuweilen starken Blutungen führt, die ihrerseits den besten Nährboden zu Fäulnisvorgängen abgeben. Die Magenblutungen dokumentieren sich durch die schokolade- oder kaffeesatzähnlichen Massen im Erbrochenen. — Schwerwiegende Komplikationen und große Beschwerden werden in der Regel durch Verwachsungen des Tumors verursacht. Nicht in allen Fällen ist jedoch in den Verwachsungen die Veranlassung zu den häufigen Schmerzen gegeben, welche durch Reizungen der verschiedenen Nervenplexus und Ganglienzellen und durch Ulzerationen ausgelöst werden können. Bei der schwierigen physiologischen Entwirrung der schmerzperzipierenden und -leitenden Organe des Unterleibes ist die Unsicherheit in der pathologischen Bestimmung dieser Empfindung erklärlich.

Endlich greifen die zahlreichen Metastasen modifizierend auf das Krankheitsbild ein. Drüsenmetastasen wuchern in Nerven und Knochen hinein. Die Leber ist häufig von metastatischen Tumoren durchsetzt, welche einen beträchtlichen Teil des Organes außer Funktion setzen, durch Verlegung größerer Gallengänge Gallenstauung verursachen und durch Übergreifen auf das Diaphragma zu Verwachsungen und Pleuritiden Veranlassung geben.

Aus allen diesen Überlegungen ergibt sich die Therapie aus dem Vorhererwähnten von selbst. Der Mangel an Salzsäure

Interne Therapie des Magenkarzinoms.

muß ausgeglichen, die motorische Kraft gesteigert werden. Von immensem Wert sind häufig Magenspülungen, welche Erbrechen und Schmerzen mit einem Schlage beseitigen, sodaß man zuweilen an der Diagnose irre wird. Die Gärung und Fäulnis wird nach den oben erwähnten Prinzipien bekämpft, die Ernährung entsprechend der Herabsetzung der Sekretion und Motilität eingerichtet, gegen die Schmerzen je nach der zu eruierenden Ursache vorgegangen. Im Endstadium der Krebskachexie spielt die Therapie eine traurige Rolle, die nur durch Narcotica verhüllt wird.

Magenerkrankungen auf anämischer und nervöser Grundlage.

Die Wege und Hilfsmittel exakter Forschung genügen nicht, das ganze Gebiet der Magenkrankheiten in bestimmten Krankheitsbildern fest zu umgrenzen. Die Anatomie, Physiologie, pathologische Anatomie, die Funktionsprüfung, Größen- und Lagebestimmung, die Magendurchleuchtung und -beleuchtung, alle diese wertvollen Errungenschaften der Forschung erweisen sich als unzureichend, wenn Störungen des Nervensystems das Krankheitsbild beherrschen. Ja im Gegenteil, die minutiösen diagnostischen Spitzfindigkeiten gleichen Irrlichtern, welche von dem richtigen Wege der Erkenntnis in verwirrende Wildnis ablenken. Nichts ist verkehrter, als den Magen, isoliert vom Besitzer und dessen übrigen Organen, als einzigen diagnostischen Angriffspunkt der Magenstörung zu betrachten. Kein anderes Organ im Körper existiert in so inniger Abhängigkeit von den übrigen Organen. Jedem ist bekannt, wie der Magen „zugeschnürt" ist, wenn eine seelische Bewegung den Organismus erschüttert. Wie oft wird der „verdorbene" Magen Gegenstand eifriger Behandlung, wenn Fieber die Absonderung der Verdauungssäfte stört. So mancher Herz- und Nierenkranke wird erst durch Versagen seiner Magentätigkeit zum Arzt getrieben. Der Magen ist der Mittelpunkt der gesamten vegetativen menschlichen Existenz. Was Wunder, daß auf diesen im Brennpunkt des Interesses befindlichen Herd die Aufmerksamkeit des Laien zunächst gelenkt wird, wenn das Gleichgewicht des Organismus erschüttert wird. Der Arzt jedoch soll sich stets bewußt sein, daß der Magen in der größten Mehrzahl nur sekundär erkrankt ist, daß der primäre Krankheitsherd an anderer Stelle zu suchen ist, häufig eine außerordentlich schwierige Aufgabe. Der Magen mit seinen verwickelten Nervenplexus, die mit einander, mit dem schwer entwirrbaren Sympathicus, mit den Vagusverzweigungen in mannigfachster Verbindung stehen, ist so außerordentlich abhängig von dem normalen Zustand und normaler Funktion des Organismus, daß jede erheblichere Störung ihren Ausdruck in Veränderung der Magentätigkeit findet. Nichts ist daher verkehrter, als nach den am Magen allein gewonnenen Beobachtungen Krankheitsbilder aufzustellen. Mit dem steigenden Interesse, das man der Spezialität der „Magen-Darmkrankheiten" entgegenbrachte und -bringt, wachsen die Sonderstudien, welche sich lediglich auf den Magen resp. Darm beziehen. Die spezielle Literatur bietet ein eigentümliches Bild. Immer neue diagnostische Kunststückchen und darauf basierende Krankheitsbilder werden konstruiert, während in Wirklichkeit nur der mehr oder weniger regelmäßige Ausdruck gestörter Nervenfunktionen festgestellt wird. Wenn das allgemeine Nervensystem seine harmonische Funktion verloren hat, dann tritt sehr häufig als Ausdruck der nervösen Verstimmung die Magenstörung zu Tage und nichts wäre verkehrter, als diese nervöse Magenverstimmung als primäre Krankheit zu betrachten und in Behandlung zu nehmen. Nutzlos wird in solchen Fällen die Pharmakopoe geplündert, und das einzige Resultat ist die Verschlimmerung des Magenleidens infolge der gewöhnlich nicht indifferenten Medikamente. Von großer Wichtigkeit sind daher diejenigen Ursachen, welche erfahrungsgemäß am häufigsten durch Störungen des Gesamtorganismus die Magenfunktionen beeinträchtigen.

Diejenigen Einflüsse, welche durch Schädigungen des Allgemeinzustandes verderbliche Rückwirkung auf die Magenfunktion ausüben, kann man in zwei Gruppen einteilen. Zur ersten gehören die zur krankhaften Änderung der Magentätigkeit führenden somatischen Krankheiten, zur zweiten die auf allgemeiner nervöser Basis beruhenden Rückwirkungen, welche ihrerseits wieder in organischen und funktionellen Störungen ihren Ausdruck finden.

Besser als alle theoretischen Erwägungen dürfte die Abhängigkeit der erwähnten Zustände durch Beispiele klarzustellen sein. Es erübrigt sich, den Zusammenhang von gestörter Magenfunktion mit Herz- und Nierenleiden in inkompensiertem Zustande, mit fieberhaften Krankheiten etc. zu erläutern. Hier ist die primäre Ursache so augenfällig, daß sie kaum zu übersehen ist. Anders ist die Situation, wenn der die Magenerkrankung auslösende Krankheitsherd weniger klar sich offenbart.

Eine Frau leidet p. e. an einer Retroflexio uteri oder an einer Endometritis haemorrhagica. Alle vier Wochen oder häufiger treten unter großen Beschwerden profuse Uterusblutungen auf, welche zunächst durch gesteigerte Blutneubildung noch kompensiert werden. Allmählich genügt die Erneuerung des Blutes nicht völlig zum Ausgleich des Blutverlustes, es tritt dann immer fortschreitend eine Verringerung der korpuskulären Blutelemente, des Hämoglobingehaltes ein, bis eine deutliche Anämie in die Erscheinung getreten ist. Der Blutgehalt reicht dann nicht mehr aus zur Ernährung der Organe, besonders der Muskulatur, es stellt sich eine allgemeine Schwäche und Mattigkeit ein, der Extensor dorsi erfüllt nicht mehr die schwere Anforderung den Rumpf aufrecht zu erhalten, heftige Kreuzschmerzen sind die notwendigen Folgeerscheinungen; die geringe Blutfüllung der Gefäße und der minderwertige Hämoglobingehalt der Blutkörperchen lösen krankhafte Erscheinungen von seiten des Gehirns aus, wie Schwindelerscheinungen, Übelkeit und Kopfschmerz, vom Herzen gehen aus denselben Gründen Beschwerden aus wie Herzklopfen, Angstgefühl und Stiche, und endlich treten dann fast regelmäßig Störungen der Magenverdauung ein. Dieselben Erscheinungen, welche an den vorher erwähnten Organen sich bemerkbar machen, gewinnen auch für den Magen Bedeutung. Die anomale Blutbildung verursacht abnorme Sekretionsverhältnisse an der Magenschleimhaut, die nervösen Apparate zeigen infolge mangelhafter Ernährung Zeichen der Schwäche und Reizbarkeit, und die Muskulatur der Magenwand teilt das Schicksal der Körpermuskulatur, sie erschlafft.

Atonie der Magenmuskulatur. Die Beschwerden von seiten des Magens ergeben sich aus dieser Betrachtung von selbst. Die abnorme Sekretion der

Magensäfte nimmt den Appetit und begünstigt Fäulnis und Gärung. Die daraus sich entwickelnden organischen Säuren verursachen Sodbrennen, welches beim Regurgitieren der sauren Massen diese Empfindung der ganzen Speiseröhre und dem Pharynx mitteilen. Die den Magen blähenden Gase geben Veranlassung zum Gefühl der Völle und Spannung im Epigastrium. Diese krankhaften Verhältnisse finden noch Begünstigung durch die Erschlaffung der Magenmuskulatur. Der Magen ist dann nicht ein im Tonus befindliches kräftiges muskulöses Organ, welches periodisch den Inhalt in das Duodenum spritzt, um sich nach wenigen Stunden völlig zu entleeren, sondern er behält als schlaffer Sack viele Stunden und selbst tagelang den meist flüssigen Inhalt, welcher durch abnorme Zersetzung die Blähung begünstigt. In hochgradigen Fällen hört man das Schwappen der Flüssigkeit bei jeder Erschütterung des Körpers.

Da die Magenschleimhaut nur Lösungen bestimmter Stoffe, wie Peptone, Dextrin-, Zucker-, Salzlösungen, Alkohol und Kohlensäure, von Wasser nur geringe Mengen resorbiert, kommt relativ wenig Wasser in den Darm und daher zur Resorption. Die Folgeerscheinung ist daher häufig großer Durst, welcher in der Regel durch große Wassermengen gestillt wird, die ihrerseits die Atonie erhöhen. Da ferner durch die mangelhafte Magenverdauung auch die Darmtätigkeit leidet, gesellt sich gemeinhin eine Stuhlverstopfung zu dem Magenleiden hinzu, gegen welche alle möglichen Abführmittel ge- und mißbraucht werden, welche häufig allein schon genügen, den Magen zu ruinieren.

Die Beschwerden finden endlich noch Bereicherung durch die Folgen mangelhafter Ernährung der nervösen Apparate. Schmerzen in der Magengegend, selbst bis zum neuralgischen Charakter gesteigert, häufig ausstrahlend in die Brust, den Leib und besonders in das Kreuz, vervollständigen den quälenden Zustand.

Derselbe Endeffekt wird auf den verschiedensten Wegen erreicht. Ob die Blutarmut ihre Ursache in abnorm großen Uterusblutungen hat oder in Hämorrhoidal-Nasenblutungen, Askariden etc. ist für die zuletzt entstehenden Folgezustände bedeutungslos. Ähnliche Entwicklungsphasen sind durch andersartige Entstehungsursachen zu erkennen.

Eine Frau wird von ihrem Manne schlecht behandelt. Der Kummer über das verlorene Lebensglück, die Angst und Aufregung, die Sorge, ihre traurige Situation vor Eltern, Geschwistern, Kindern, vor den Menschen überhaupt zu verbergen, lassen die Sorge um den Lebensunterhalt verkümmern. Das Verlangen nach Speise ist nicht stark genug, den Druck der Psyche zu überwinden. Das Hungergefühl ist schon vorhanden, es fehlt jedoch die Appetenz. Die Befriedigung des lästigen Wehgefühls in der Magengegend erfolgt mechanisch, ohne Genuß, achtlos um Menge und Art der Nahrung.

Schlaflose Nächte gesellen sich als häufige Begleiter unglücklicher Menschen dazu. Der nächste Morgen bringt kein frisches Erwachen. Müde und schlaff beginnen diese Menschen den Tag, der in steter gleicher Wiederholung allmählich die Spannkraft aufzehrt und den oben geschilderten Erschlaffungszustand hervorbringt. Gleichgültig ist auch hier wieder, ob die Erschlaffung der Psyche und des Körpers entstanden ist durch die eben supponierte Ursache oder durch geschäftliche Sorgen, übermäßige Aufregungen beim Spiel oder andere übergroße Seelenreize.

In allen diesen Fällen ist der Endzustand der gleiche. Das Krankheitsbild ist so scharf ausgeprägt, daß die Diagnose kaum Schwierigkeiten bietet. Zunächst erkundigt man sich nach der Dauer der Krankheit und der vermutlichen Ursachen, dann nach den Beschwerden. Man halte streng auf die Mitteilung der subjektiv empfundenen Beschwerden. In der Regel wird man die Meinungen der bereits mehrfach konsultierten Ärzte, die gebrauchten Medikamente und eigene Auffassuug der Krankheit eher zu hören bekommen als die strikte Beantwortung der wichtigen Frage nach den Beschwerden. Wenn über Schmerzen nach der Aufnahme bestimmter Speisen oder über häufiges Erbrechen von Mageninhalt geklagt wird, dann sei man vorsichtig. In der Mehrzahl der Fälle deuten diese Erscheinungen auf organische Magenerkrankung hin. Man erkundige sich ferner nach den oben erwähnten aus den anatomischen, physiologischen und pathologischen Verhältnissen resultierenden Beschwerden wie Appetitlosigkeit, Völlegefühl, Aufstoßen, Übligkeit, Schmerzen etc.

In horizontaler flacher Rückenlage ist dann leicht durch kurzes Anschlagen der Magengegend das Plätschergeräusch auszulösen, welches zuweilen selbst beim Schütteln des Kranken deutlich hörbar ist. Relativ selten nur ist zur Bestätigung der Diagnose die Magenaushebung nach einem Probefrühstück durchaus notwendig. Gegen eine ausgesprochene Magenerweiterung fehlen in der Regel sichere Symptome eines früheren Ulcus, welches fast immer die Ursache einer Ektasie ist, und ferner fehlt das periodische, in kürzeren oder längeren Intervallen sich einstellende Erbrechen großer Massen. Ein trotzdem begangener Irrtum hat deshalb geringe Bedeutung, weil die Behandlung die gleichen Ziele verfolgt und die Diagnose eventuell ex juvantibus bestätigt wird. Viel schwieriger ist die Abgrenzung gegen einen andern Zustand, welcher mit dem Namen „Hyperchlorhydrie" belegt worden ist. Einige nähere Angaben über diesen Zustand folgen am Schlusse dieses Abschnittes. Die Prognose der Atonie ist im allgemeinen sehr günstig, wenn die sozialen Verhältnisse und die gute Absicht des Kranken die Anordnungen des Arztes unterstützen.

Bei der Behandlung ist zunächst auf die erste Ursache des Leidens zurückzugehen. Etwaige Uterusleiden, Hämorrhoidalblutungen u. dergl. müssen beseitigt werden. Für alle diejenigen zahlreichen Fälle, in denen das Übel durch übergroße körperliche und seelische Reize entstanden ist, muß als erste Bedingung zur Genesung Entfernung aus der Häuslichkeit diktiert werden. Wie soll z. B. eine Frau mit einer Atonia ventriculi erstarken, wenn sie allein oder mit unzureichender Hilfe sechs Kinder oder mehr zu versehen hat? Wie soll Erfolg erwartet werden, wenn traurige Familienverhältnisse die Lust zum Leben rauben? Fast ausnahmslos wird es möglich werden, eine Stätte bei nahen Verwandten zu finden, welche bereit sind, zur Beseitigung des Übels mit allen Kräften mitzuhelfen. Man stelle nur mit ruhiger fester Überzeugung in wenigen Wochen günstigen Erfolg in Aussicht, dann werden die Verwandten gern ihre Hilfe gewähren. Ich betone die Notwendigkeit, den Kranken nur nahen Verwandten anzuvertrauen, die mit gutem Willen sich des Leidenden annehmen. Wenn diese Garantie nicht gegeben ist, dann kommt, was bei sozial Gutgestellten immer vorzuziehen ist, nur ein Sanatorium

Behandlung der Atonia ventriculi.

in Betracht, in welchem sichere Gewähr gegeben ist, daß der Patient sich den notwendigen ärztlichen Geboten unterzieht. Die Entfernung aus der Häuslichkeit hat außer der Vermeidung der übergroßen, körperlichen oder seelischen Schädigungen noch die günstig einwirkende Veränderung des Milieus für sich. Es ist nicht immer nur die „Luftveränderung", welche heilsame Wirkung ausübt, sondern mit der Änderung der Umgebung ändern sich die Eindrücke, die Lebensweise. Der Kranke unterliegt den wohltuenden Einflüssen, welche ihn von seiner Situation, seinen Krankheitsbeschwerden ablenken.

Die zweite Forderung, die mit gleicher Strenge gehandhabt werden muß, ist absolute Bettruhe für zwei bis drei Wochen. Theorie und Erfahrung haben gezeigt, daß der Kranke mit Magenerschlaffung bei weitem am besten bei Bettruhe gesundet. In der Bettruhe wird der Magen lediglich seinen peristaltischen Bewegungen überlassen, während die Erschütterungen, welchen der mit Flüssigkeit überfüllte atonische Magen bei jedem Schritt ausgesetzt ist, vermieden werden. Der Kranke ist durch die Bettruhe auch vor körperlichen und seelischen Erregungen besser bewahrt und erfüllt, durch die Bettruhe fortdauernd an den Zweck aller Manipulationen erinnert, mit größerer Bereitwilligkeit alle Anordnungen.

Diät bei Atonie. Die dritte notwendige Maßnahme ist die genaue Bestimmung der Diät. Man begnüge sich nicht mit allgemeinen Vorschriften und Verboten, sondern gebe detaillierte Anweisungen, nicht nur über die Speisen selbst, sondern deren Zubereitung, Menge, Art und Häufigkeit der Darreichung. Die diätetische Behandlung eines Kranken mit Atonia ventriculi legt Zeugnis ab für das Verständnis der gesamten „Ernährungstherapie". Von größter Wichtigkeit ist die Konsistenz der Nahrung. Da, wie oben erwähnt, der atonische Magen Flüssigkeiten nur in beschränktem Maße resorbiert, wird man die Darreichung der Speisen in konsistenterer Form verlangen, abgesehen von der Milch, welche leicht und schnell von der Magenschleimhaut aufgesogen wird. Diejenige Form der Speisen, welche am geeignetsten zur Ernährung dieser Kranken ist, ist die Nahrung in Breiform. Sie vereinigt geringes Volumen mit konzentriertem Nährgehalt bei leichter Verdaulichkeit. Reis, Gries, Hirse, Sago, Tapioka, Mondamin, Kartoffeln, Mohrrüben, Schoten, Wrucken,

Spinat, echte Kastanien, alles in Breiform, gewähren eine große Mannigfaltigkeit. Durch Zusatz von Butter, Milch oder Sahne und eines gequirlten Eies wird die Nährkraft erhöht. Am besten läßt man zwei Breie für den Tag herrichten und gibt von dem einen Brei am Vor- und Nachmittag, von dem andern zum Mittag- und Abendessen. Nach dem Brei gestatte man Fleisch, Fisch, Schinken und was sonst der Konsistenz und der Verdaulichkeit nach zu gestatten ist. Nach jeder Mahlzeit lasse man Milch trinken, in Mengen von 2—300 gr. Die Geschmacksrichtung überlasse man dem Kranken. Es ist gleichgültig, ob die Milch in reinem Zustande oder mit Kakao-, Theezusatz genossen wird, oder in Form von Milchsuppen. Vorsichtig sei man mit der Gewährung von Kaffee und Kognak. Die Milch, vor der Mahlzeit genossen, füllt den Magen und erschwert durch Sättigung die Aufnahme weiterer Nahrung. Nach der Mahlzeit kann sie mechanisch, ohne Genuß selbst, geschluckt werden. Sie verliert, langsam, in Absätzen selbst achtlos getrunken, nichts von ihrer Verdaulichkeit, während die Aufnahme der anderen Speisen, welche genuß- und achtlos in den Magen gebracht werden, der Zerkleinerung und Durchspeichelung d. h. der so überaus wichtigen Mundverdauung entgehen. Großer Wert ist auch auf die Unterbringung von Eiern zu legen. Man kann bequem sechs Eier und mehr täglich einem Kranken mit Magenerschlaffung beibringen, ohne daß der Patient sich über den Eiergeschmack zu beklagen braucht. Wenn rohe Eier, weichgekochte, Rühr-, Spiegeleier u. dergl. refüsiert werden, dann greife man zu dem bequemen Hilfsmittel des Verquirlens, welches durch feine molekulare Verteilung den Verdauungssäften größere Angriffsfläche bietet und dadurch leichtere Verdaulichkeit bewirkt. Es ist ein völlig verkehrter Gebrauch, nur das Gelbei zu quirlen. Das ganze Ei bietet keine wesentliche größere Schwierigkeit zum Quirlen, wenn nur auf ein Ei etwa $1/_2$ Eßlöffel Wasser genommen und gleichmäßig und kräftig mit gutem, am besten doppelseitigem Quirl gearbeitet wird. Es kann so bequem die Nährkraft des ganzen Eies ausgenutzt werden. Weniger leicht verdaulich resp. bekömmlich ist das Verrühren des Eies mit Zucker. Ich habe zu häufig Sodbrennen nach dem Genuß des Eizuckers beobachtet. Wenn aber diese Emulsion gut vertragen wird, ist gegen den Genuß nichts einzuwenden, zumal der Zuckerzusatz den Nährgehalt nicht unwesentlich erhöht. Ein leicht verdauliches und nahrhaftes Unterstützungsmittel zu derartigen Ernährungs- oder Mastkuren ist die Butter, welche rein genossen oder besser als Zusatz zu den Breien gebraucht wird. Die breiförmigen Speisen absorbieren eine große Menge Butter, am meisten Kartoffel, Griesbrei und besonders Spinat. Alle diese Nahrungsmittel werden nun in regelmäßigen, von dem Appetit unabhängigen Intervallen verabfolgt. Die einzige Richtschnur ist die Zeit. Am besten wird regelmäßig alle zwei Stunden Nahrung gereicht. In der ersten Woche ist die mangelnde Appetenz, der Widerwille und besonders die Ängstlichkeit zu bekämpfen. Die Kranken sind fest überzeugt, daß ihr Magen unmöglich derartige Quantitäten schadlos bewältigen könne, bis am Ende der ersten Woche bereits die günstige Erfahrung als willkommener Bundesgenosse sich einstellt. Dann machen wir die erfreuliche Beobachtung, daß die Zwangsernährung gewaltsam die Unterernährung beseitigt, die Organe kräftigt, den allgemeinen Turgor hebt, die Muskulatur spannt. Auch die Atonie der Magenmuskulatur unterliegt der allgemeinen Anspannung, das früher schlaffe Organ erfüllt seine motorische Funktion, und mit fortschreitender, allgemeiner Kräftigung wird die Blutbildung eine energischere, die Anämie weicht, und mit normaler Blutbildung wird auch die sekretorische Magenfunktion endlich der Norm entsprechend.

Einige Maßnahmen sind noch als wertvolle Unterstützungsmittel zu begrüßen. Vortrefflichen Erfolg sah ich fast ausnahmslos von lauwarmen Prießnitzschen Umschlägen um den Leib, die zweistündlich tagsüber erneuert werden. Man achte nur darauf, daß das nicht zu dicke wollene Tuch das darunterliegende feuchte allseitig handbreit überragt. Schwere Wolltücher werden durch ihre Schwere und zu große Wärmehaltung lästig. Ich lasse die Umschläge nur während des Tages gebrauchen, weil nachts die Gefahr vorliegt, daß der Umschlag im Schlafe sich verschiebt und Erkältung verursacht. Der Wert dieser einfachen hydropathischen Prozedur liegt in der zweifellos wohltuenden beruhigenden Wirkung auf die Organe des Abdomens, welche unter der gleichmäßigen leichten Wärme gleichmäßiger funktionieren; und dann ist auch der psychische

Faktor von großer Bedeutung. Indem auf den Umschlag besonders Gewicht gelegt wird, erscheint die notwendige absolute Bettruhe leichter verständlich. Man kann dem Wasser zu den Umschlägen harmlose Zusätze, wie Salz, leicht aromatische Substanzen u. dergl. machen.

Ein vortreffliches Mittel zur Hebung des allgemeinen Tonus sind Bäder. Zwei Formen derselben sind besonders indiziert: die anregenden Halbbäder und die Vollbäder mit Salz-Fichtennadel-Kalmuszusatz. *Bäderbehandlung.*

Die Halbbäder werden so verabfolgt, daß der Kranke bis zur Nabelhöhle im Wasser sitzt. Während 3 bis 5 Minuten begießt der Badende selbst unablässig die Brustseite, ein anderer den Rücken. Dann wird aus einem Eimer aus $1/2$ Meterhöhe 3—4⁰ kälteres Wasser einmal über den Rücken, dann über die Brust gegossen und der Körper gleich darauf mit einem rauhen Tuch kräftig frottiert, bis Hautröte sich einstellt. Durch mindestens $1/4$-stündige Bettruhe wird die allgemeine Erwärmung erzielt. Man beginnt mit Badewasser von 28⁰ R. Nach 3 bis 4-tägigem Gebrauch wird dann die Temperatur um je 1⁰ allmählich bis 25⁰ oder 24⁰ verringert, während zum Übergießen 3—4⁰ kälteres Wasser benutzt wird. Diese Art der Bäder wird am besten morgens gegeben, direkt aus der Bettwärme heraus, da die Körperoberfläche die größte Wärme hält und eine schädliche Abkühlung, d. h. eine Erkältung am ehesten verhütet wird.

Den Vollbädern, welche bei 27—28⁰ R. und 15 Minuten langer Dauer genommen werden, gibt man zweckmäßig hautanregende Zusätze, deren gebräuchlichste Salz, Kalmus, Fichtennadelextrakt sind. Salz in irgend einer Form wird in Mengen von 6—10 Pfund pro Bad gebraucht. Aus wirtschaftlichen Gründen kann man das billigere Staßfurter oder auch das ungereinigte Viehsalz benutzen. In kühlerer Jahreszeit kann in derselben Lösung dreimal, im Sommer zweimal gebadet werden. Nur muß man darauf achten, daß durch die notwendige Hinzufügung heißen Wassers ein Teil des bereits gebrauchten abgeschöpft werden muß. Zum Ersatz der dabei in Lösung verlorenen Salzmengen müssen neue Mengen von 2—3 Pfund hinzugesetzt werden. Von praktischer Bedeutung ist die Vorschrift, daß man bei wiederholtem Gebrauch derselben Lösung hölzerne Gefäße vorzieht, weil die Zinkwannen durch die dauernde Einwirkung der Salzlösung angegriffen werden. Von Holzgefäßen kommen Wannen, große hohe Bottiche, selbst Fässer in Betracht, in denen durch Hineinstellen eines Schemels bequeme Sitzgelegenheit geboten wird. Von Kalmus wird aus den Wurzeln ein Infus bereitet, derart, daß 1—2 Pfund fein zerschnittene Kalmuswurzeln in einem Beutel mit kochendem Wasser übergossen werden. Nach 15—20 Minuten langer Einwirkung des heißen Wassers wird der Extrakt mit dem Beutel in das Badewasser geschüttet. Zum zweiten und dritten Bade kann derselbe Kalmus wieder mitbenutzt werden, indem man jedesmal die Hälfte der Kalmusmasse frisch hinzufügt. Kleiebäder werden in derselben Art hergerichtet durch Zusatz eines Kleieinfuses von 1—2 Pfund Weizenkleie. Der Zusatz von Fichtennadelextrakt geschieht in der Weise, daß man 3—4 Eßlöffel des Extraktes in dem Badewasser löst.

Der Wert dieser Art von Bädern besteht darin, daß unzweifelhaft die Hautfunktionen milde angeregt werden. Wenn man bedenkt, welche ungemein wichtige Aufgabe die Perspiration der Haut erfüllt, dann ist der enorme Wert einer Hautpflege und -kräftigung einleuchtend. Unterstützt wird die Hautatmung durch angeregtere Blutzirkulation in den Hautschichten, daher der Zusatz solcher Stoffe zu den Bädern, welche erfahrungsgemäß die Blutfüllung der Haut begünstigen.

Ferner muß damit gerechnet werden, daß das Wasser die oberflächlichen Hautschichten durch mechanische Reinigung und chemische Einwirkung durchlässiger und geeigneter zu osmotischen Vorgängen präpariert.

Tatsache ist, daß die Bäder wesentlich zur Erhöhung des Stoffwechsels beitragen, wenn nur die Gefahren, die mit dem Baden verbunden sind, vermieden werden.

Die hauptsächlichste Gefahr beim Gebrauch aller Bäder ist die drohende Erkältung. Diese tritt dann ein, wenn bei anämischer, schlecht reagierender Haut bei Individuen, welche zur Erkältung neigen, durch Abkühlung infolge Verdunstung, Wärmestrahlung und -leitung die Hautgefäße sich kontrahieren und die große, während des warmen Bades in den peripherischen Blutgefäßen befindliche Blutmasse nach dem Innern des Körpers werfen. Irgendwo im Körper, weitaus am häufigsten im Nasen-Rachenraum, sitzt ein Herd mit latenten Infektionskeimen. Wenn nun durch den plötzlichen Zustrom großer Blutmassen die latenten Keime in günstigere Lebensbedingungen kommen, dann tritt ihre Wirkung in Form der Erkältung zu Tage. Dieser Erklärungsversuch soll den Wert einer Hypothese nicht übersteigen.

Zur Vermeidung einer Erkältung ist es daher vor allem erforderlich, die Körperoberfläche vor übergroßer Abkühlung möglichst zu bewahren. Zunächst wird man dafür zu sorgen haben, daß die Luft des Baderaumes nicht zu trocken ist. Es ist leicht verständlich, daß, je trockener die Luft ist, die Verdunstung und Arkühlung umso energischer erfolgt. Man wird demnach der Luft des Baderaumes einen möglichst hohen Feuchtigkeitsgehalt mitteilen, am besten in der Art, daß man ein kleines Zimmer mit gut schließenden Fenstern wählt und heißes Wasser in die Wanne bringt, das bei allmählicher Abkühlung bis zur gewünschten Temperatur die Luft genügend mit Wasserdampf erfüllt. Dann achte man darauf, daß sofort nach dem Verlassen des Bades ein Badetuch, am besten ein möglichst rauhes, um den Badenden geworfen wird, mit dem eine energische Frottierung der Haut erfolgt, bis die erwünschte Hautreaktion, d. h. Hautröte, eingetreten ist. Je gesunder die Haut funktioniert, umso leichter tritt die Reaktion ein, welche mit großer Sicherheit die Gefahr einer Erkältung verhütet.

Beliebt ist häufig ein kalter Überguß unmittelbar nach dem Bad. Bei kräftigen Individuen mit gut reagierender Haut ist dagegen nichts einzuwenden. Es liegt dieser Prozedur die Absicht zu Grunde, durch einen energischen Kältereiz die Reaktion der Haut, d. h. die Erschlaffung der Blutgefäße zu vergrößern. Man kann dem Kältereiz einen mechanischen hinzufügen, indem der Wasserguß aus großer Höhe — $1/2$ bis 1 m und mehr — erfolgt. Bei schwächlichen nervösen Kranken mit anämischer, schlecht reagierender Haut sind derartige Prozeduren gefährlich und daher dringend zu vermeiden. Es tritt die gewünschte Reaktion nicht ein, und der starke Insult und große Wärmeverlust bewirkt außer der Erkältung erhebliche Schädigung des Wohlbefindens.

Ein minderwertiger Ersatz der Bäder sind Waschungen des Körpers mit Wasser oder spirituosen Flüssigkeiten.

Eine rel. geringe Rolle spielen bei der Behandlung des atonischen Zustandes die medikamentösen Mittel, von denen Salzsäure zu je 5 Tropfen in einem Weinglas Wasser, eine halbe Stunde nach jeder Mahlzeit, am ehesten indiziert ist, um die Gärung und Fäulnis der stagnierenden Massen zu beschränken. Sobald der Magen wieder seinen Inhalt in normaler Zeit in das Duodenum zu schaffen vermag, ist die Anwendung der Salzsäure überflüssig.

Medikamentöse Behandlung.

Zur Anregung des Appetits sind die Bittermittel zu versuchen, $^1/_2$ bis teelöffelweise 10—15 Minuten vor dem Essen gereicht, damit die Stoffe nicht durch allzugroße Verdünnung schwerer zur Einwirkung gelangen. Zusatz von Nux vomica zu den Amaris ist angezeigt, um auf den Tonus der Magenmuskulatur günstig einzuwirken.

Von zweifelhaftem Wert sind Magenspülungen. So unzweifelhaft theoretisch ihr Wert erscheint, weil der Magen durch die Entfernung der stagnierenden Massen entlastet wird, so schwere Schäden können in der Praxis aus der Spülung resultieren. Der atonische Magen hat nicht die Kraft, die Spülflüssigkeit wieder völlig zu entleeren, und so kann es leicht dem nicht Geübten passieren, daß größere Flüssigkeitsmengen nach der Spülung zurückbleiben, als vorher im Magen vorhanden gewesen sind, und während der Chymus durch Resorption an Masse geringer geworden wäre, bleibt das Wasser infolge seiner schweren Resorptionsfähigkeit als unangenehmere Belastung.

Hyperchlorhydrie und Magensaftfluß.

Eine Mittelstellung zwischen den durch nachweisbar anatomische Veränderungen bedingten Erkrankungen des Magens und denjenigen, bei welchen nur rein nervöse Störungen zu supponieren sind, stehen einige Symptomengruppen, die man mit dem Namen Hyperchlorhydrie und Magensaftfluß belegt hat. Diese Zustände sind dadurch charakterisiert, daß bei der Hyperchlorhydrie auf der Höhe der Verdauung eine zwei- bis dreifache Menge HCl nachweisbar ist, während der Magensaftfluß sich durch Nachweis mehr oder weniger großer Magensaftmengen im nüchternen, am Abend zuvor ausgeheberten Magen nachweisen läßt. In hochgradigen Fällen ist bis zum Liter Magensaft gefunden worden. Hervorgerufen werden diese Zustände entweder durch häufige direkte Reize der Magenschleimhaut durch Tabak, Alkohol, scharfe Gewürze, zu heiße oder kalte Speisen und Getränke und dergl., oder durch organische und funktionelle Nervenerkrankungen. Am häufigsten finden sich diese Zustände bei überarbeiteten, nervösen Männern der mittleren Lebensdezennien. Die Beschwerden sind durch die übergroße Menge Salzsäure verursacht, welche erfahrungsgemäß heftige Reizerscheinungen von seiten des Magens auslöst, abgesehen davon, daß infolge der großen HCl-Mengen die Ptyalinverdauung beeinträchtigt wird. Zunächst verursacht der scharfsaure Chymus bei Ruktationen heftiges Brennen bis zum Pharynx hinauf. Das Gefühl des Brennens geht selbst in heftigen brennenden Schmerz im Verlauf des ganzen Oesophagus über. Auch im Magen selbst löst die überschüssige Salzsäure Störungen der Sensibilität und Motilität aus. Obwohl der Magen in der Norm sehr geringe Sensibilität besitzt, so reagiert er auf Hyperchlorhydrie durch brennende, drückende, selbst bohrende und stechende Schmerzempfindung. Ob diese Sensationen durch Einwirkung der Säure auf die intakte Magenschleimhaut erfolgt, oder ob Erosionen, vielleicht infolge der großen HCl-Mengen entstanden, die Schmerzempfindungen auslösen, ist ungewiß. Häufig werden durch die Sekretionsanomalien Spasmen der Kardia und des Pylorus verursacht, selbst krampfartige Kontraktionen des ganzen Magens, welche zuweilen zu Erbrechen führen. Ziemlich häufig ist der Zustand kompliziert durch Atonie der Magenmuskulatur, vielleicht durch Spasmen des Pylorus begünstigt, und dann gesellen sich zu den erwähnten Beschwerden noch diejenigen, welche sich aus der Atonie ergeben. Charakteristisch sind die Schmerzen, welche vor dem Essen geklagt werden und nach Aufnahme von Speisen in der Regel momentan sich verziehen, weil die die Schmerzen verursachende Salzsäure resp. der Magensaft durch die Speisen absorbiert und so die Ursache der Schmerzen beseitigt wird. Die Eigentümlichkeit ist ein wichtiges Unterscheidungsmittel gegen die Annahme eines Ulcus, gegen welches auch der meist fehlende scharf umschriebene Druckschmerz im Epigastrium spricht. Ist ein Druckschmerz vorhanden, dann erreicht er niemals eine dem Ulcus eigentümliche außerordentliche Vehemenz. Als Unterscheidungsmittel ist schließlich noch der meist erhaltene Appetit anzuführen, welcher bei Ulcus fast immer völlig darniederliegt.

Die Behandlung dieser Zustände ist nicht so einfach, wie man a priori anzunehmen geneigt ist. Aus theoretischer Erwägung heraus ist eine vorzugsweise Ernährung mit Eiweißstoffen in Vorschlag gebracht worden, mit der Motivierung, daß durch die Eiweißmengen die überschüssige Salzsäure absorbiert und der schädlichen Einwirkung entzogen wird. Anderseits ist jedoch bekannt, daß durch die Eiweißnahrung die Salzsäureabscheidung gerade angeregt wird, sodaß von namhaften Ärzten gerade Ernährung mit Kohlehydraten vorgeschlagen worden ist. Diese Erwägungen beweisen, mit welchem Vorbehalt therapeutische Maßnahmen allein aus theoretischer Reflexion aufgenommen werden müssen.

Das Hauptgewicht bei der Behandlung wird man auf die Vermeidung aller den Magen direkt und indirekt treffenden Reize zu legen haben. Eine Veränderung der Umgebung, absolute Bettruhe mit zweistündlich zu erneuernden lauwarmen Prießnitz-Umschlägen um das Abdomen, regelmäßige, gemischte, leichtverdauliche, reizlose Kost bringen zuweilen Besserung. Durch lauwarme Bäder — 3—4 wöchentlich — und Brom, am besten in Verbindung mit Alkalien, wird dem Reizzustand direkt begegnet. Alkalische Wässer sollen zur Neutralisation der überschüssigen Salzsäure dienen, wobei man jedoch darauf zu achten hat, daß zu große Dosen Alkalien als Reiz für die Magenschleimhaut aufzufassen sind.

Mit Vorsicht sind Ausspülungen des Magens oder besser Berieselungen durch einen Magenschlauch mit zahlreichen Endöffnungen anzuwenden. Leichte alkalische Lösungen, nach Rosenheim Lösungen von Arg. nitr. 1:5000 bis 1000, wirken, von geübter Hand gebraucht, zuweilen vortrefflich, während in ungeübten Händen der Magenschlauch den Reizzustand eher verschlimmert, besonders dann, wenn noch, was häufig vorkommt, Atonie der Magenmuskulatur komplizierend einwirkt.

Im allgemeinen gehört die Behandlung von Kranken mit Hyperchlorhydrie und Magensaftfluß zu den unangenehmsten ärztlichen Aufgaben. Die Beschwerden sind in der Regel ziemlich schwer zu bekämpfen und die Kranken, die keinen rechten Erfolg sehen, verlieren das Vertrauen zu den Vorschriften, vernachlässigen sie und kommen dann umso weniger vorwärts, zumal die Aufregung über den ausbleibenden Erfolg den Reizzustand ungünstig beeinflußt. Wenn es nicht gelingt, einen derartigen Zustand schell und fortschreitend zu bessern, dann zögere man nicht, wenn irgend möglich, den Kranken einer Klinik resp. einem Sanatorium zu überweisen, wo in der großen Mehrzahl diese Kranken in wenigen Wochen von ihren Beschwerden befreit werden.

Das Geheimnis dieses Erfolges liegt in der Entfernung des Patienten aus seiner gewohnten, ihn in der Regel ungünstig beeinflussenden Umgebung, in der veränderten Lebensweise, insbesondere der bekömmlichen Kost, in sachgemäßer Anwendung der hydrotherapeutischen Maßnahmen und vor allem in der um die Beschwerden unbekümmerten zielbewußten Behandlung. In der Häuslichkeit ist der Kranke zu sehr Herr seiner eigenen Beobachtungen, seiner Ansichten und Wünsche, während dieser Einfluß und derjenige der zu leicht willfährigen Umgebung ausgeschaltet wird.

Ein großes Gebiet aller Magenaffektionen nehmen diejenigen Zustände ein, welche man unter dem Sammelbegriff „nervöse Dyspepsie" vereint hat. Alle die neuen Krankheiten mit besonderen Benennungen sind auch heute noch lediglich als Symptome oder Symptomengruppen aufzufassen, welche für den Praktiker am besten mit dem Namen der nervösen Dyspepsie belegt werden. Die Möglichkeit, festumrissene Krankheitsbilder aus der nervösen Dyspepsie herauszuschälen, scheitert an den völlig unaufgeklärten Beziehungen zwischen den anatomischen und physiologischen Daten. Wir kennen das reich verzweigte, den Magen an der Oberfläche und in seinen Schichten umschließende und durchziehende Netz nervöser Gebilde, die in ihrem physiologischen Zusammenhang fast völlig noch unerforscht sind. Der Vagus, der rätselhafte Sympathicus, eigene Ganglienzellen mit ihren Ausläufern vereinigen sich zu einem noch unentwirrten Geflecht. Wenn auch hie und da vergleichende Studien und Experimente einen Lichtblick in das geheimnisvolle Walten dieser komplizierten Verhältnisse gewähren, so sind wir im allgemeinen noch lediglich auf die klinischen Beobachtungen angewiesen.

Nervöse Dyspepsie.

Die einzelnen Arten und Unterabteilungen der nervösen Dyspepsie ergeben sich aus den Erwägungen über den Ablauf der Magenverdauung. Die durch die Mundverdauung veränderten Speisen gelangen durch die Kardia in den Magen, mischen sich durch peristaltische Tätigkeit der Magenmuskulatur mit den von der Schleimhaut abgesonderten Säften und werden durch den periodisch sich öffnenden Pylorus in das Duodenum gespritzt. Änderungen dieses normalen Ablaufes können auf sekretorischem, motorischem und sensiblem Gebiete erfolgen. Die Magenschleimhaut, welche in normalen Verhältnissen eine den Speisen angepaßte, in harmonischem Verhältnis zu einander stehende Mischung verschiedener Stoffe absondert, sezerniert bei nervöser Dyspepsie völlig regellose Mengen von Salzsäure, Pepsin, Labferment und Schleim. Die Folge davon sind Störungen der normalen Verdauung und die daraus sich notwendig ergebenden Beschwerden. Und bei der Regellosigkeit der sezernierten Massen sind auch die Störungen und Beschwerden in fortwährendem Wechsel begriffen. Auch die motorischen Vorgänge erfolgen ohne enge Abhängigkeit von der Art des Chymus. Die Öffnung und Schließung der Kardia und des Pylorus gehen regellos vor sich. Spasmus der Schließmuskeln wechselt mit paretischen Zuständen. Die Folgeerscheinungen dieser Verhältnisse sind kardialer und Pylorospasmus mit Schmerzattacken im Epigastrium, ausstrahlend besonders ins Kreuz. Pylorospasmus begünstigt die Entstehung der Atonie mit den Folgeerscheinungen. Krampf der Kardia in Verbindung mit demjenigen des Pylorus führt häufig bei starker Gasbildung zu hochgradiger Tympania ventriculi. Die peristaltischen, die Durchmischung und Austreibung des Chymus bezweckenden Bewegungen der Magenmuskulatur gehen gleichfalls aus dem Rahmen der Gesetzmäßigkeit hinaus. Ruhe und Krampfzustände wechseln mit einander ab. Diese Bewegungen, im Zusammenhang mit der unregelmäßigen Funktion der Schließmuskeln, ergeben die Symptome der Ruktation, Rumination, des Erbrechens, der zu frühen Austreibung des Chymus in das Duodenum etc.

Bedenkt man nun, daß die verschiedensten sekretorischen und motorischen Störungen sich in mannigfachsten Variationen vereinigen können, dann ist die völlige Unmöglichkeit, aus dem Gemisch der nervösen Störungen feste Bilder abzugrenzen, ersichtlich, besonders wenn man erwägt, daß zu all diesen Erscheinungen noch Reizzustände der sensiblen Elemente hinzutreten. Die sensiblen Endorgane in der Magenschleimhaut treten in der Norm wenig in die Erscheinung. Wir empfinden weder die Lage des Magens noch die Symptome seiner Tätigkeit. Nun kommt es vor, daß, ebenso wie Menschen ihre Herztätigkeit als Herzklopfen empfinden, andere die Tätigkeit ihres Magens als lästige Sensation fühlen. Anderen bereitet die Anwesenheit des normalen, besonders des stark sauren Chymus das Gefühl des Brennens, Bohrens, Schneidens. Zuweilen treten Schmerzen neuralgischen Charakters auf, welche wohl auf Reizzustände der mit Ganglienzellen reichlich untermischten Plexus zurückzuführen sind. Ganz unklar sind noch die Auslösungen der Gefühle des Hungers, des Durstes, der Sättigung. Störungen dieser unbekannten Endorgane und deren Leitungsbahnen und zentralen Herde geben die Erscheinungen der Anorexie, Adipsie, Bulimie, Pollaki- und Polydipsie und Akorie. Nach allen diesen Erwägungen ist es wohl bei dem heutigen Stand unserer Erkenntnis am zweckmäßigsten, diese unentwirrbaren Symptomenkomplexe mit dem Sammelnamen „nervöse Dyspepsie" zu belegen. Die Diagnose ist in der Regel unschwer zu stellen. Das Charakteristische ist der Wechsel der Erscheinungen bei Menschen, die als Neurastheniker oder Nervöse erkannt sind. Häufig steht die Zahl und Heftigkeit der Beschwerden in grellem Gegensatz zu dem blühenden Aussehen des Kranken. Das Fehlen schwerer organischer Schäden, wie streng zirkumskripter Ulcusschmerz, Erbrechen großer Massen Chymus oder Blut, Unabhängigkeit der Beschwerden von der Art, Menge und Zeit der Nahrung, geben wichtige Fingerzeige zu richtiger Erkenntnis. Von großem Wert ist der Nachweis, daß zeitweise, besonders bei festlichen, freudigen Gelegenheiten die schwersten Speisen vortrefflich vertragen werden. Endlich bleibt als wichtiger Faktor die Anwendung des Probefrühstücks, welches trotz größter Beschwerden häufig normale Resultate ergibt. Die Prognose ist im allgemeinen gut, entsprechend dem nervösen Allgemeinzustand oder der Art, Schwere und Unterlassungsmöglichkeit der lokal den Magen treffenden Reize. In der Mehrzahl betrifft die nervöse Dyspepsie Personen mit irritiertem

Nervensystem. Daraus ergibt sich dann für die Behandlung die Notwendigkeit, dem allgemeinen, nervösen Zustande zu begegnen. (conf. Abschnitt Neurasthenie.) Die Ernährung muß reizlos, regelmäßig und kräftig sein. Die Störungen des nervösen Apparates sind zweckmäßig durch elektrische Behandlung zu bekämpfen. Eine große den Magen treffende Anode und eine kleinere dorsale Kathode müssen bei 3 bis 5 Milliamperes 5 bis 10 Minuten lang ohne Unterbrechung einwirken.

Darmkrankheiten.

Noch weniger als die Therapie der Magenkrankheiten ist diejenige der Darmkrankheiten auf der Kenntnis der pathologisch-anatomischen Vorgänge aufgebaut. Wohl kennen wir gewisse krankhafte Zustände der Darmschleimhaut und tieferen Schichten der Darmwand, aber wir finden diese Veränderung regellos bei allen möglichen Darmaffektionen, häufig ohne Zusammenhang mit den klinischen Erscheinungen. Während von den Magenkrankheiten ein großer Teil aus dem Rahmen der katarrhalischen Erkrankungen mit schärferer Differenzierung herausgetreten ist, nehmen die „Darmkatarrhe" noch ein gewaltiges Gebiet der Darmpothalogie für sich in Anspruch. Störungen der Sekretion auf nervöser Basis, Schädigungen des Muskelapparates, Abweichungen in der Resorption, bakterielle Vorgänge, alles geht unter der Rubrik Darmkatarrh, wenn nur gewisse klinische Zeichen sich bemerkbar machen. — Ein fernerer Nachteil in der Differenzierung der Darmkrankheiten ist die Schwierigkeit objektiver Funktionsprüfung, welche in der Magenphysiologie und -pathologie zu einem hohen Grade der Vollkommenheit gebracht worden ist. Aus den subjektiven Beschwerden und der makroskopischen Beurteilung der Faeces setzen sich die Daten unserer Diagnostik zusammen. Die weit wichtigeren mikroskopischen, chemischen und bakteriellen Untersuchungen der Faeces sind für die Praxis noch nicht zugänglich geworden. Trotzdem hat die Therapie der Darmkrankheiten, gestützt durch sorgfältige klinische Beobachtungen und durch die großen Errungenschaften der Diätotherapie, erstaunliche Fortschritte gemacht.

Definition des Darmkatarrhs.

Diagnostik der Darmkrankheiten.

Die Behandlung der Darmkrankheiten ist, entsprechend der Kombination von Krankheitsbildern aus Symptomengruppen, vornehmlich eine symptomatische; essentiell nur insofern, als sie durch Entfernung und Fernhaltung von Schädlichkeiten den krankhaften Zustand beseitigen will. Nicht so wird die katarrhalische Schleimhautaffektion behandelt, wie die aus diesem Zustand resultierenden Erscheinungen. Diese sind auf die verschiedensten Ursachen zurückzuführen. Die Schleimhaut kann einfach katarrhalische Reizung aufweisen bis zur heftigsten Entzündung und Geschwürsbildung. Nicht jede Inflammation und Ulzeration braucht mit Katarrh und Diarrhoe einherzugehen, wie die häufigen Verstopfungen bei Typhus beweisen; und nicht jeder Katarrh muß sich durch Diarrhoe dokumentieren. Denn einmal braucht die katarrhalische Absonderung nicht profus zu sein, und dann gehören bei starker katarrhalischer Sekretion zum Zustandekommen von Durchfällen noch zwei Faktoren: Störungen in der Resorption und gesteigerte Peristaltik. Wie zum Entstehen eines Hydrops nicht nur erhöhte Transsudation von Blutflüssigkeit in die Gewebe gehört, sondern hauptsächlich Schädigungen im resorbierenden Apparat, so gehört zur Erscheinung der Diarrhoe bei vermehrter Absonderung in den Darm Hemmung der aufsaugenden Darmtätigkeit. *Abhängigkeit der Therapie der Darmerkrankungen von den pathologisch-anatomischen Veränderungen.*

Der erhöhten Peristaltik kommt ein noch wesentlicherer Einfluß zu. Außer den abgeschiedenen Flüssigkeiten werden bei gehemmter Resorption und gesteigerter Motilität des Darmes auch die eingebrachten Flüssigkeitsmassen zur Exkretion gebracht.

Die Absonderung und Peristaltik wird beherrscht von den ungemein verzweigten und funktionell schwer zu entwirrenden Nervengeflechten, sodaß nervöse Einflüsse sehr leicht zur Diarrhoe Veranlassung geben können. Ich kenne viele Patienten, welche auf jede psychische Erregung mit Durchfällen reagieren. Das Nervensystem ist auch verantwortlich zu machen für diejenigen Arten von Durchfällen, welche auf thermische Ursachen hin entstehen. Ein Glas kaltes Wasser, Selters, Bier etc., ferner allgemeine Erkältungen geben bekanntlich allzu häufig Veranlassung zu den heftigsten Darmentleerungen. *Abhängigkeit der Sekretion und Peristaltik vom Nervensystem.*

Die häufigste Ursache zu Diarrhöen geben chemische, bakterielle und toxische Stoffe, welche per os in den Darm gelangen. Von großer Wichtigkeit für die Entwickelung von Darmaffektionen ist die Tätigkeit des Magens. Es ist experimentell festgestellt, daß z. B. durch Ol. Crotonis Durchfall verursacht wird zu einer Zeit, da diese Substanz noch garnicht im Darm sein kann. Die Diarrhöen bleiben aus, wenn infolge Durchschneidung der Halsvagi die nervösen Beziehungen des Magens und Darmes zerstört sind. Ein normaler Ablauf der Verdauung ist nur möglich, wenn Magen- und Darmfunktion sich einander ergänzen. Nicht immer ist die Leistungsfähigkeit beider Organe auf der gleichen Höhe. Die Appetenz übersteigt zuweilen die Funktionskraft des Darmes. Häufig sind Darmstörungen auch dadurch verursacht, daß die krankhaft gesteigerte Motilität des Magens eine genügende Magenverdauung hindert, sodaß die wenig veränderten Speisemassen Darmreizungen verursachen. Es ist einleuchtend, daß auch Störungen der Magensekretion nicht ohne Einfluß auf die Darmtätigkeit bleiben können. Der Magen bildet vermöge seiner Salzsäureproduktion und seiner Fermentwirkung einen wirksamen Schutz des Darmes, welcher bei mangelhafter Magenfunktion schutzlos den per os eindringenden Schädlichkeiten ausgesetzt ist. Besonders bei Infektionen spielt dieser Umstand eine außerordentlich große Rolle. Endlich ist auch Hypersekretion von Salzsäure nicht gleichgültig für die Darmfunktion. Also normaler Mageninhalt kann unter Umständen bei Inkongruenz der Leistungsfähigkeit zu Darmstörungen Veranlassung geben; ferner unverändert den Magen passierende Stoffe und endlich durch pathologische Vorgänge im Magen entstandene Substanzen.

Abhängigkeit der Darmverdauung von der Funktion des Magens.

Am häufigsten zu therapeutischen Eingriffen Veranlassung geben die akuten Darmkatarrhe, welche besonders im Hochsommer den Arzt beschäftigen. Je nach der Ursache wird auch die Therapie der Darmstörungen verschieden sein. Die durch verdorbene Speisen und infektiöse Stoffe hervorgerufenen Darmkatarrhe erfordern eine andere Behandlung als die nervösen oder durch thermische Reize verursachten, ferner die mit Allgemeinerscheinungen, womöglich mit Fieber einher-

Darmkrankheiten.

gehenden eine andere als die sich lediglich durch Durchfall manifestierenden. In Betracht kommen demnach bei der Behandlung von Darmkatarrhen folgende Gesichtspunkte: Entfernung und Fernhaltung der schädigenden Ursachen, günstige Beeinflussung der Sekretion und Peristaltik, vorsichtige Ernährung bis zur Beseitigung des krankhaften Darmzustandes, eventuell Hebung der darnieder liegenden Lebenskraft.

Prinzipien in der Behandlung der Darmkrankheiten.

Der ersten Indikation wird durch Abführmittel, eventuell bei vermutlicher Anwesenheit von schädigenden Stoffen im Magen unterstützt durch Brechmittel, oder durch Spülungen des Magens und Darmes genügt.

Als Abführmittel in diesen Verhältnissen haben sich das Rizinusöl und Kalomel bewährt, letzteres besonders bei supponierter infektiöser Ursache. Der Gebrauch des Rizinusöles (in Dosen von 1—3 Eßlöffel pro die) wird erschwert durch den faden öligen Geschmack, der von einzelnen Kranken nicht zu überwinden ist. Vor der Verordnung des Abführmittels erkundige man sich, wie Rizinusöl vertragen wird. Zuweilen gelingt es, durch besondere Art der Darreichung, den heftigen Widerwillen zu bekämpfen. Das einfachste Erleichterungsmittel zum Einnehmen ist Erwärmung des Löffels, wodurch die Adhäsion des Öles verringert wird. Ein anderer Weg ist die Einschließung des Öles in Gelatinekapseln, welche in toto geschluckt werden, oder man stellt aus dem Rizinusöl mit Hilfe von Eigelb oder Gummi arabicum eine Emulsion her. Sehr beliebt ist die Darreichung in schwarzem Kaffee oder Weißbier. Empfehlenswert ist hierbei folgender Modus. Man gießt in ein Spitzglas etwas Weißbierschaum, darauf das Rizinusöl, welches wieder mit einer Schicht schaumigen Weißbieres übergossen wird. Auf diese Weise kommt der Geschmack des Rizinusöles kaum zur Perzeption. Schließlich kann durch Streuzucker (für Kinder) oder durch pulvis rad. rhei das Öl zu einer teigigen Masse umgewandelt werden, welche in Form von Boli geschluckt wird. Eine sehr wichtige Regel für die Einverleibung aller Abführmittel ist die Verabfolgung bei nüchternem Magen. Es ist klar, daß die Mittel in möglichst unverdünntem Zustande eine viel energischere Wirkung entfalten können.

Rizinusöl.

Kalomel. Ist durch keine Modifikation der Widerwille gegen Rizinusöl zu bekämpfen, dann wird in vielen Fällen mit der gleichen Aussicht auf Erfolg Kalomel verordnet werden können, in Dosen von 0,2 g 3—4 mal täglich. Die Wirkung des Quecksilberchlorürs erfolgt gewöhnlich ohne Beschwerden, prompt und ergiebig. Der Nachteil des Mittels ist die Gefahr einer Stomatitis, welche besonders leicht bei schlechter Beschaffenheit der Zähne und des Zahnfleisches sich einstellt, zuweilen selbst nach minimalen Kalomeldosen. Diese unangenehme Komplikation wird durch eine möglichst sorgfältige Hygiene des Mundes zu verhüten gesucht. Nach jeder Mahlzeit müssen die Zähne mit einer weichen Zahnbürste und Zahnpulver (1 Teil Austernschalen auf 2—3 Teile Schlemmkreide) geputzt und der Mund alle zwei Stunden mit einem Antisepticum (3%-ige Borsäure oder eine rosarote Lösung von übermangansaurem Kali) gespült werden.

Spülungen des Magens und Darmes. Die energischste Reinigung des Magens und des unteren Darmabschnittes wird durch reichliche Spülungen bewirkt, eventuell mit Zusatz von Antisepticis (Borsäure 1—3%, Resorcin 2%, Lysol 10 Tropfen auf 1 l Wasser etc.). Um bei der Darmspülung eine möglichst extensive Einwirkung zu erreichen, nimmt man sie zweckmäßig in Knieellenbogenlage vor, bei welcher die Intestina der Schwere nach herabfallen und dadurch eine Saugkraft auf die in den Mastdarm eingebrachte Flüssigkeit ausüben. Wichtig ist die Vorschrift, das Flujdum nur langsam einlaufen zu lassen durch geringe Höhe des Irrigators, besser des Trichters, durch dessen Senken die Spülflüssigkeit sofort wieder entleert werden kann.

Regulierung der Sekretion, Resorption und Peristaltik. Nach Entfernung aller schädigenden Stoffe tritt an den Arzt die Aufgabe heran, durch Regelung der Diät und medikamentöse Behandlung die Sekretion, Resorption und Peristaltik des Darmes zu regulieren. Lassen nach Beseitigung der reizenden Ursache die katarrhalischen Erscheinungen nicht nach, dann wird man diese zunächst durch physiologische Stopfmittel *Physiologische Stopfmittel.* zu bekämpfen suchen. Dazu gehören alle diejenigen Nahrungsmittel, welche durch ihren Schleimgehalt die Darmschleimhaut decken und gegen Reize schützen, ferner alle tanninhaltigen Nahrungsmittel und endlich diejenigen, deren stopfende Wirkung empirisch gefunden worden ist. Schleimsuppen aus Hafergrütze, Reis (über Zubereitung siehe Kapitel „Krankenkost"), schwacher Teeaufguß, Eichelkakao und -kaffee, Heidelbeersuppen, Heidelbeerwein, Gries, Reisbrei, eventuell Burgunder, alter Bordeaux bilden eine sekrethemmende Nahrung, die nur allmählich in die gewohnte Kost überzuleiten ist. Streng zu vermeiden sind Milch, Säuren, scharfe Gewürze, Bier, moussierende Getränke, Obst, Kuchen und vor allem Zucker, welcher durch seine Gärungsfähigkeit leicht eine Verschlimmerung des Darmkatarrhs bewirkt. Ist ein Süßstoff notwendig, dann gebrauche man Saccharin, welches durch seine antizymotische Eigenschaft medikamentös wirkt.

Von gleicher Bedeutung wie die Beseitigung der katarrhalischen Absonderungen ist für die Heilung der Darmkatarrhe die Regulation der Peristaltik. *Regulation der Peristaltik.* Diese kann nach drei Richtungen hin gestört sein: entweder ist sie erhöht oder verlangsamt, oder sie ist trotz vehementer Aktion nicht von normaler Funktion Die Darmmotilität hat die Aufgabe, durch pendelnde Bewegungen für eine ergiebige Durchmischung des Inhaltes und genügende Resorptionsfläche zu sorgen, und ferner durch die wurmartige, fortschreitende Bewegung die Exkretion zu bewirken. Nun kommt es häufig vor, auf die verschiedensten Veranlassungen hin, daß die Darmmuskulatur in die turbulenteste Bewegung kommt, die aber bei inkongruenter Tätigkeit der einzelnen Abschnitte keine Fortbewegung des Darminhaltes bewirkt. Diese regellosen Erweiterungen und Kontraktionen des Darmes werden durch dasjenige Mittel zur Ruhe gebracht, welches einen spezifischen Einfluß auf die Darmtätigkeit ausübt, durch das Opium. Durch keines der aus dem Saft der Mohnköpfe rein dargestellten Alkaloïde, von dem narkotisierenden Morphium bis zum erregenden Thebaïn, vermag man die intensive und prompte Einwirkung auf den Darm zu ersetzen. Es hat zwei ungemein schätzenswerte Eigenschaften: es beruhigt und reguliert die Peristaltik und beseitigt den heftigen Kolikschmerz. In der Norm werden die peristaltischen Bewegungen nicht empfunden, und selbst sehr heftige peristaltische Wellen werden von vielen Gesunden und Kranken nicht perzipiert; von anderen dagegen werden gesteigerte Darmkontraktionen sehr schmerzhaft empfunden, sodaß das Opium dringend indiziert ist. Am sichersten wirkt Extr. opii oder

Op. pur. in Pulverform in Dosen von 0,03—0,05 3—5 mal täglich. Soll nur der Hyperalgesie der Darmbewegung begegnet werden, ohne die Energie der Peristaltik zu hemmen, so verordnet man (außer Morphium, Kodeïn) Extr. Belladonnae, zweckmäßig in Form von Suppositorien (Cod. phosph. Extr. Bellad. āā 0,03—0,05, Butyr. Cacao q. s. u. f. supp.), welche besonders bei quälendem Tenesmus indiziert sind.

Hydrotherapeutische Beeinflussung der Darmkrankheiten. Zuweilen beibt nach überstandenem Darmkatarrh eine motorische Schwäche zurück, welche wegen Gefahr eines Rezidivs nicht durch Abführmittel bekämpft werden darf. Diätetische Vorschriften (siehe Kapitel „Krankenkost") führen in solchen Fällen fast ausnahmslos zur Regelung der Peristaltik.

Ein mächtiges therapeutisches Agens ist auch bei Behandlung der Darmkrankheiten das Wasser in seiner thermischen Abstufung und mechanischen Gewalt. Tenesmus und Koliken werden durch warme Sitzbäder (25^0—30^0) sehr günstig beeinflußt. Diarrhöen jeder Art werden nach Winternitz symptomatisch mit der Sicherheit eines Experimentes durch folgende Prozeduren beseitigt. Einer energischen Abreibung mit kaltem Wasser folgt ein 10—15 Minuten dauerndes Sitzbad in 10—12-grädigem Wasser, wonach ein Prießnitzscher Umschlag um den Leib die Kur beschließt.

Behandlung der Darmulzeration. Nur geringe Abweichungen von der dargestellten Behandlung erfordern die mit Ulzeration der Darmschleimhaut einhergehenden Darmkatarrhe, so besonders die Dysenterie. Da in der Regel die Geschwüre im unteren Abschnitt des Dickdarmes liegen, ist durch lokale Einwirkungen eine Reinigung der Ulzerationen uud bessere Heilung zu erwarten. Darmspülungen mit den verschiedensten antiseptischen Lösungen sind hierbei indiziert.

Von außerordentlicher Wichtigkeit ist die Frage: Inwieweit gelingt die Antisepsis des Darmes und die direkte antikatarrhalische Beeinflussung seiner Schleimhaut?

Antisepsis des Darmkanals. Selbst in gesundem Darm finden ausgedehnte Gärungs- und Fäulnisvorgänge statt, bei denen aus Eiweißstoffen u. a. Indol, Skatol etc. entstehen, welche mit der im Organismus reichlich vorhandenen Schwefelsäure sich zu Indoxylschwefelsäure etc. verbinden und als solche im Harn erscheinen (Indikan). Aus der Menge dieser Stoffe glaubte man den Grad der Fäulnisvorgänge im Darmtractus bestimmen zu können, und da nach der Darreichung gewisser Medikamente in der Tat eine Abnahme der erwähnten Stoffe im Urin erfolgte, glaubte man dadurch die Antisepsis des Darmes beherrschen zu können, eine Annahme, welche sich nach erkannter Inkongruenz zwischen Darmfäulnis und jenen Substanzen im Urin als irrtümlich erwies. Wohl kann den Fäulnisvorgängen einigermaßen Einhalt geboten werden, aber weniger durch die Antiseptica und Stoffe wie Salol, Bism. salicyl., Orphol, Tannoform, Ichthalbin etc. als durch Regelung der Darmperistaltik. Da als sicher erkannt worden ist, daß durch Verzögerung der Darmbewegungen die Fäulnis, die hauptsächlich im Dickdarm vor sich geht, erheblich zunimmt, so hat man in der Beschleunigung der Peristaltik ein vorzügliches Mittel zur Hintanhaltung übermäßiger und krankhafter Zersetzung. Spülungen des Darmes, mit Zusatz von Antisepticis, werden diesen Erfolg noch erhöhen.

Ebenso unsicher ist die direkte Beeinflussung der katarrhalisch erkrankten Schleimhaut. Alle Medikamente, welche, wie Tannin, Tannigen, Tannalbin, Tannokol etc. direkt auf die Epithelien der Darmschleimhaut wirken sollen, gelangen wegen leichter Fällung und Resorption nur in geringem Maße zur Entfaltung einer adstringierenden Kraft. Tannin ist wegen seiner die Magenschleimhaut schädigenden Eigenschaft und wegen seiner leichten Resorption durch eine Anzahl von Derivaten ersetzt worden, denen man wenigstens eine geringere Schädlichkeit nachsagen kann. Ihre höhere Heilkraft ist jedoch durchaus noch nicht erwiesen. *Adstringierende Einwirkung auf die Darmschleimhaut.*

Magen-Darmkatarrh der Kinder.

Eine besondere Besprechung verlangt die Behandlung der Magen-Darmkatarrhe der Kinder, die als ungleich schwerere Erkrankungen als bei Erwachsenen aufzufassen sind. Der kindliche Darm reagiert viel leichter und intensiver auf Reize, und der kindliche Organismus ist gegen Verdauungsstörungen ungleich empfindlicher als der des Erwachsenen. Die sichere Ursache dieser Differenz ist unbekannt. Ob im kindlichen Darm leichter gefährliche Zersetzungen oder Infektionen sich entwickeln, oder ob die Darmschleimhaut durch geringere Reizung in ihrer Funktion geschädigt wird, ist unerwiesen. Die pathologische Anatomie steht diesen Verhältnissen gegenüber fast absolut machtlos da. In Fällen toxischer Erkrankung, die in wenigen Tagen oder Stunden tödlich enden, ist häufig nicht die geringste Abweichung von der Norm nachweisbar. Alle beschriebenen Veränderungen der Darmschleimhaut haben sich als Leichenerscheinungen offenbart. So viel erscheint gewiß, daß häufig Infektionen als Ursache der Darmerkrankungen aufzufassen sind. In Spitälern, in denen die Darmkatarrhe der Kinder, besonders im ersten Lebensjahre, bei weitem die höchsten Mortalitätsziffern ergeben, erkranken bei sorgfältigster Pflege und bester Milch in peinlichster Zubereitung Nachbarkinder von darmkranken Pfleglingen, sodaß als modernstes Prinzip in der Anstaltsbehandlung der Kinder die Einzelpflege angesehen wird.

Erschwerend für die Behandlung ist außer der ernsteren Erkrankung die Unmöglichkeit der Anwendung des spezifischen darmregulierenden Mittels, des Opiums, das selbst in minimalen Mengen bei Kindern tödlich wirken kann.

Behandlung. Das größte Vertrauen in der Behandlung der Darmkatarrhe der Kinder hat sich das Kalomel erworben, das man je nach dem Alter in Milligrammen, entsprechend der Anzahl der Monate, in Zentigrammen analog der Zahl der Jahre verordnet, 2—4 mal täglich. Zahnlose Kinder sind weniger der Gefahr einer Stomatitis ausgesetzt.

Eine genügende Kalomelwirkung ist vorauszusetzen, wenn die wässerigen diarrhoischen Ausleerungen eine grünliche Farbe annehmen, die dadurch verursacht ist, daß durch die antizymotische Einwirkung des zu Sublimat sich umwandelnden Kalomels die gewöhnlich erfolgende Umbildung des Biliverdins in Urobilin verhindert wird. Nach Entfernung der schädigenden Ursache besteht die hauptsächlichste Aufgabe in einer zweckmäßigen Ernährung. Der Grundsatz ist allgemein anerkannt, daß Milch von darmkranken Kindern schlecht vertragen wird. Am wenigsten refraktär verhält sich der kranke kindliche Darm gegen Schleimsuppen, besonders Reisschleim (siehe „Krankenkost"). Um die Darreichung größerer Mengen, welche nicht leicht bewältigt werden, zu vermeiden, reiche man häufig geringe Mengen, die nur schluckweise genossen werden dürfen. Erst allmählich geht man zu Mischungen von Reisschleim mit

Milch in steigender Milchkonzentration über. Einen großen Ruf in der Kinderpraxis haben sich die künstlichen Nährpräparate verschiedenster Konstitution erworben, welche in einem besonderen Abschnitt der „Krankenkost" ausführlichere Besprechung finden werden.

Mehr als beim Erwachsenen darf man sich in der Kinderpraxis von den Derivaten des Tannins versprechen. Meiner Ansicht nach ist die entschieden bessere Wirkung der Mittel im kindlichen Darm dadurch zu erklären, daß infolge der erheblich mehr gestörten Resorption die Abkömmlinge der Gerbsäure zu besserer Einwirkung gelangen.

In zahlreichen Fällen kommt man mit den erwähnten Mitteln nicht aus. Die Kinder brechen das Kalomel und jede Nahrung aus, die diarrhoischen Stühle lassen nicht nach, und die Kinder gehen in rapider Entkräftung zu Grunde. In solchen Fällen sah ich von folgendem Verfahren, zuweilen in verzweifelten Fällen, Erfolg. Durch profuse Magen- und Darmspülungen wird der Intestinaltractus nach Kräften gereinigt, dann wird durch subkutane Kochsalzinfusionen dem Flüssigkeitsbedürfnis des Körpers genügt und durch Kampferinjektionen der Kräftezustand möglichst zu erhalten versucht. Jede Nahrung per os wird auf einige bis 24 Stunden ausgesetzt; dann reicht man teelöffelweise lauwarmen Reisschleim oder schwachen schwarzen Teeaufguß. Als Süßstoff, wenn er zur Anregung der Appetenz absolut erforderlich ist, benutzt man das antifermentativ wirkende Saccharin. Häufig wird die außergewöhnliche ärztliche Mühe durch außergewöhnlichen Erfolg belohnt.

Chronischer Darmkatarrh.

Leidet schon die Bezeichnung des akuten Darmkatarrhs *Definition.* an undeutlicher Umgrenzung des Krankheitsbildes, in welchem viele Erscheinungen mit einem Katarrh der Schleimhaut nichts zu tun haben, so ist der Begriff des chronischen Darmkatarrhs noch mehr verschwommen. Störungen der Sekretion, Resorption und Motilität, wirkliche katarrhalische Vorgänge auf der Schleimhaut, entzündliche, degenerative und atrophische Vorgänge kombinieren sich zu den mannigfachsten klinischen Symptomengruppen, welche wir schlechtweg als Darmkatarrh zu bezeichnen pflegen, häufig selbst beim Fehlen derjenigen Erscheinung, welche den Katarrh kennzeichnet: der überreichen Sekretion. Der echte Schleimhautkatarrh führt zu starker Schleimabsonderung, deren hauptsächlichste Schädlichkeit darin besteht, daß durch Überlagerung der resorbierenden Flächen mit einer Schleimschicht die Resorption empfindlich behindert wird. Die nicht resorbierten flüssigen Massen passieren bei gleichzeitiger Steigerung der Peristaltik, deren ursächliche Begründung uns unbekannt ist, den Darmkanal und erscheinen im Gemisch mit dem sezernierten Schleim als diarrhoische Entleerung. Erfolgt die Schleimabsonderung im Dünndarm, dann haben die schleimigen Massen auf ihrem langen Wege durch die peristaltische Durchmischung Gelegenheit zu inniger Vermengung mit den Ingestis, während beim Katarrh des Dickdarms die im oberen Darmabschnitt durch Resorption eingedickten Massen mit Schleim überzogen erscheinen. Man hat darin einen wesentlichen differential diagnostischen Anhalt für die Herkunft des Schleimes, wenn auch häufig bei gleichzeitigem Katarrh des ganzen Darmes diese Unterscheidung unmöglich ist. Bei Rectumkatarrh werden zuweilen große Mengen von Schleim entleert, ferner bei einer Affektion, deren Wesen noch nicht aufgeklärt ist, bei der Enteritis membranacea. In dieser Krankheit, welche fast ausschließlich bei hochgradig nervösen Menschen vorkommt, werden, in der Regel nach heftigen kolikartigen Schmerzen, mehr oder minder große Membranen aus Schleim produziert, welche vom Kranken als Darmstücke angesehen werden.

Enteritis membranacea.

Mit und ohne katarrhalische Vorgänge etablieren sich entzündliche Prozesse in der Mucosa und Submucosa des Darmes, deren Ursachen nicht immer festzustellen sind. Häufig haben unzweckmäßige oder verdorbene Nahrungsmittel gleichzeitig Veranlassung zu katarrhalischen und entzündlichen Erscheinungen gegeben. Der Katarrh ist ein funktioneller Vorgang, während die Entzündung einen anatomischen Prozeß bedeutet. Derjenige Reiz, welcher die katarrhalische Absonderung bewirkt, gibt häufig zugleich den ersten Anlaß zur Entzündung, welche in ihrem Fortschreiten andersartige und tiefergreifende Veränderungen hervorbringt, während der Katarrh längst aufgehört hat. Die Entzündung beschränkt sich entweder auf die

Schleimhaut oder greift in die Submucosa oder selbst Muscularis über, lokalisiert sich im Parenchym oder im interstitiellen Gewebe. Die entzündlichen Infiltrationen zwischen den Drüsenschläuchen schnüren durch Narbenschrumpfung den Fundus einzelner Drüsen ab, welcher durch fortgesetzte Sekretion der funktionierenden Epithelien zu einer Cyste sich umwandelt. Ein anderer Ausgang der Entzündung sind degenerative, atrophische und desquamative Vorgänge an der Schleimhaut. Durch die entzündlichen Veränderungen der Submucosa und Muscularis werden funktionswichtige, nervöse und muskuläre Teile verletzt, sodaß sich die mannigfachen Störungen erklären lassen.

Eine sehr häufige Folgeerscheinung der entzündlichen Veränderungen der Schleimhaut und tieferen Schichten des Darmes ist die Verstopfung, welche durch mangelhafte Sekretion der atrophischen Schleimhaut und vor allem durch träge Peristaltik verursacht ist. Gewöhnlich gehen dann die Ingesta bei zu langem Aufenthalt im Darm in Zersetzung über; die Produkte derselben wirken intensiv reizend auf den Darm, es entsteht heftige Diarrhöe, der nach Entfernung der schädlichen Stoffe wieder hartnäckige Verstopfung folgt. *Chronische Obstipation.*

Es resultiert aus dieser Überlegung die ungemein wichtige therapeutische Forderung, durch Sorge für täglichen Stuhlgang die schädlichen Zersetzungen zu verhindern. Durch welches Mittel die Stuhlregelung erstrebt werden soll, bleibt in jedem einzelnen Falle der ärztlichen Überlegung vorbehalten. Im allgemeinen ist entschieden der Grundsatz festzuhalten, daß die glatte Darmmuskulatur zu regelmäßige Funktion erzogen werden kann. Genau zu derselben Zeit muß der Kranke seine Defäkation besorgen, in der ersten Zeit auch unabhängig vom Stuhldrang. Einfluß auf die Peristaltik haben außer der Diät Abführmittel, per os und rektal angewendet, ferner hydriatische, mechanische und elektrische Maßnahmen. *Behandlung.* *Erziehung der motorischen Darmfunktion.*

Die größte Wichtigkeit beansprucht die Diät, durch welche in der Mehrzahl der Fälle die Konsistenz und Zahl der Stühle beherrscht werden kann. Neigt der Kranke zu Diarrhöen, so muß erst deren Ursache erforscht werden. Häufig wird man erfahren, daß regelmäßig nach Bier- oder Kaffeegenuß, nach Tabak, nach Obst, Obstsuppen, nach Selterswasser und be- *Obstipierende Diät.*

sonders im Sommer nach Fruchtsaftlimonaden die diarrhoischen Entleerungen angeregt und unterhalten werden. Besonders die Limonaden bilden eine große Gefahr für Darmkranke, weil sie meist zur Stillung des quälenden Durstes kalt und hastig getrunken werden, als starker Reiz der Peristaltik. Ein weiteres schädigendes Moment der Limonaden ist die leichte Gärungsfähigkeit der Fruchtsäfte, deren Gärungsprodukte eine heftige Peristaltik verursachen. Von einer genauen Erforschung der Lebensweise hängt ein gut Teil einer erfolgreichen Behandlung ab. Häufig genügt das Verbot der erwähnten diätetischen Schädlichkeiten, um die quälenden und den Ernährungszustand stark beeinträchtigenden Diarrhöen zu beseitigen. Genügen diese negativen Vorschriften nicht, dann wird man häufig von den stopfenden Nahrungs- und Genuß-

Indikation für die Darreichung von Opium. mitteln (s. o.) Erfolg erwarten dürfen. Erst in letzter Linie, und nur in denjenigen Fällen, in welchen eine gesteigerte Peristaltik als Ursache der Durchfälle anzusehen ist, ist Opium indiziert, in vorsichtiger Dosis, welche nur regulierend, nicht zu stark stopfend wirken soll. Man ordiniert Opium purum oder Extr. opii in Dosen von 0,02—0,05, mehrmals täglich, rein oder in Verbindung mit einem der Tanninderivate (Tannigen, Tannalbin, Tannokol), ferner Tct. opii simpl. oder crocata, in Gaben von 5—10 Tropfen, mehrmals täglich. Man beginnt mit möglichst keinen Dosen, die nur so weit zu steigern sind, bis die Entleerungen seltener und konsistenter werden. Ist dieses Ziel erreicht, dann gehe man mit der Dosis allmählich herunter, bis das Opium schließlich ganz entbehrlich wird. Ist die stopfende Wirkung zu stark, dann versuche man durch eine stuhlprovozierende Diät eine Regulation. Wohl kaum auf einem anderen Gebiet als bei der Behandlung chronischer Obstipation wird von Laien und Ärzten mehr gefehlt. Bei mancher Obstipation stellen sich mehr oder weniger erhebliche subjektive Beschwerden ein, wie Benommenheit, Schwindelerscheinungen, pappiger Geschmack, übler Geruch aus dem Munde, Appetitlosigkeit, Flatulenz etc., wahrscheinlich hervorgerufen durch Autointoxikation infolge Resorption der durch

Schädlichkeit einer zu leichtverdaulichen Nahrung. längeres Verweilen im Darm zersetzten Ingesta. Um nun die Verdauungsorgane möglichst zu schonen, wird in der Regel durch Darreichung von Suppen und den leichtverdaulichsten

Nahrungsmitteln der Zustand zu bekämpfen versucht: mit schlechtem Erfolg. Denn zur Anregung der Peristaltik bedarf es vor allem mechanisch reizender Massen. Bei Suppenernährung und Genuß lauter leicht resorbierbarer Stoffe fehlt der physiologische Reiz zur Peristaltik, welcher gewöhnlich durch Abführmittel ersetzt wird. Diese wirken dadurch schädigend, daß einmal noch resorptionsfähiger Darminhalt gewaltsam herausgeschafft wird, dann aber besonders dadurch, daß dem energischen Muskelreiz eine größere Erschlaffung folgt, wozu noch die Leere des Darmes als weiteres die Peristaltik in Ruhe lassendes Moment hinzukommt. Soll also die Diät provozierend wirken, so muß schlackenreiche Nahrung gereicht werden, wie zellulosereiche Gemüse (Leguminosen, Brechbohnen, Kohlarten etc.), Salate, Schrotbrot (d. h. von Kleie nicht befreites Brot), Obst, welches gleichzeitig durch seine Säuren anregend auf die Darmtätigkeit wirkt, Kartoffeln etc. Ferner kommen diejenigen Nahrungs- und Genußmittel in Betracht, denen eine besondere Reizfähigkeit auf die Peristaltik zukommt, so der Honig, Milchzucker (durch seine geringere Süßkraft sich vom Rohrzucker unterscheidend), die Buttermilch etc. Als gutes Mittel zur Bekämpfung chronischer Verstopfung hat sich nach meiner Erfahrung das Pflaumenwasser bewährt — 1 Pfd. Backpflaumen werden mit $1^{1}/_{2}$ l Wasser aufgesetzt, bis 1 l eingekocht und durch ein Leinentuch hindurchgedrückt; man läßt das Wasser, eventuell durch Milchzucker gesüßt, zweckmäßig vor dem Schlafengehen und morgens nüchtern in Mengen von 2—300 g trinken. Es ist klar, daß man nicht gegen jede Obstipation gleich mit dem ganzen Arsenal an Reizdiät vorgeht.

Die Peristaltik provozierende Diät.

Wenn die Verstopfung die Folge entzündlicher Schädigung der Darmmuskulatur ist, kann durch die mechanisch und chemisch reizende Kost leicht ein akut entzündlicher Zustand hervorgerufen werden. Daher wird man, wenn anamnestisch der Verdacht auf vorangegangene Entzündung erweckt wird, sehr vorsichtig die provozierende Diät anwenden. So kann man allein durch die Art der Nahrung in vielen Fällen den Stuhlgang regeln, vielleicht unterstützt durch einfache, die Entleerung in Gang bringende Mittel, unter denen die auf den Mastdarm wirkenden in erster Reihe in Betracht kommen.

Wassereinläufe in den Mastdarm.

Harmlos und zweckdienlich sind regelrecht ausgeführte Wassereinläufe in den Mastdarm. Der Kranke legt sich in linke Bauchseitenlage mit stark flektierten Oberschenkeln oder noch besser in Knieellenbogenlage. Das durch Vaselin schlüpfrig gemachte weiche Ansatzrohr des Irrigatorschlauches wird 6 bis 8 cm tief in den Mastdarm eingeführt, und dann läßt man aus mäßiger Höhe $1/2$—$3/4$ l Wasser, lauwarm oder kalt, einfließen. Dem Patienten wird anbefohlen, die Flüssigkeit mindestens 5 Minuten bei sich zu behalten. Ist die entleerende Wirkung nicht ergiebig genug, dann kann man die Peristaltik durch Mischung des Wassers mit Salz ($1/2$ Teel.) oder Essig (1 Eßl.) oder mit grüner Seife (einen Fingergriff) erhöhen. Ein vortreffliches Reizmittel, jedoch nur bei intakter Mastdarmschleimhaut anwendbar, ist Glyzerin, das in Mengen von 5 bis 10 g nach 1 bis 2 Minuten Entleerung bewirkt. Der große Vorteil dieser Prozedur ist die Möglichkeit sofortiger Entleerung und, was mir besonders wichtig erscheint, das Bewußtsein des Patienten, zu jeder Zeit die Defäkation bewirken zu können.

Psychischer Einfluß auf die Defäkation.

Die Darmentleerung erfolgt auf einen spontan sich einstellenden Impuls, der durch psychische Momente gehemmt werden kann. Ein großer Teil der chronisch Obstipierten ist durch das Leiden sehr behindert und besorgt, und die ganze Sorge dreht sich um den Akt der Defäkation. Diese intensiv auf den Entleerungsreiz gerichtete Aufmerksamkeit wirkt erfahrungsgemäß stark hemmend auf die Darmperistaltik. Häufig genügt die Ablenkung von dieser quälenden Sorge zur Beseitigung des Leidens. Manche jahre- und jahrzehntelang dauernde Obstipation wird durch suggestive Beinflussung geheilt. Dahin rechne ich auch alle jene Prozeduren, denen eine große Heilkraft gegen dieses Leiden nachgerühmt wird, die Massage, die Hydro- und Elektrotherapie. Wenn auch ein die Peristaltik anregender Einfluß diesen Maßnahmen nicht abzusprechen ist, so glaube ich den dauernden Wert in der suggestiven Wirkung zu erblicken. Wie dem auch sei, von allen diesen Heilpotenzen werden in manchen Fällen vorzügliche Erfolge erreicht.

Darmmassage.

Am meisten Vertrauen verdient die Massage, weil häufig unmittelbar nach ihrer Anwendung Stuhlentleerung erfolgt und dadurch der Patient Vertrauen zur Heilmethode und zur Heilung gewinnt. Der Erfolg der Massage ist abhängig von dem Zustand der Darmmuskulatur, von der Beschaffenheit der Bauchdecken und von der Technik der Massage. Diese bezweckt außer der Erregung der Peristaltik auch die passive mechanische Fortleitung der Ingesta. Der erste Zweck wird durch Klopfen und Reiben, der zweite durch Kneten, Drücken und Streichen erreicht. Notwendig ist eine möglichste Erschlaffung der Bauchmuskulatur. Man bringt den Kranken in horizontale Lage mit leicht erhöhtem Oberkörper. Von einer Flexion der Beine habe ich nur in seltenen Fällen eine bessere Erschlaffung der abdominalen Muskulatur gesehen. Dann hält man den Patienten zu möglichst ungezwungener Lage und ruhiger Atmung an und gewöhnt ihn erst an die Berührung und den Druck der Hände, deren Temperatur derjenigen der zu berührenden Haut gleich sein muß. Jedes brüske Vorgehen löst Kontraktionen der Bauchmuskulatur aus, sodaß allmählich ansteigender Druck dringend geboten ist. Mit der Zeit lernen die Kranken, der Massage möglichst geringen Widerstand entgegenzusetzen. Über die Technik der Massage schreibt Hoffa folgendes: „Gerade als wenn man einen Muskel vor sich hätte, den man auspressen wollte, greife man mit beiden Händen durch die Bauchdecken hindurch gegen den Darm hin und mache dieselben zickzackförmig hin- und hergehenden Bewegungen wie bei der Petrissage eines Muskels. Hierbei geht man über den ganzen Bauch hinweg. Die weitere Aufgabe besteht nun darin, die Kotmassen aus den Därmen auszustreichen. Man beginnt am Colon ascendens, geht von da aus in die Höhe, verfolgt das Colon transversum, wendet sich dann nach links unten, bis man das S. Romanum erreicht hat. Und zwar macht man zuerst Effleuragebewegungen, um dann zur rotierenden Petrissage überzugehen, welche noch energischer die mechanische Fortschaffung der Kotmassen anstrebt. Die aufeinander ruhenden Fingerspitzen beider Hände — die rechte Hand ist die untere — dringen, indem sie steil aufgesetzt werden und mit den Spitzen gegen die Brust hinschauen, rotierend in die Ileocökalgegend ein. Man darf nicht plötzlich gegen die Tiefe hindrücken, sonst spannen sich die Bauchdecken an; man muß vielmehr ganz langsam dem Darm zustreben. Es ist dieselbe Bewegung, die man ausführt, um in der Tiefe des Abdomens eine Geschwulst abzutasten. Man läßt den Patienten tief inspirieren und dringt mit jeder Inspiration etwas weiter gegen sein Ziel los. Die fortschreitende Bewegung wird dabei vorzugsweise aus dem Schultergelenk ausgeführt, während Finger-, Hand- und Ellenbogengelenke nahezu steif sind.

Während die Massage sich durch den Vorzug der passiven Fortleitung der Ingesta auszeichnet, kommt der Hydro- und Elektrotherapie nur eine die Peristaltik reizende Eigenschaft zu.

Hydrotherapeutische Behandlung. Die Hydrotherapie kommt in verschiedener Art zur Anwendung: in Form kalter Umschläge, Sitzbäder und vor allem von Duschen auf das Abdomen. Am intensivsten wirken kräftige Strahlen- oder Fächerduschen mit kaltem Wasser oder mit abwechselnd kaltem und heißem Wasser (schottische Dusche). Außer der Temperaturwirkung kommt dabei der mechanische Effekt für die Auslösung peristaltischer Bewegung in Betracht.

Elektrische Behandlung. Das geringste Vertrauen kommt der Elektrotherapie zu, welche ihre Erfolge bei der Behandlung chronischer Obstipation wohl hauptsächlich der suggestiven Beeinflussung verdankt. Est ist noch eine sehr umstrittene Frage, ob die therapeutisch in Anwendung kommenden Ströme auch bei starken Bauchdecken peristaltische Wellen zu bewirken vermögen. Wenn überhaupt, so ist ein Einfluß nur dann zu erwarten, wenn die Elektroden so gewählt werden, daß die Elektrizität sich in vielen Stromschleifen durch das Abdomen verbreitet, um möglichst große Darmabschnitte zu treffen. Daher ist die Anwendung einer großen plattenförmigen, dem Abdomen aufliegenden Anode indiziert, während die Kathode in Form einer kleineren, runden Platte in der Lendengegend aufgesetzt wird. Empfohlen ist der galvanische Strom (5—15 M.-A.), faradische und galvanisch-faradische Strom. Mehr Erfolg als von der perkutanen elektrischen Behandlung ist von der intrarektalen zu erwarten. Am zweckmäßigsten erscheint die vorherige Anfüllung des gereinigten Mastdarmes mit 2—300 ccm warmen Wassers, durch welches der elektrische Strom mittels weicher Leitungssonden appliziert wird, in derjenigen Stärke, daß die Schmerzschwelle nicht überschritten wird.

Ein direkter Erfolg ist von der Hydro- und Elektrotherapie nur dann zu erwarten, wenn die Obstipation nur auf einer Parese der Muskulatur der untersten Darmabschnitte beruht. Betrifft die Muskelerschlaffung größere Darmabschnitte, so wird von diesen Maßnahmen kein Erfolg erzielt. Trotz provozierender Diät und trotz hydriatischer und elektrischer Behandlung wird zuweilen steinharter Kot, mitunter in runden Ballen, entleert. In diesen Fällen wird man Abführmittel nicht entbehren können. Manchmal haben sich in der erweiterten Rektalampulle so große harte Kotmassen angesammelt, daß deren Beseitigung besondere Mühe verursacht. Wassereingüsse mit den verschiedensten Zusätzen, Glyzerininjektionen sind in solchen Fällen erfolglos. Zweckmäßiger sind Öleinläufe, welche die harten Fäkalmassen erweichen und durch Umhüllung schlüpfriger machen. Ich habe die besten Erfolge von folgender Methode gesehen. Zunächst werden geringe Mengen Öl, am besten mit einer Spritze, in den Mastdarm gebracht, ca. 100—150 ccm. Weil diese Mengen gewöhnlich zurückbehalten werden, können sie am ehesten eine Erweichung der Kotmassen bewirken. In Zwischenräumen von einigen Stunden werden diese Injektionen mehrfach wiederholt, bis durch Zusatz von Glyzerin oder Rizinusöl (1—2 Eßl.) die Peristaltik stärker angeregt wird. Boas empfiehlt folgende kotlösende Mischung: 1 Teelöffel Schälseife, auch gute Glyzerinseife, wird in $1/4$ l lauwarmen Wassers gelöst, und dazu werden 1—2 Eßlöffel Glyzerin hinzugesetzt; oder: man nimmt $1/4$ l Wasser und löst hierin ein bohnengroßes Stück Soda, setzt 2 Eßlöffel Lebertran langsam hinzu und verrührt gut, darauf werden noch 2 Eßlöffel Rizinusöl zugegeben und wird wiederum bis zur völligen Emulsion eingerührt. Ich habe von der Ölmethode mildere Wirkungen gesehen.

Beseitigung verhärteter Kotmassen aus dem Rektum.

Betrifft die Darmatonie größere Abschnitte und kommt man durch alle erwähnten Eingriffe nicht zum Ziel, dann bleiben als letzte Hülfe die Abführmittel, mit denen im allgemeinen ein großer Unfug getrieben wird. Nur als ultima ratio sollten sie in der Behandlung chronischer Verstopfung betrachtet werden und nur in derjenigen Menge und Auswahl, daß für längeren Gebrauch keine ernstere Schädigung des Digestionstractus zu befürchten ist. Nur mild wirkende Mittel

Abführmittel.

sind angebracht, so Kurellasches Brustpulver, Pulvis rad. rhei, Pillen aus pulvis fol. Senna und rad. rhei ãã, Pillen aus Podophyllin à 0,01 bis 0,02, gemildert durch Extr. Bellad. à 0,005 bis 0,01, Tinct. Cascarae sagradae ($^1/_2$—1 Teelöffel, mehrmals täglich). Um den Darm nicht an ein Mittel zu gewöhnen, das leicht zu derselben Wirkung in der Dosis erhöht werden muß, wechselt man zweckmäßig mit den Abführmitteln, ersetzt sie hin und wieder durch einen Wassereinlauf, eine Glyzerininjektion oder dergl., verringert die Dosis, oder versucht, auch ohne Abführmittel auszukommen. Ist der Darm einmal an regelmäßige Funktion gewöhnt, dann werden schließlich alle Reizmittel entbehrlich.

Darmkolik. Eine dritte Abweichung von der normalen Darmperistaltik sind die krampfartigen Kontraktionen der Darmmuskulatur, welche durch ihren atypischen Rhythmus und ihre anomale Richtung der Bewegung keine Entleerung verursachen. Hierher gehören Bleikolik, Colica flatulenta und alle anderen Darmkoliken. Das beherrschende Heilmittel gegen diese Zustände ist das Opium, per os oder als Suppositorien appliziert. Ein vorzügliches, krampfstillendes Mittel sind Suppositorien aus Codeïn. phosphor. und Extractum Belladonnae ãã 0,03—0,05. Feuchtwarme Umschläge, heiße Umschläge, lauwarme Sitzbäder tragen gleichfalls zur Lösung der Darmkrämpfe bei.

Colica stercoralis.

Mit dieser Benennung möchte ich ein Krankheitsbild belegen, welches meiner Erfahrung nach ziemlich häufig vorkommt und wegen seiner Häufigkeit, der Schwere der Erscheinungen und der guten Prognose bei richtiger Erkenntnis und Behandlung größere Beachtung verdient. Der Zustand entwickelt sich zuweilen aus der einfachen chronischen Obstipation. Trotz scheinbar genügender Entleerung bleibt eine Residualmenge von Faeces zurück, welche bei längerem Aufenthalt im Dickdarm einer fortschreitenden Eindickung und Verhärtung unterliegt und schließlich als harte kompakte Tumoren sich im Coecum, an den Flexuren, dem S. Romanum und Rectum häufen. Zuweilen entwickelt sich dieser Zustand subakut bei

Menschen, die sonst normale Defäkation haben, ohne erkennbare Ursache.

Ziemlich häufig habe ich das Krankheitsbild sich im Verlaufe Karlsbader Kuren entwickeln sehen, wenn die entleerende Wirkung der Karlsbader Wässer ungenügend ist. Zwar erfolgen täglich eine oder mehrere Entleerungen, scheinbar in genügender Menge, sodaß die Frage nach Obstipation mit Sicherheit verneint wird. Der Lieblingssitz der sich stauenden Massen sind die oben erwähnten Stellen. In manchen Fällen beobachtet man jedoch, daß die Stauung ausgeht von Residuen in den Haustris, welche sich allmählich eindicken, wegen ihrer zähen, teigigen Konsistenz der Wandung der Darmausbuchtungen fest anhaften und durch ihr Anwachsen immer mehr ein Passagehindernis werden. Durch Überdehnung der Haustra und schließlich der angrenzenden Darmmuskulatur wird diese atonisch und befördert die Stauung. Häufig bewirken diese stagnierenden Massen durch mechanischen und chemischen Reiz außer den sogen. Dekubitalulzerationen eine heftige Reizung der Darmschleimhaut, welche sich durch zuweilen starke Absonderungen schleimiger Massen dokumentiert. So kommt es, daß dann über mehr oder weniger starken Durchfall geklagt wird, welcher leicht in der Diagnose beirren kann. Charakteristisch für diesen Zustand sind die grauweißen schleimigen Massen, in denen sich hie und da feste, harte Kotballen finden. Aus einem einzigen Stuhl dieser Art kann man mit Sicherheit die richtige Diagnose stellen.

Zum Zustandekommen dieses Zustandes ist es durchaus nicht erforderlich, daß eine primäre Atonie der Darmmuskulatur besteht. Ich habe die Entwicklung der geschilderten Verhältnisse auch bei jugendlichen, kräftigen Menschen beobachten können, bei denen eine bestimmte Ursache nicht ersichtlich war. Eine gewisse Unachtsamkeit in der Defäkation ist jedoch wohl immer anzunehmen.

In der Regel wird der Arzt nur zu dem voll entwickelten Zustand gerufen, der häufig die größten, diagnostischen Schwierigkeiten bietet. Der Kranke klagt über sehr heftige kolikartige Schmerzen im Abdomen, welche durch die krampfartigen peri- und antiperistaltischen Darmbewegungen ausgelöst werden.

Wenn sich in einem Darmabschnitt peri- und antiperistaltische Krampfwellen begegnen, werden die eingeschlossenen Massen komprimiert. Diese Erscheinungen sind umso stärker und quälender, wenn starke Gasbildung besteht und diese die Darmspannung erhöht. Die Entleerung der festen und gasartigen Massen wird durch die krampfartigen, peristaltischen und antiperistaltischen Darmbewegungen verhindert. Sind diese besonders intensiv, dann erfolgt häufig auf reflektorischem Wege Brechneigung, welche im Verein mit der gewöhnlich außerordentlichen Schmerzhaftigkeit des Abdomens Peritonitis vortäuschen kann. Diese Annahme findet noch durch fast regelmäßig vorhandenes Fieber eine Unterstützung, welches einen völlig atypischen Charakter zeigt, sich in der Regel zwischen 38—39° bewegt. Die Temperatursteigerung ist durch die Entstehung von Ulzerationen und durch die Resorption der Zersetzungsmassen zu erklären. Daß die Geschwüre nicht allein für die Temperatursteigerung verantwortlich zu machen sind, folgt daraus mit Sicherheit, daß sofort nach Entleerung der gestauten Massen das Fieber abzufallen pflegt. Mit peritonischen Erscheinungen gemeinsam ist die auffallend trockene Zunge und selbst facies Hippocratica, was wohl auf die Autointoxikation vom Darm aus und den allgemeinen Abdominalchok zurückzuführen ist. Wenn auch nach dem Erwähnten manche gemeinsame Züge zwischen der Colica stercoralis und Peritonitis bestehen, so ist gewöhnlich die Diagnose doch mit ziemlicher Sicherheit zu stellen.

Von großem Wert ist der Nachweis einer länger bestehenden Obstipation. Die oben erwähnten charakteristischen Stühle klären hie und da die Situation. Die Schmerzen sind nicht wie bei Peritonitis permanent, sondern, entsprechend den in unregelmäßigen Intervallen auftretenden krampfhaften Darmkontraktionen, periodisch wiederkehrend. Im Gegensatz zu Peritonitis ist das Abdomen wenig gebläht, weil der Tonus der Darmmuskulatur nur an einigen Stellen nachläßt. Der Druckschmerz ist viel geringer als bei Peritonitis.

Häufig ist eine besondere Stelle des Dickdarmes, wo Stagnation oder Ulzeration besteht, auffallend schmerzhaft. Oder man fühlt deutliche Tumoren im Dickdarm, welche durch relativ leichte Knetbarkeit ihren Charakter offenbaren.

Die Rektaluntersuchung zeigt die Füllung des Rectums mit den teigigen, zähen Massen, und endlich ist der außergewöhnlich starke Indikangehalt des Urins ein wichtiger Faktor. Trotz allem wird zuweilen die Diagnose schwierig, besonders, wenn zahlreiche peritonische Symptome das Krankheitsbild beherrschen. Die Prognose ist im allgemeinen gut. Selbst in scheinbar verzweifelten Fällen, wenn der Chirurg schon zum Eingriff bereit ist, erfolgt die spontane Lösung der kritischen Lage. Die Entleerung ungeheurer Stuhlmassen bringt die lang ersehnte Erleichterung.

Die Therapie hat eine dankbare Aufgabe. Sobald es gelingt, durch Entfernung einiger Massen den Darm zu entlasten, dann pflegt der übrige Teil spontan zu folgen. Abführmittel per os allein genügen in der Regel nicht, weil die krampfhafte Peristaltik, welche durch Abführmittel nur gesteigert wird, ebensowenig wie Krampfwehen austreibende Kraft besitzt. Außerdem werden bei bestehender oder durch die Abführmittel ausgelöster Brechneigung die in den Magen gebrachten Mittel vomiert. Werden dagegen Abführmittel vertragen, dann sind sie eine willkommene therapeutische Unterstützung. Weitaus am besten ist Rizinusöl, eßlöffelweise 3—4 stündlich bis zur Wirkung gereicht. Von den übrigen Laxantien kommt meiner Meinung nach nur Inf. fol. Sennae (3 stdl. 1 Eßl.) und Pulv. Liq. compos. (2 × tägl. 2 Teel.) in Betracht. Alle übrigen sind in solchen Fällen unwirksam, während die Drastica überhaupt zu meiden sind; denn bei ausbleibendem Erfolg werden die an sich sehr großen Beschwerden bis zur Unerträglichkeit gesteigert.

Bestehen heftige Schmerzen infolge krampfhafter Peristaltik, dann wirkt Opium nicht nur schmerzstillend, sondern durch Beseitigung der die Defäkation hemmenden anomalen Darmbewegungen selbst abführend. Bei weitem am besten wirken Eingriffe vom Mastdarm aus. Die eingedickten Massen lagern im Mastdarm und aufwärts von ihm im Dickdarm. In einigen Fällen gelingt es, durch manuelle Ausräumung des Rectums die völlige Entleerung anzuregen. Sitzen die Kotballen höher, dann sind Eingießungen indiziert. Häufig wird es nötig sein, namentlich wenn man den Mastdarm bereits gereinigt hat oder leer findet, hohe Eingießungen vorzunehmen. Meiner Erfahrung nach tut reines Öl die besten Dienste. Über dessen Anwendung siehe Seite 207.

Durch kombinierte Maßnahmen per os und rectum wird man schließlich in allen, selbst den scheinbar verzweifeltsten Fällen, zu einem günstigen Erfolg gelangen.

Appendicitis.

Zum Grenzgebiet der internen Medizin und Chirurgie gehören diejenigen Erkrankungen des Darmes, welche, von dessen Schleimhaut ausgehend, sich in seiner Nachbarschaft etablieren, so die Appendicitis und die Affektionen des untersten Mastdarmabschnittes. Über die Therapie der ersteren ist in den letzten Jahren ungemein viel gestritten worden. Die Internisten beanspruchten dieses Krankheitsgebiet für sich, während die Chirurgen jeden kranken Processus vermiformis als dem Messer verfallen erklärten. Als Beweis der zweckmäßigeren Behandlung wurden Statistiken konstruiert, in deren Tabellen die verschiedenartigsten Krankheitsbilder hineingezwängt wurden. Es gibt kaum eine andere Krankheit, welcher mannigfachere pathologisch anatomische Veränderungen zu Grunde liegen, als die entzündliche Erkrankung des Processus vermiformis. Wodurch die Entzündung verursacht ist, läßt sich nur in seltenen Fällen selbst bei chirurgischer Autopsie eruieren. Soviel ist gewiß, daß das rudimentäre Organ des Erwachsenen durch sein geringes Lumen im Vergleich zur Länge, durch die häufige Obliteration resp. Verengerung des Lumens an der Einmündung in das Coecum, durch den großen Gehalt an Lieberkühnschen Drüsen und Follikeln zur Retention von Sekreten disponiert ist, wodurch bei der reichen Bakterienflora des Darmes die beste Gelegenheit zu Zersetzungen im Lumen des Appendix und zu entzündlicher Erkrankung seiner Schleimhaut gegeben ist. Der Umstand, daß das ernährende Gefäß im Mesenteriolum eine Endarterie im Cohnheimschen Sinne ist, erklärt die häufige Nekrose und Gangränbildung am entzündeten Organ. Die ersten entzündlichen Veränderungen offenbaren sich nur durch mehr oder weniger heftige Schmerzen in der Ileocökalgegend. Das typische Erkrankungsbild tritt erst dann in die Erscheinung, wenn die Entzündung über die Wand des Appendix hinaus in das retroperitoneale Binde-

Pathologisch-anatomische Veränderungen.

gewebe oder in das Peritoneum einbricht. Nicht immer ist ein Durchbruch der Wandung zu diesem Ereignis notwendig. Auf dem Blut- oder Lymphwege ist ein Transport der Entzündungserreger leicht möglich. Die Erscheinungen sind je nach dem pathologisch-anatomischen Bild verschieden. Sobald die Entzündung das Peritoneum erreicht, tritt peritoneales reflektorisches Erbrechen ein und heftige Schmerzen, welche durch die infolge peritonealer Reizung gesteigerte Peristaltik erhöht werden. In der Regel fühlt man den entzündlich verdickten Processus resp. das in seiner extraperitonealen Nachbarschaft entstandene Exsudat. Ruhigstellung des ganzen Körpers durch strengste Bettruhe und des Darmes durch Opium ist erste und wichtigste Aufgabe. Man gibt das Medikament in Dosen von 0,03—0,05 drei- bis fünfmal pro die, je nach der Schmerzhaftigkeit. Der Wert der Ruhigstellung des Darmes besteht in der Beseitigung des Schmerzes durch Vermeidung peristaltischer Zerrung des kranken Organes und allgemein narkotische Wirkung des Opiums; ferner wird durch Ruhe die entzündliche Ausschwitzung gehemmt. Der Entzündung selbst wird durch lokale antiphlogistische Behandlung — permanente Eisblase — entgegengetreten.

Die Ernährung muß, da bei der Ruhigstellung des Darmes dessen Inhalt acht Tage und länger retiniert bleibt, so eingerichtet werden, daß möglichst wenig Schlacken übrig bleiben. Am Ende dieses Kapitels ist dieser Frage besondere Besprechung gewidmet.

Bleiben nach Beseitigung der akuten Entzündungserscheinungen Exsudate zurück, dann kann deren Resorption durch feuchtwarme Umschläge, protrahierte warme Sitzbäder und eventl. durch Massage beschleunigt werden. Letztere erfordert jedoch die äußerste Vorsicht zur Vermeidung einer Reizung des in dem Exsudat befindlichen kranken Processus vermiformis.

Klinisch offenbart sich die Krankheit außer dem initialen Erbrechen und den heftigen, meist plötzlich entstandenen Schmerzen besonders durch Fieber, an dessen Kurven man ein vorzügliches Kriterium des Krankheitsverlaufes besitzt. In der Mehrzahl der Fälle genügt die Eis-Opiumbehandlung bei strengster Bettruhe zur Beseitigung des Fiebers und Resorption des Exsudates. Die Heilung ist erst dann als vollendet zu be-

Abhängigkeit der klinischen Erscheinungen und der Therapie von den pathologisch-anatomischen Vorgängen.

trachten, wenn selbst starker Druck auf die Ileocökalgegend keine Schmerzen auslöst. In einzelnen Fällen weichen aber die subjektiven und objektiven Krankheitserscheinungen nicht dieser Behandlung. Das Fieber bleibt, nimmt ein höheres Niveau oder intermittierenden Charakter an, es stellen sich Schüttelfröste ein, kurz Zeichen, daß das Exsudat in Abszedierung übergegangen ist. Operativ oder post mortem sieht man in solchen Fällen den gangränösen Processus in die Eiterhöhle hineinragen. Eine spontane Ausheilung ist in derartigen Fällen kaum zu erwarten, es sei denn, daß der Abszeß sich in den Darm oder in ein anderes mit der Außenwelt kommunizierendes Hohlorgan entleert. Der chirurgischen Eröffnung des Abszesses und Abtragung des kranken Processus pflegt schnelle Heilung zu folgen. Zuweilen liegt das Exsudat resp. der Eiterherd intraperitoneal, wenn durch entzündliche Verwachsung benachbarter Darmabschnitte eine feste Umgrenzung des Exsudates gebildet ist. Derartige Fälle unterscheiden sich klinisch nicht wesentlich von der extraperitonealen Erkrankungsform.

Peritonitis. Wesentlich verschieden davon sind jene Arten der Erkrankung, in denen allgemein peritoneale Reizungen im Vordergrunde des Krankheitsbildes stehen. Diese Zufälle treten dann ein, wenn plötzlich eine gangränöse Partie des Appendix perforiert wird, oder ein extra- oder intraperitoneal gelegenes Exsudat in die Peritonealhöhle durchbricht. Fortwährender Brechreiz, diffuse Schmerzhaftigkeit des Abdomens und Fluidum in der Peritonealhöhle geben von diesem verderbenbringenden Ereignis Kunde. Von großer Wichtigkeit zur Beurteilung dieses Zustandes ist die Beobachtung des Gesichtes, das bei allgemeiner Peritonitis schnell den Charakter der Facies hippocratica *Facies hippocratica.* annimmt. Dieses entsteht meiner Ansicht nach vielleicht dadurch, daß durch den Blutafflux in die entzündete Peritonealhöhle das Gesicht wie der übrige Körper blutleer wird, während gleichzeitig infolge der resorptiven Intoxikation eine Erschlaffung der gesamten Muskulatur, also auch derjenigen des Gesichts eintritt und diesem den mimischen lebendigen Ausdruck raubt.

Puls und Temperatur bei Peritonitis. Mit großer Reserve müssen Puls und Temperatur beurteilt werden. Im Beginn einer allgemeinen Peritonitis pflegt der Puls langsamer zu werden, was im Verein mit der charakteristischen Euphorie zu böser Täuschung Veranlassung geben kann. Auch die Temperatur kann scheinbare Besserung andeuten, wenn bei eintretendem Kollaps sich das Niveau der Temperaturkurve um einige Grade senkt. Therapeutisch kommt als geringe Heilungsmöglichkeit die breite Eröffnung der Peritonealhöhle, bei Frauen eventuell mit Schaffung eines besseren Eiterabflusses durch die Vagina, in Betracht.

Eine besondere Form ist die chronische Perityphlitis, welche in häufigen, mehr oder weniger schweren Aufällen auftritt. Ursache hierzu sind die verschiedensten pathologisch-anatomischen Veränderungen am Processus. Wenn die Anfälle an sich gefahrvoll erscheinen, oder die Zahl und Schwere derselben zunimmt oder schließlich die Arbeitsfähigkeit oder Lebensfreude des Kranken stark beeinträchtigt wird, dann ist operatives Eingreifen angezeigt. *Appendicitis chronica.*

Von großer praktischer Bedeutung ist die katarrhalische Erkrankung des Wurmfortsatzes, welche häufige Veranlassung zu Dickdarmkolik gibt. Die katarrhalische Erkrankung des Processus ist entweder eine Fortsetzung eines Dickdarmkatarrhs oder durch Anwesenheit eines Fremdkörpers entstanden. Da nun infolge der katarrhalisch geschwellten Schleimhaut das ohnehin enge Lumen des Wurmfortsatzes noch mehr verkleinert wird, tritt bei gesteigerter katarrhalischer Absonderung eine Schwierigkeit in der Entleerung ein, welche bei gewaltsamem Durchbruch häufig kolikartige Schmerzen auslöst, zumal die gesteigerte Peristaltik des Processus sich in der Regel dem ganzen Dickdarm mitteilt. Noch ungünstiger liegen die Verhältnisse, wenn ein Fremdkörper das Lumen verlegt oder eine nach einem ausgeheilten Ulcus entstandene narbige Striktur den Abfluß des katarrhalischen Sekretes hemmt. Je schwerer nun die Austreibung des Schleimes aus dem Processus erfolgt, je größere Arbeit also die Muskulatur desselben leisten muß, um so größer die muskuläre Hypertrophie, um so stärker daher die peristaltische Kraft; und da andererseits der retinierte Schleim leicht zu einer ampullenartigen Ausdehnung des Endstückes bei ungünstiger Einwirkung auf die Schleimhaut führt, schließen sich die kolikauslösenden Ursachen zu einem Circulus vitiosus. *Katarrhalische Erkrankung des Wurmfortsatzes.*

Die richtige Diagnose dieses Zustandes ist nur dadurch möglich, daß der verdickte Processus sich der Palpation darbietet oder diese Gegend ganz zirkumskript sich bei Fingerdruck als schmerzhaft erweist. Sonst wird man nur auf Vermutungen angewiesen sein.

Therapeutisch ist zunächst eine strenge Regelung der Diät erforderlich. Es ist einleuchtend, daß bei gesteigerter Darmtätigkeit infolge unzweckmäßiger Ernährung die leicht auszulösende krampfhafte Peristaltik des Processus zu Kolikanfällen führt, ebenso wie Störungen in der Defäkation. Wenn trotz geregelter Lebensweise die Schmerzen nicht ausbleiben, kommt die chirurgische Behandlung — Beseitigung des kranken Processus — in Frage. Man wundert sich bei der chirurgischen Autopsie häufig über die geringen Veränderungen des Wurmfortsatzes, welcher so große klinische Störungen verursacht hat.

Hämorrhoiden.

Das häufigste Darmleiden, besonders in einigen Gegenden und innerhalb bestimmter Nationen, sind Hämorrhoiden. Nach Virchow handelt es sich nicht um einfache Venenerweiterungen, sondern um hyperplastische Gefäßwucherungen mit Verdickung der Wandung. Durch Obstipation wird bei vorhandener Disposition der Hämorrhoidalbildung Vorschub geleistet. Die Beschwerden der Hämorrhoidarier sind verursacht durch Zerrung, Einklemmung, Entzündung, Eiterung, Blutung und sekundäre Rektalkatarrhe.

Die Therapie ist hauptsächlich eine prophylaktische. Wenn bei vorhandener Hämorrhoidalbildung für regelmäßigen, mäßig konsistenten Stuhlgang gesorgt und eine Einklemmung in den Sphinkter verhütet wird, sind die Beschwerden gering. Eine Einklemmung erfolgt leicht dann, wenn der Hämorrhoidalknoten dicht oberhalb des Sphinkters liegt und bei der Defäkation nach außen gepreßt wird. Durch einfachen Druck kann in der Regel die Einklemmung gehoben werden.

Wird die Reposition dagegen nicht versucht, oder ist sie nicht möglich, dann tritt leicht eine entzündliche Schwellung mit heftigen Schmerzen ein, welche bei jedem Defäkationsakt sich steigern. Die Kranken suchen dann nach Möglichkeit den Stuhl zurückzuhalten, er wird dadurch konsistenter, füllt das

Rectum aus, erhöht die Stauung und entzündliche Schwellung, welche sich auch auf die benachbarte Rektalschleimhaut überträgt und verursacht größere Schwierigkeit und Schmerzen bei der Stuhlentleerung.

Zuweilen gelingt die Reposition, wenn durch Eisumschläge — in Form sagittal über den Damm gelegter Eiskravatten — oder Kokainpinselung resp. -salben oder -zäpfchen die Knoten durch Kontraktion der Muskulatur sich verkleinert haben. Nach erfolgter Reposition empfiehlt sich als vorzügliches antiphlogistisches Mittel die Anwendung des Winternitzschen oder Atzbergerschen Mastdarmkühlers, dessen Prinzip darauf beruht, daß Eiswasser mittels eines Schlauchsystems durch einen hohlen Zapfen getrieben wird, welcher in den Mastdarm eingeführt wird. *Reposition.*

Vereiterte Hämorrhoiden bedürfen fast stets chirurgischen Eingreifens, ebenso blutende Knoten, wenn der Blutverlust exzessive Grade erreicht. Geringe Blutungen sind unschädlich, bringen sogar in der Regel wesentliche Erleichterung. Stärkere Blutungen werden durch alle gefäßkontrahierenden oder das Blut zur Gerinnung bringenden Maßnahmen bekämpft, so durch Eis, Kokain, Eisenchlorid, Ferropyrin etc. Die häufig begleitenden Rektalkatarrhe, die ihrerseits die Hämorrhoidalbildung begünstigen, werden durch prompte Stuhlentleerung und Berieselungen der Mastdarmschleimhaut mit Tanninlösung ($1/2 - 1\%$), oder einer Lösung von Plumbum aceticum ($1/4 - 1/2 \%$) bekämpft. Sind die Beschwerden zu groß, oder neigen die Knoten zu sehr zur Einklemmung und Entzündung, dann ist eine Beseitigung der Hämorrhoiden indiziert. Neuerdings ist ein Verfahren empfohlen worden, welches auf einfache Weise eine Schrumpfung der Knoten bewirkt: durch Injektion einer Mischung von Glyzerin und Acid. carbol. cryst. āā. Unter streng aseptischen Kautelen werden in den Rand des Knotens 2—3 Tropfen der Flüssigkeit injiziert, wodurch eine Blutgerinnung und Schrumpfung hervorgerufen wird. Notwendig ist dabei strengste Bettruhe und Retardation des Stuhles für mehrere Tage. Führt dieses Verfahren nicht zum Ziele, dann ist die operative Entfernung der Knoten durch Ferrum candens oder Messer angezeigt. *Behandlung eiternder und stark blutender Hämorrhoiden.*

Fissura ani.

Noch größere Beschwerden als durch Hämorrhoiden werden häufig durch Fissuren der Analschleimhaut verursacht. Die oberflächlich bloßliegenden Nervenfasern dieser empfindlichen Region übermitteln den intensivsten Schmerz, welcher den Kranken zur möglichsten Zurückhaltung der Fäkalmassen veranlaßt, wodurch wieder der verhängnisvolle Circulus vituosus geschaffen ist. Zur Heilung genügt bisweilen die einfache Touchierung der Fissur mit Lapis. Genügt dieser Eingriff nicht, dann kommt einfache Wundbehandlung mit ca. achttägiger Zurückhaltung des Stuhles in Betracht. Eventuell sind mehrere derartige Kuren notwendig. Das sicherste Mittel ist die Durchschneidung des Sphinkters durch die Fissur hindurch.

Diätotherapie.

Die wichtigste Aufgabe in der Behandlung der Magen-Darmkrankheiten, sowie ein wichtiger Faktor der gesamten Therapie ist eine zweckmäßige Ernährung. Diesem therapeutischen Gebiet ist erst in den letzten Jahren eine größere Beachtung geschenkt worden. Hat man der Ernährungstherapie doch ein großes spezielles Handbuch gewidmet! Und doch meine ich, daß der praktische Nutzen dieses Unternehmens weit hinter den gesetzten Erwartungen zurückbleibt, weil die Anlage des Werkes in Form eines großen Handbuches dem praktischen Arzt schwer zugänglich und dann eine Seite vernachlässigt worden ist, welcher ich eine ganz hervorragende Wichtigkeit zuschreibe, die Art der Zubereitung der Nahrung, insbesondere der Krankenkost. Ferner müßte allen Medizin-Studierenden Gelegenheit gegeben werden, sich in der Zubereitung der Krankennahrung praktische Kenntnisse zu sammeln. In einem für Ärzte bestimmten Kochkursus im Berliner Lettehaus habe ich mehr von der Diätotherapie gelernt als aus dickleibigen Lehrbüchern der Ernährung.

Unsere Berechnung der für einen Kranken notwendigen Nahrung leidet an zwei beträchtlichen Fehlerquellen. Einmal übertragen wir fälschlich die physiologisch gefundenen Größen unmittelbar in die Pathologie, und dann betrachten wir als Maß der dem Körper zugeführten Nahrung die **in den** Körper eingebrachten Massen. Zwischen Nahrungsaufnahme und Assimilation besteht aber ein ganz gewaltiger Unterschied. Leider ist eine genaue Rechnung zur Zeit noch unmöglich, weil die Feststellung der in den Faeces enthaltenen Nährwerte nicht durchführbar ist. Die Bestimmung des Stickstoffgehaltes als

Berechnung der Nährwerte der Nahrungsmittel.

Maß der Eiweißzersetzung ist wohl möglich, doch für jeden Kranken, noch dazu in der allgemeinen Praxis, undurchführbar. Noch schlimmer ist es um die Bestimmung des Gehaltes der Faeces an Kohlehydraten bestellt. Neuerdings hat Schmidt in Bonn eine geniale Methode zur Berechnung der Kohlehydrate angegeben, die vorläufig allerdings noch keine praktischen Resultate gezeitigt hat. Er will aus der Menge des gärungsfähigen Materials einen Schluß auf den Gehalt an Kohlehydraten ziehen.

Auch die Bestimmung des Fettgehaltes ist in der Praxis unmöglich, sodaß wir zur Beurteilung einer genügenden Ernährung lediglich auf den groben Index des Verhaltens des Körpergewichtes angewiesen sind.

Erfordernisse einer guten Krankenkost.
Die größte Sorgfalt wird außer einer genügenden Ernährung auf eine möglichst ergiebige Auswahl der Nahrung gerichtet, während die meiner Ansicht nach weit wichtigere Aufgabe — einer möglichst zweckmäßigen Zubereitung — weniger Berücksichtigung findet. Eine gute Krankenkost erfordert guten Geschmack, leichte Bekömmlichkeit und hohen Nährgehalt. Diesen Anforderungen ist bei jeder Speise nach Möglichkeit gerecht zu werden. Der Geschmack ist durch Ingredienzien, durch reiche Abwechselung und gefällige Servierung zu erreichen, die gute Bekömmlichkeit durch möglichst feine Verteilung der in leichte Assimilierbarkeit gebrachten Nahrungsmittel, und der hohe Nährgehalt durch konzentrierte Nahrung und zweckmäßige Verbindung der zur Ernährung notwendigen Nährstoffe. Zur leichteren Bestimmung der Nährstoffgröße ist als einheitliches Maß die Kalorie eingeführt worden, indem als Ausdruck des Nährwertes eines Nahrungsstoffes die Verbrennungsgröße des Einheitsgewichtes genommen wird. Die Verbrennungsgröße eines Grammes Eiweiß ist 4,3 Kalorien, von 1 g Kohlehydrat 4,1 Kalorien, von 1 g Fett 9,3 Kalorien, sodaß 1 g Fett nach der Verbrennungsgröße $\frac{9,1}{4,3}$ g Eiweiß entspricht. Für den Tag braucht ein Erwachsener 2400 Kalorien, wobei zu beachten ist, daß bis zu einer gewissen Grenze der eine Nährstoff für den anderen eintreten kann. Völliger Ersatz ist nicht möglich, da bei einseitiger Ernährung sicherer Untergang erfolgt.

Die notwendige Eiweißmenge wird dem Körper durch die verschiedenen Fleisch-, Fischsorten, durch Eier, Leguminosen, Milch etc. zugeführt, die Kohlehydrate durch Brot, Mehlspeisen, Gemüse, Kartoffeln etc., die Fette durch Butter, Schmalz, Öle, Talg etc.

Die größten Eiweißmassen liefert das Fleisch. Den Kardinalforderungen des Geschmackes, der Bekömmlichkeit und des Nährgehaltes können wir auf verschiedene Weise gerecht werden. *Den Bedarf an Eiweiß deckende Nahrungsmittel.*

Wenn wir Fleisch in kaltem Wasser zum Kochen aufstellen, dann werden allmählich bei der Erwärmung alle nur löslichen Stoffe aus dem Fleisch extrahiert, bis die Temperatur von 60—62° die Gerinnung des Fleisches verursacht und damit ein weiteres Austreten von Bestandteilen unmöglich macht. Auf diese Weise sind die Extraktivstoffe und die löslichen Eiweißmengen — ca. 3% — in das Kochwasser (Fleischbrühe) übergegangen. *Zubereitung der Fleischspeisen.*

Der größte Teil des Eiweißes — 15 bis 18% — ist noch im Fleisch vorhanden, es besitzt also noch hohen Nährgehalt und in gekochtem Zustande leichte Bekömmlichkeit, aber es fehlt der gute Geschmack. Die dem Fleisch den angenehmen Geschmack gebenden Extraktivstoffe sind fast sämtlich verloren gegangen. Um diesen Verlust zu vermeiden, muß eine sofortige Gerinnung des Fleisches erstrebt werden, und zwar durch Einlegen in heißes resp. kochendes Wasser. Man bringt also zweckmäßig das Fleisch für ca. 2 Minuten in kochendes Wasser, wodurch eine einige mm dicke weißgraue Gerinnungsschicht entsteht; dann wird das Fleisch ca. 5 Minuten bei geringerer Kochhitze gelassen, um endlich durch ca. 3—4-stündiges langsames Kochen mundgerecht zu werden. Bouillon- und Fleischgeschmack stehen demnach in reziprokem Verhältnis. Je besser die Bouillon schmeckt, um so größer ist der Geschmacksverlust des Fleisches und umgekehrt.

Durch bestimmte Methoden können dem Fleisch größere Eiweißmengen entzogen werden, und zwar auf kaltem und warmem Wege (s. Seite 31).

An Wohlgeschmack übertrifft alle Fleischsuppen die aus Tauben hergestellte Brühe. Man muß hierzu alte Tauben — kenntlich an dem festen Knochengerüst —, und zu einer *Taubenbrühe.*

Tasse Brühe eine halbe Taube verwenden. Diese wird, nachdem der fettreiche Anus herausgeschnitten ist, mitsamt den Knochen zerhackt und in $^1/_2$ l kaltem Wasser zum Kochen aufgesetzt. Damit alle löslichen Stoffe in die Bouillon übergehen, muß das Wasser langsam zur Kochhitze gebracht und dann noch ca. 1 Stunde lang gekocht werden.

Das Fleisch wird auf fünffach verschiedene Art zum Genuß hergerichtet: Es wird roh präpariert, gekocht, gedämpft, geschmort und gebraten. Die erste Bedingung einer guten Zubereitung, den Geschmack betreffend, hat den allerverschiedensten Anforderungen zu genügen.

Die Nährkraft ist bei zweckmäßiger Herrichtung nicht sonderlich bei den einzelnen Präparationsarten verschieden. Die Bekömmlichkeit endlich ist in erster Reihe abhängig von einer möglichst feinen Verteilung, bei welcher den Verdauungssäften eine möglichst große Oberfläche dargeboten wird.

Schabefleisch. Das rohe Fleisch wird am besten als Schabefleisch genossen. Das als solches käufliche Produkt ist in der Regel minderwertig, weil es nicht durch Schaben, sondern durch Wiegemaschinen gewonnen wird, wobei Sehnen, Fascien und andere schwer verdauliche Bestandteile mit verwendet werden. Zweckmäßig zur feinsten Verteilung ist das Wiegen des geschabten Fleisches.

Das Kochen des Fleisches ist oben bereits erörtert worden (s. Seite 31).

Dämpfen des Fleisches. Unter Dämpfen versteht man diejenige Zubereitungsart, bei welcher das Fleisch in wenig Flüssigkeit der direkten Kochhitze ausgesetzt wird. Die Fleischportion wird in ein der Masse an Größe entsprechendes Gefäß gebracht und für je 1 Pfd. Fleisch ca. $^1/_2$—$^3/_4$ l Wasser oder künstliche Fleischbrühe hinzugetan, in welche ca. 1 Eßlöffel Kochsalz gebracht wird. Es empfiehlt sich, zur Gewinnung einer die Auslaugung hindernden Gerinnungsschicht, die Fleischoberfläche mit Eiweiß tüchtig einzureiben und durch Eintauchen in kochendes Wasser die Gerinnung sofort zu bewirken. Zweckmäßig fügt man zur Geschmacksverbesserung der Flüssigkeit etwas Suppengemüse bei (Sellerie, Petersilie, Mohrrüben), deckt den Topf fest zu und läßt das Fleisch zwei Stunden dämpfen.

Zum Schmoren wird noch weniger Flüssigkeit gebraucht — etwa bis zur Hälfte der Höhe des Fleischstückes. Die Art des Schmorens ist verschieden, je nachdem das Fleisch Eigenfett besitzt (Schweine-, Hammel-, Enten-, Gänsefleisch) oder nicht. Mageres Fleisch wird zunächst in kochende Butter gebracht, in welcher das Fleisch allseitig gewälzt wird. Dadurch entsteht die schützende Gerinnungsschicht. Zu beachten ist, daß man nicht durch Hineinstechen in die Fleischmassen Kanäle für den Austritt von Extraktivstoffen schafft. Die Schmorzeit taxiert man auf ca. 2 Stunden. Auch das Schmoren erfolgt im geschlossenen Topf. *Schmoren des Fleisches.*

Das Braten geschieht auf offener Pfanne oder in geschlossenen Bratöfen. Zu ersterer Prozedur eignet sich mageres Fleisch (Filet, Rostbeef), zu letzterer solches mit Eigenfett. Der Braten wird zweckmäßig zunächst geklopft — auf den Querschnitt der Fasern —, dann mit Salz eingerieben und eine Stunde so stehen gelassen. Dann wird er in die kochende Butter gebracht (für $1^1/_2$ Pfd. Fleisch ca. 125 g Butter), allseitig sofort damit in Berührung gebracht und dann fortwährend mit der kochenden Butter übergossen. An der Pfanne schlagen sich braune Krusten nieder. Das sind keine Buttermassen, sondern verflüchtigte Extraktivstoffe, welche die Sauce außerordentlich schmackhafter machen, daher erhalten werden müssen, am besten durch Abbürsten. Bratzeit pro Pfd. 12 Minuten. Erst wenn die Butter zu brennen beginnt, wird allmählich etwas Wasser zugegossen. *Braten des Fleisches.*

Die Benutzung des Bratofens empfiehlt sich bei den Fleischsorten mit Eigenfett. Außerordentlich empfehlenswert ist der Rostofen „Lucullus", welcher mit größter Bequemlichkeit vorzügliche Leistungsfähigkeit verbindet.

Ein ausgezeichnetes fett- und eiweißreiches Nahrungsmittel ist das Kalbshirn und besonders die Kalbsmilch (Thymusdrüse). Ersteres wird gut gewässert, dann in heißes (über 60° warmes) Salzwasser gebracht. Durch die eintretende Gerinnung wird die leichte Entfernung der Hirnhäute ermöglicht. Dann wird das Hirn in Bouillon (auf $^1/_2$ Hirn ca. $^1/_4$ l Flüssigkeit) gekocht. *Kalbshirn und Kalbsmilch.*

Die Kalbsmilch muß sehr gut gewässert werden, bis alle blutigen Flecken geschwunden sind; dann wird sie noch ca. eine Minute in lauwarmem Wasser abgespült. Die Drüse wird darauf aus der häutigen Umgebung herausgelöst und in Brühe gekocht. Eine vorzügliche Bekömmlichkeit neben großem Nährwert und gutem Geschmack erreicht man durch folgende Behandlung des Kalbshirnes und der Kalbsmilch. In gekochtem Zustand werden diese Organe durch ein Haarsieb durchgedrückt und in kochender Bouillon verquirlt, am besten in einem Topf mit engem Boden. Auf diese Weise wird eine emulsionsähnliche Masse hergestellt.

Fische. Dem Fleisch an Eiweißgehalt nahestehend ist das Fischfleisch. Je nach dem im Fisch enthaltenen Eigenwasser ist die Art der Zubereitung verschieden. Notwendig für alle Fischsorten ist peinliches Bürsten zur Beseitigung der Schuppen, dann Entfernung der Eingeweide, der Kiemen, Auswaschung aller Blutspuren und schließlich Einreiben des Fisches mit Salz (pro Pfd. Fisch ca. 10 g NaCl). Enthält der Fisch reichlich Eigenwasser — wie z. B. der Schellfisch —, dann wird er, nachdem er ca. $1/2$ Stunde im Salz gestanden, nur unter Zusatz von Zwiebel, Petersilie und Sellerie in einem geschlossenen Gefäß etwa 1 Stunde im Wasserbade gekocht. Man erkennt den gut gekochten Zustand daran, daß durch zwei Hölzer das Fleisch leicht von den Gräten entfernt werden kann. — Wasserarme Fische, wie z. B. der Zander, werden unter fortwährendem Übergießen mit kochender Butter im Bratofen zum Genuß hergerichtet. Bratzeit ca. $1/2$ Stunde.

Eierspeisen. Mit dem Fleisch konkurrieren an absolutem Eiweißgehalt die Eier. Ihre Verdaulichkeit hängt von dem Zustand ab, in welchem sie in den Magen gelangen. Weiche Eier sind deshalb in der Regel besser bekömmlich, weil ihre feinere Verteilung den Verdauungssäften größere Angriffsflächen bietet. Wenn hart gekochte Eier sehr fein gekaut werden, ist ihre Bekömmlichkeit gleichfalls eine gute.

Nur dem Geschmack trägt man Rechnung, wenn die Eier in anderer Form dem Körper einverleibt werden. In der Regel sind die künstlich hergestellten Eierspeisen schwerer verdaulich als einfach gekochte Eier. Nur die in Flüssigkeit verquirlten Eier machen hiervon eine Ausnahme. In kochende Flüssigkeiten dürfen Eier nicht direkt zugesetzt resp. in ihnen verquirlt werden, weil die sofortige Gerinnung eine feine Verteilung unmöglich machen würde. Man verfährt vielmehr auf folgende Art. Das Ei wird zunächst mit kalter oder lauwarmer Flüssigkeit (für 1 Ei etwa $^1/_2$ Eßlöffel Flüssigkeit) verquirlt, dann wird die verquirlte Masse unter fortwährendem Quirlen allmählich der kochenden Flüssigkeit zugesetzt.

Relativ schwerer verdaulich sind Rühr-, Spiegeleier, Omelette etc. Von letzteren sind die Schaumomelette und die Omelette soufflée wegen ihrer feinen Verteilung leichter verdaulich. Das Herstellungsrezept für Schaumomelette ist folgendes: 4 Gelbeier und etwa 50 g Zucker werden so lange verrührt, bis eine dickbreiige schaumige Masse entsteht (ca. $^1/_2$ Stunde). Dazu wird ein Teelöffel Rum oder Arrak getan. Vier Eiweiß werden zu Schnee geschlagen, dann werden beide Massen „unterzogen" und auf offenem Herd an nicht ganz heißer Stelle in brauner Butter gebraten. *Schaum-Omelette.*

Die Herstellung der Omelette soufflée unterscheidet sich dadurch von der vorigen, daß die gerührten und geschlagenen Massen in erwärmter und mit Butter ausgestrichener Form im Backofen ca. 10 Minuten gelassen werden.

Dem Bedürfnis an Kohlehydraten wird durch Brot, Mehlspeisen und Gemüse genügt. Der Nährwert der verschiedenen Brotsorten ist nicht allzu wesentlich verschieden. Die Bekömmlichkeit hängt außer der Backweise besonders von der Art des verwendeten Mehles ab. Je feiner gemahlen und je reiner das Mehl ist, d. h. je mehr es von den Hülseteilen gesäubert ist, um so leichter ist seine Verdaulichkeit. Die zweite Bedingung einer guten Bekömmlichkeit, die möglichst feine Verteilung der gebackenen Mehlteilchen, d. h. die lockere Beschaffenheit des Brotes, hängt von der Art des Backens ab. *Kohlehydrate.*

Bei der Bereitung der Mehlspeisen ist auf zwei Punkte besonders zu achten: auf völlige Erschließung der Stärkekörnchen und lockere Beschaffenheit der Speisen. Die Mehlspeisen werden als Suppen, als Breie und in fester Form hergestellt. Über die Herstellung der Suppen und Breie siehe Seite 29 u. ff. Für die Zubereitung der festen Mehlspeisen lassen sich nur die oben erwähnten allgemeinen Gesichtspunkte anführen. *Mehlspeisen.*

Gemüse. Von Gemüsen unterscheidet man Blatt-, Wurzel- und Fruchtgemüse.

Blattgemüse. Das Blattgemüse muß „abgewellt" werden, d. h. durch kochendes Wasser werden die unangenehm riechenden und schmeckenden Stoffe extrahiert. Man bringt das peinlich in kaltem Wasser abgewaschene Gemüse in kochendes Wasser, wartet, bis es nach dem Zusatze des Gemüses wieder aufkocht, und läßt es ca. 1 Minute stark kochen. Dann wird es auf ein Sieb gebracht, damit alles Wasser abfließen kann, und ist zum Kochen oder Schmoren fertig. Gekocht wird jedes Blattgemüse zur Vermeidung der Auslaugung in Salzwasser. Auf 4 Pfd. Gemüse rechnet man etwa 1 l Salzwasser.

Das am leichtesten verdauliche Blattgemüse, welches außer seinem Wohlgeschmack noch die schätzenswerte Eigenschaft einer ungemein großen Fettabsorption besitzt, ist der Spinat, dessen Zubereitung folgende ist. Die Blätter werden vom Gerippe abgezogen, dann sehr sorgfältig mit kaltem Wasser gewaschen. Das Gemüse wird sodann abgewellt, zum Entfernen des Wassers auf ein Sieb gebracht, der Rückstand fein gehackt und in kochende Butter gebracht. Dazu kommt $1/2$ Teelöffel Mehl und zu 1 $1/2$ Pfd. Gemüsebrei ca. $1/8$ l sehr kräftiger Brühe. Nach 10 Minuten langem Schmoren ist das Gemüse zum Genießen fertig.

Die Herstellung der übrigen Blattgemüse erfolgt auf ähnliche Art, nur die Schmorzeit ist größer.

Wurzelgemüse. Die Wurzelgemüse dürfen nicht abgewellt werden, weil dadurch ein zu großer Verlust an löslichen Kohlehydraten erfolgen würde.

Bei vielen Krankheiten empfiehlt es sich, die geschmorten Gemüse in Püreeform zu bringen. Die Gemüse werden am besten durch ein Haarsieb durchgestrichen, mit etwas geröstetem Mehl und Butter versetzt und dann noch $1/4$ Stunde gekocht. Durch Salz, Ei, Petersilie etc. wird die Schmackhaftigkeit erhöht.

Kartoffel. Eine besondere Besprechung erfordert die Zubereitung der Kartoffel, die in Püreeform ein außerordentlich schätzenswertes Nahrungsmittel darstellt. Die Kartoffel kommt als sogenannte Pellkartoffel, als Tisch- und Püreekartoffel zur Verwendung.

Zur ersten Zubereitungsart muß die Erdfrucht sauber gebürstet werden. Dann werden die „Augen" entfernt und zum besseren Eindringen der Hitze und Feuchtigkeit rings um die Kartoffeln Ringe gekratzt. Im Winter muß die Kartoffel mindestens sechs Stunden im Wasser liegen, damit die dumpfe Kellerluft sich nicht im Geschmack bemerkbar macht. — Die Kartoffel wird in kaltem Wasser zum Kochen aufgesetzt, dann wird Salz, Petersilie und Kümmel (letzteres in kleinen Beutelchen) zugesetzt und 15—25 Minuten gekocht (ältere Kartoffeln brauchen längere Zeit).

Die Tischkartoffel wird zur besseren Erschließung der Stärkekörnchen in den Zellen in 4—6 Teile zerlegt, bleibt ca. 12 Stunden in Salzwasser und wird darin zum Kochen aufgesetzt. Wenn die Erdfrüchte gekocht sind, wird das Salzwasser abgegossen, das Gefäß mit den Kartoffeln wird dann nochmals auf den heißen Herd gebracht und ordentlich geschüttelt, damit durch leichteres Verdunsten des in den Kartoffeln enthaltenen Wassers diese mehlig werden. — Püreekartoffeln werden daraus hergestellt, indem man mit Holzinstrumenten — zur Vermeidung eines Metallgeschmackes — die Kartoffeln zerstampft, durch ein Sieb drückt und sie dann — alle Manipulationen in möglichst heißem Zustande — mit kochender Milch, Sahne oder Butter verrührt. Wenn der Brei nach Milchzusatz bei großer Hitze aufzuquellen beginnt, wird eventuell noch ein Ei eingerührt, nachdem es in Milch gequirlt ist. Die Zubereitung der Reis- und Grießspeisen hat an früherer Stelle schon Berücksichtigung gefunden.

Tischkartoffel.

Püreekartoffel.

Künstliche Nährpräparate.

Eine wesentliche Förderung hat die Ernährungstherapie durch die Herstellung künstlicher Nährpräparate erfahren. Die Ziele, welchen die Industrie auf diesem Gebiete zustrebt, sind wirtschaftliche und therapeutische. Leider ist der erstere Gesichtspunkt derart in den Vordergrund getreten, daß der kaufmännische Vertrieb mit Umgehung der ärztlichen Autorität sich in ungeheurer Reklame direkt an das Laienpublikum wendet, das in kritikloser Anwendung der Nährpräparate häufigen Mißerfolg erlebt und dadurch auch die an und für sich vorzüglichen Nährmittel in Mißkredit bringt.

Vorteile der künstlichen Nährpräparate. Die Vorteile, die zweifellos den Präparaten innewohnen, sind: Hoher Nährgehalt, mit wenigen Ausnahmen gute Bekömmlichkeit und fast vollkommene Ausnutzung. Jeder dieser Vorzüge diktiert den Mitteln eine scharf umgrenzte Indikation. Der hohe Nährgehalt empfiehlt die Anwendung bei allen Zuständen der Unterernährung, nach und bei konsumptiven Krankheiten; die leichte Verdaulichkeit läßt bei schweren Störungen im Intestinaltractus die Anwendung der Präparate als wünschenswert erscheinen, und die vorzügliche Resorptionsfähigkeit schreibt sie in allen denjenigen Krankheitszuständen vor, in welchen wir zu einer möglichsten Zurückhaltung des Stuhles gezwungen sind. Mit diesen Indikationen ist ihr Wert erschöpft. **Wo natürliche Nährmittel mit den künstlich hergestellten konkurrieren können, sind erstere des billigeren Preises und des besseren Geschmackes wegen stets vorzuziehen.**

Künstliche Eiweißpräparate. Aus wirtschaftlichen Gründen hat sich die Industrie besonders der Herstellung künstlicher Eiweißnährpräparate zugewandt. Der erste Versuch eines Ersatzes für das zur Ernährung gebräuchliche, aber häufig vom Kranken verweigerte Fleisch war das Fleischpulver, dessen Herstellung folgende ist. Ganz mageres Fleisch wird der Längsfaser nach fein geraspelt, bei 50° ca. 40 Stunden auf Pergamentpapier unter häufigem Wenden getrocknet und dann zu Pulver gestoßen. Die mühselige Bereitungsart, der teure Preis und nicht sonderlich angenehme Geschmack erschweren eine Massenherstellung des Fleischpulvers.

Fleischpulver.

Peptone. Einen großen Schritt vorwärts tat in diesem wichtigen Problem Justus v. Liebig, der die Peptone zur Krankenernährung einführte. Seine geniale Idee wollte dem geschwächten Magen die Arbeit der Überführung der unlöslichen in lösliche Eiweißstoffe abnehmen. Leider realisierte die Erfahrung am Krankenbett nicht die hochgespannten Erwartungen. Der Intestinaltractus verträgt nicht größere Mengen von Pepton, welches durch diarrhoische Entleerung vor der Resorption eliminiert wird. Die im Organismus entstehenden Peptone verursachen deshalb keine Störung, weil sie sofort nach ihrer

Bildung resorbiert werden, so daß niemals größere Peptonmengen sich im Magen-Darmkanal befinden. — Das gleiche Schicksal teilte mit den Peptonen das Albumosepräparat Somatose. Eine entscheidende Änderung der Frage der künstlichen Eiweißernährung brachte E. Salkowski, welcher die Kaseïnpräparate in die Therapie einführte. Alle die gebräuchlichsten und besten künstlichen Eiweißstoffe sind Salzverbindungen des Kaseïns. Eukasin ist Kaseïnammonium, Nutrose ist Kaseïnnatrium, Sanatogen ist glyzerin-phosphorsaures Kaseïnnatrium. Alle diese Präparate unterscheiden sich nur durch verschiedene Löslichkeit, Geschmack und vor allem durch verschiedenen Preis. Dasjenige Mittel, welches bei gleicher Geschmacklosigkeit und Löslichkeit das billigste ist, wird im Wettkampf obsiegen. Zur Zeit gebührt dem billigen Plasmon die erste Stelle. Es ist Milchkaseïn, welches durch Ausfällung mittels konzentrierter Essigsäure gewonnen wird. Die ausgefällten Massen werden getrocknet und zu Pulver gemahlen. Durch Billigkeit und Nährkraft ausgezeichnet ist das Pflanzeneiweiß Aleuronat, welches in Gebäcken eine vorzügliche Ausnutzung erfährt. Eine Mittelstellung zwischen Tier- und Pflanzeneiweiß nimmt das am meisten reklamehaft angepriesene Tropon ein, welches durch seine geringe Löslichkeit und seinen sandigen Geschmack trotz seiner Billigkeit weniger empfehlenswert ist. In Soson, Nährstoff Heyden, Globon etc. sind bereits ganz neue Vertreter der künstlichen Eiweißstoffe im Handel erschienen, so daß es selbst dem Eingeweihten schwer fällt, aus dem verwirrenden Reichtum an solchen Präparaten die besten herauszufinden.

Kaseïnpräparate.

Tropon.

Als Leguminose-Kraftmehl ist von Mauersberger in Chemnitz ein Pflanzeneiweiß in den Handel gebracht, welches alle Vorzüge eines künstlichen Nährmittels verbindet. Es bildet als Mischung von Eiweiß und Kohlehydraten den Übergang zu den künstlichen Kohlehydraten, deren Vorzug in der Umwandlung unlöslicher in lösliche Stoffe besteht. Das Nestlesche und Kufeckesche Kindermehl, dasjenige von Rademann, Knorr, Mellins Nahrung etc. etc., sie alle beruhen mehr oder weniger auf der Erschließung resp. Umwandlung der Stärkekörnchen in Dextrin oder Zucker.

Leguminose-Kraftmehl.

Kindermehle.

v. Mehringsche Kraftschokolade. In der von Mehringschen Kraftschokolade besitzt der Arzt eine vorzügliche Mischung von Eiweiß, Zucker und Fett, welch letzteres zu ca. 21 % enthalten ist. In Lipanin ist ein ferneres künstliches Fettpräparat gewonnen, das aber wegen seines nicht gerade schönen Geschmackes keine glänzende Zukunft hat.

Das ideale künstliche Präparat ist dasjenige, welches in vorteilhafter Mischung alle Nährstoffe enthält. In Hygiama, Alkarnose, Eulaktol etc. besitzen wir schüchterne Vertreter dieser kühnen Idee.

Stoffwechselkrankheiten.

Wie die Therapie der Verdauungskrankheiten hat sich in neuerer Zeit auch die Behandlung der Stoffwechselkrankheiten aus dem mystischen Dunkel medikamentöser Beeinflussung auf den realen Boden der diätetischen Machtsphäre gerettet.

Als Stoffwechselkrankheiten bezeichnet man diejenige Krankheitsgruppe, deren Ursachen im Körper selbst liegen, in seinem abnormen Chemismus. Im Gegensatz hierzu stehen alle anderen Krankheiten, deren Ursachen von der Außenwelt in den Körper gelangen. In der Mitte steht eine Gruppe von Krankheiten, zu deren Entstehung zwar äußere Ursachen notwendig sind, die aber doch unter gleichen Bedingungen zur Erkrankung nur gewisse Menschen befallen. Wir sprechen dann von der Disposition der betreffenden Menschen zu den bestimmten Erkrankungen.

Definition der Stoffwechselkrankheiten.

. Dazu gehören die meisten akuten Infektionskrankheiten, dann besonders die Tuberkulose, und dazu gehören auch die Steinerkrankungen.

Erkrankungen durch Steinbildungen.

Zur Erklärung der Steinbildung hat man die verschiedensten Gründe herangezogen: Sitzende Lebensweise, Stauungen in den von der Steinbildung betroffenen Hohlorganen, Katarrh der Schleimhaut derselben, bakterielle Ursachen u. a. m. Allen diesen Verhältnissen kommt aber nur ein die Konkrementbildung unterstützender Wert zu, die eigentliche Ursache ist zur Zeit noch unbekannt.

Gallensteine.

Die klinisch wichtigsten Lokalisationen der Steinbildungen sind die Gallenblase, das Nierenbecken und die Harnblase. Bei weitem am häufigsten finden sich Steine in der Gallenblase; doch in rel. seltenen Fällen machen sie klinisch wahrnehmbare Erscheinungen. Bei Sektionen findet man in mehr als der Hälfte aller Leichen die Gallenblase mehr oder weniger mit Steinen angefüllt, ohne daß die betreffenden Menschen jemals an Erkrankungen durch Gallensteine gelitten haben.

Abhängigkeit der klinischen Erscheinungen von den pathologisch-anatomischen Vorgängen.

Die Konkremente machen sich klinisch nur dann bemerkbar, wenn die Wandung der Gallenblase durch die Steine — es sind fast immer mehrere — verletzt ist und in den Schleimhautulzerationen durch Bakterien Entzündung oder Eiterung verursacht wird, ferner, wenn aus irgend einem Anlaß ein Stein in die Gallenwege gepreßt wird.

Die Erscheinungen gehen vorüber, wenn die Schleimhautverletzungen ausheilen, oder nach Verwachsung der Gallenblase mit einem Darmabschnitt Durchbruch der in der Gallenblase etwa vorhandenen Eitermassen in den Darm erfolgt, oder wenn andererseits der Stein durch den Engpaß durchgezwängt wird, resp., was meiner Ansicht nach viel häufiger geschieht, in die Gallenblase zurückkehrt.

Je nach diesen kurz skizzierten Vorgängen sind die Symptome und auch die Behandlung verschieden.

Die Ulzeration der Gallenblase macht sich bemerkbar durch Schmerzen in der Gallenblasengegend, die häufig kolikartigen Charakter annehmen, ferner durch unregelmäßiges, meist remittierendes Fieber, das bei Eiterung den intermittierenden Charakter annimmt. Bei tiefer Ulzeration kommen die Symptome peritonealer Reizung — Darmkolik, Übelkeit, Erbrechen — zur Erscheinung. Nach Durchbruch in die Peritonealhöhle entsteht eitrige Peritonitis.

Steineinklemmung.

Die Merkmale der Steineinklemmungen sind: Intensive Kolik der Gallenblase, Erbrechen, Fieber, eventuell Icterus. Die Kolik wird verursacht durch krampfhafte Kontraktionen der Gallenblase, welche die Propulsion des Steines bezwecken. Die Gallengänge selbst entbehren der Muskulatur, können also keine Kolik bewirken. Das Fieber ist wohl durch Verletzungen der Schleimhaut zu erklären, das Erbrechen durch eine den meisten Koliken eigene Reflexwirkung oder durch peritoneale

Reizung. Icterus entsteht nur dann, wenn durch Verhinderung des Gallenabflusses in den Darm Gallenfarbstoff in den allgemeinen Kreislauf gelangt. Sitzt das Hindernis im Ductus cysticus, dann ist wohl der Zufluß der Galle in die Gallenblase gehemmt, nicht aber in den Darm, so daß in diesem Falle kein Icterus entsteht.

Die Behandlung richtet sich nach den zu konstatierenden Verhältnissen.

Behandlung.

Nimmt man Ulzerationen der Schleimhaut der Gallenblase an, so wird man durch permanente Eisblase die Entzündung zu bekämpfen suchen. Ein weiteres, den entzündlichen Zustand günstig beeinflussendes Mittel ist Ruhigstellung des kranken Organs durch Opium, welches auch durch seine schmerzstillende Eigenschaft wohltuend wirkt. Die absolute Bettruhe ist durch den Schmerz bei Bewegungen und durch das Fieber von selbst geboten. Das souveräne Mittel gegen Gallensteinkolik ist Morphium, das bei keinem ausgesprochenen akuten Anfall zu entbehren ist. Die krampfhaften Kontraktionen der Gallenblase sind durch heiße Umschläge zu lindern. Unterstützt wird die Beruhigung der Peristaltik der Gallenblase durch kontinuierliche Darreichung von Opium (3—5 mal täglich 0,03—0,05 pro dosi).

Die Diät muß möglichst reizlos sein, um die Absonderung der Galle so wenig wie möglich anzuregen. Bei manchen Ärzten sind gerade die sogenannten gallentreibenden Mittel (große Ölmengen, Terpentin und Äther $\widehat{aa}$ etc.) beliebt, indem sie annehmen, daß durch die vermehrte Gallenabsonderung der Stein eher durch den Engpaß durchgetrieben wird. In denjenigen Fällen, in denen man die strotzend gefüllte Gallenblase fühlt, mag diese Absicht berechtigt sein, auch der Gerhardtsche Versuch, durch Kompression der Gallenblase den Stein gewaltsam durch den engen Kanal hindurchzupressen.

Meiner Ansicht nach soll es aber in den meisten Fällen garnicht in der Absicht des Arztes liegen, die Gallensekretion zu fördern, denn bei weitem die meisten Fälle von Gallensteinkolik schwinden, ohne daß im sorgfältig durchsuchten Stuhl Steine gefunden werden. Diese Tatsache erklärt sich leicht dadurch, daß die Steine nach Beseitigung der krampfhaften Kontraktion der Vesica fellea in deren Hohlraum liegen bleiben resp. zurückkehren.

Von gutem Erfolg haben sich bei Neigung zu Gallensteinkoliken Karlsbader Kuren erwiesen, die im wesentlichen auf Regulierung der Verdauung durch Diät, Bewegung und Karlsbader Salz beruhen.

Bei bestehendem Icterus hat die Diät darauf Rücksicht zu nehmen, daß infolge Behinderung des Gallenzuflusses in den Darm die Fettverdauung beeinträchtigt ist. Also fettlose, leicht verdauliche Nahrung und Sorge für regelmäßigen Stuhl durch nüchtern verabfolgtes Karlsbader Salz sind die einfachen Vorschriften für Gallensteinkranke oder Ikterische.

Nierensteine. Schwieriger ist die Diagnostik und Behandlung der Nierensteine. Das einzige sichere Zeichen vorhandener Nierensteine sind im Urin nachgewiesene Konkremente. Alle anderen Symptome sind mehrdeutig. Am meisten Vertrauen zur Diagnose Nierenkolik verdienen die kolikartigen Schmerzen in der Nierengegend, welche den Ureter entlang in die Harnblase, selbst bis in die Eichelspitze oder in benachbarte Nervenverzweigungen ausstrahlen, so in den Hoden oder in den Ischiadicus. Dazu gesellen sich häufig dysurische Beschwerden. Wie bei der Gallensteinkolik werden die Schmerzen ausgelöst durch das Bestreben des Nierenbeckens, das Konkrement durch den Engpaß — Ureter — hindurchzutreiben. Bei diesen krampfhaften Versuchen des mit kräftiger Muskulatur begabten Nierenbeckens wird dessen Schleimhaut resp. die des Harnleiters fast ausnahmslos verletzt. Die hierdurch veranlaßten, meist nur mikroskopisch festzustellenden Blutungen sind als einer der wichtigsten Beläge für Nierensteinkolik aufzufassen. Die Verletzungen der Schleimhaut, eventuell durch komplizierende Eiterungen, geben die Erklärung für die bei Nierensteinkolik häufig vorhandenen Temperatursteigerungen. Die Entzündung und Eiterung erregenden Mikroorganismen — meist das Bacterium coli commune — gelangen auf dem Blutwege zu der Ansiedelung im Nierenbecken. Die erfolgte Infektion desselben manifestiert sich außer dem Fieber in dem Eitergehalt des Urins. Die saure Reaktion des Harns, die sogen. pyelitischen Pfröpfe — aus Haufen von Leukozyten bestehend —, die keulenförmigen und geschwänzten Epithelien etc. sind nur unsichere

Daten zur Lokalisation des Krankheitsherdes. Die Reaktion ist deshalb von geringer Bedeutung, weil einerseits alkalisch reagierender Urin bei Pyelitis, andererseits sauer reagierender bei manchen Formen der Cystitis — bei der gonorrhoischen, tuberkulösen und Bact. coli-Cystitis — vorkommt.

Die Behandlung des akuten Anfalles von Nierensteinkolik erfordert die Darreichung von Opium oder Morphium, aus derselben Indikation wie bei der Gallensteinkolik. Sehr schwierig ist die lokale therapeutische Einwirkung. Im akuten Anfall wird man durch Ruhe und durch Opiate das Nierenbecken möglichst ruhig zu stellen versuchen. Aus demselben Grunde wird man bei heftigem Schmerzanfall die Zufuhr von Flüssigkeiten vermeiden. Eine erfolgte Entzündung erfordert die Anwendung antiphlogistischer Maßnahmen in der Regio lumbalis. *Behandlung des akuten Anfalles.*

Ist der akute Charakter vorüber, dann empfiehlt sich, durch möglichst reichliche Flüssigkeitszufuhr — einen großen Ruf haben sich die Alkalien und alkalienhaltigen Wässer erworben — eine Lösung resp. Verkleinerung der Konkremente zu erstreben und sie dann aus den Harnwegen herauszuspülen. Diese Durchspülung ist besonders dann indiziert, wenn sich eine Eiterung im Nierenbecken etabliert hat. Von großem Wert wäre eine antiseptische Ausspülung des eitrig erkrankten Nierenbeckens. Leider haben sich die Bemühungen in dieser Richtung noch nicht zur Zufriedenheit realisiert. Die Ausspülung des Nierenbeckens durch Harnleiterkatheterismus verbietet sich vorläufig durch die ungeheure technische Schwierigkeit und die Gefahr von Verletzungen; die deszendenten Auswaschungen mit antiseptisch gemachtem Urin — mit Salol, aus dem sich Karbolsäure abspaltet, oder Urotropin, aus welchem Formalin frei wird — haben bisher noch keine dauernden Erfolge erzielt. *Behandlung nach Beseitigung des akuten Anfalles.*

Gelingt es durch die erwähnten Maßnahmen nicht, der Schmerzen oder der Blutungen Herr zu werden, oder tritt infolge Verlegung des Harnleiters Anurie der einen Niere ein mit reflektorischer Anurie der andern Niere, oder besteht eine Pyelitis mit abundanter, die Gefahr der Amyloidentwickelung bedingender Sekretion, oder ist eine Pyonephrose mit gefahrvollen Symptomen entstanden, dann ist chirurgisches Eingreifen erforderlich: entweder die Nephrotomie oder die Nephrektomie. *Indikationen zur chirurgischen Behandlung.*

Blasensteine. Die Blasensteine werden am sichersten durch die Cystoskopie oder die Absuchung der Blase mit dem Metallkatheter erkannt. Die Cystokopie hat den Vorzug, daß sie auch die in einem Blasendivertikel eingeschlossenen, mit der Sonde nicht erreichbaren Steine erkennen läßt. Andere, weniger sichere Symptome sind Schmerzen in der Gegend der Harnblase, bis in die Eichelspitze ausstrahlend, besonders am Schlusse der Miktion, weil dann die kontrahierte Blase häufig von dem rauhen Stein gereizt wird, Blutungen aus demselben Grunde, meist am Schlusse der Harnentleerung entstehend, plötzliche Unterbrechung der Miktion durch den sich vor die innere Harnröhrenöffnung vorlagernden Stein, die verschiedensten dysurischen Symptome, endlich intensive entzündliche und katarrhalische Erscheinungen.

Die Behandlung erfordert früher oder später die Entfernung des Steines durch intravesikale Zertrümmerung oder durch die Sectio alta.

Als lindernde Mittel kommen in heftigen Schmerzanfällen absolute Bettruhe, Ruhigstellung der Blase durch Opiate, am besten in Form von Suppositorien, eventuell Blasenspülungen in Betracht.

Bei Anwesenheit kleinerer und weicher Konkremente gelingt es zuweilen, durch künstlich gesteigerte Diurese — durch alkalienhaltige Wässer — den Stein aus der Blase herauszuspülen. Leider bleibt aber bei allen Steinerkrankungen die Ursache zur Konkrementbildung bestehen, sodaß früher oder später nach Entfernung eines oder mehrerer Steine sich neue entwickeln. Eine radikale Therapie kann erst der Entdeckung der essentiellen Ursache der Steinbildung folgen.

Diabetes mellitus.

An demselben Mangel leidet die Therapie der Stoffwechselkrankheiten. Wir wissen wohl, daß sie auf anomalem Chemismus beruhen, wodurch dieser aber ausgelöst wird, ist unserer Erkenntnis bisher verschlossen.

Die praktisch wichtigste aller Stoffwechselkrankheiten ist der Diabetes mellitus, dessen Wesen noch völlig rätselhaft ist. Wir wissen nicht, ob der die Norm um das Vielfache übersteigende

Zuckergehalt im Blut auf nervöse Einflüsse zurückzuführen ist oder auf toxische Ursachen, auf Fermentwirkung oder dergl.; wir kennen nur die Tatsache, daß der Zucker in abnorm großer Menge im Blute zirkuliert und durch den Urin ausgeschieden wird. Wahrscheinlich ist die Annahme, daß die Anhäufung des Zuckers auf mangelhafte Zersetzungsfähigkeit des Organismus zurückzuführen ist. Wir wissen mit Sicherheit, daß der Zuckergehalt abhängig ist von der Art der Ernährung. Mit größerer Einverleibung von Kohlehydraten steigt der Prozentgehalt an Zucker, um bei vorwiegender Eiweiß- und Fettnahrung in der Regel abzunehmen. Nicht in allen Fällen wird durch diätetische Maßnahmen der Zucker beseitigt oder verringert — dadurch unterscheidet sich die schwere Form des Diabetes von der leichteren, diätetisch leicht zu beeinflussenden —, sodaß wir zu der Annahme gezwungen sind, daß auch aus dem Eiweiß sich Zucker abspalten kann.

Die Behandlung läßt die besten Erfolge von einer zweckmäßigen Ernährung erwarten. Die medikamentöse Therapie des Diabetes selbst versagt völlig.

Die Aufgabe der Behandlung besteht darin, den Diabetiker in möglichstem Wohlbefinden, bei möglichst völliger Leistungsfähigkeit und auf dem gleichen Körpergewicht zu erhalten. Erst in zweiter Linie kommt die Herabsetzung des Zuckergehaltes. Es kann nicht genug betont werden, daß ein Zuckerkranker, der trotz hohen Zuckergehaltes die oben erwähnten Bedingungen erfüllt, besser daran ist, als ein Diabetiker, der bei geringem Zuckergehalt in seinem Befinden und seiner Leistungsfähigkeit beeinträchtigt ist. Allgemeine straffe Gesetze lassen sich für die Behandlung der Diabetiker nicht aufstellen. Die Therapie muß sich den individuellen Verhältnissen anpassen. Gegen einen hohen Zuckergehalt im Urin ist nur einzuschreiten, wenn Gewichtsverlust, Einbuße an Leistungsfähigkeit oder diejenigen Beschwerden auftreten, welche man auf zuckerreiches Blut zurückführt, wie: Neuralgien, quälender Durst, Pruritus vulvae resp. penis aut scroti, Coma diabeticum etc. Die Nervenschmerzen glaubt man durch eine entzündliche Neuritis verursacht, das Durstgefühl durch den großen Verlust an Wasser, welches zur Lösung des Zuckers notwendig ist. Der Pruritus an den äußeren Genitalien weicht in der Regel auch erst mit der Beseitigung resp. Herabsetzung der Zuckerkonzentration im Harn.

Kommt ein Zuckerkranker in die Behandlung, dann ist zunächst der Prozentgehalt des Zuckers zu konstatieren. Dabei ist zu beachten, daß nicht eine einzelne entleerte Urinportion für den wirklichen Zuckergehalt maßgebend ist. Der größte Prozentsatz ist in der Regel morgens zwischen 8—9 Uhr nachzuweisen. Bis Nachmittag gegen 5—6 Uhr pflegt ein allmählicher Abfall zu erfolgen. Als Differenz fand ich zwischen Minimum und Maximum an einem Tage selbst $2^1/_2\%$. Um also eine genauere Bestimmung zu erhalten, sind zu verschiedenen Tageszeiten entleerte Portionen, oder am besten eine Probe des in 24 Stunden entleerten Gesamturins notwendig. Dann, nachdem man wiederholte Prozentbestimmungen gemacht hat, versucht man durch strenge Diät das Minimum des Zuckergehaltes zu erreichen, um dann unter genauer Kontrolle des Urins allmählich zu einer freieren Diät überzugehen.

Coma diabeticum. Eine rätselhafte Erscheinung ist das Coma diabeticum. Es wird neuerdings auf eine Säureintoxikation des Organismus zurückgeführt, und zwar beschuldigt man die Oxybuttersäure, aus welcher durch Oxydation leicht Acetoessigsäure entsteht, welche ihrerseits in Kohlensäure und Aceton zerfällt. Dieses, im Coma sich durch den obst- oder chloroformähnlichen Geruch der Exspirationsluft markierend, ist durch Eisenchlorid leicht nachweisbar, welches bei Anwesenheit von Aceton den Urin burgunderrot färbt. — Die Therapie des Coma diabeticum, welches durch Kollaps gefährlich wird, ist eine herzstimulierende.

Diätetische Behandlung. Wenn bei irgend einer Krankheit der diätetischen Küche eine wichtige Aufgabe zufällt, so ist in der Behandlung des Diabetes. Es genügt nicht die allgemeine Verordnung, daß die Ernährung auf Eiweiß- und Fettnahrung besonderes Gewicht zu legen hat; denn der kärgliche Küchenzettel ist bald erschöpft, und die Kranken leiden unter der Monotonie der Nahrung. Auch bei schwerer Zuckerharnruhr empfiehlt es sich, geringe Mengen von Kohlehydraten zu erlauben, da sonst unbezähmbarer Heißhunger die Schranken der Diät durchbricht und größeres Unheil anrichtet als fürsorglich gewählte und bestimmte Mengen von Amylaceen.

Außer auf Fleisch- und Eierspeisen lege man großen Wert auf Fischnahrung, welche mannigfache Abstufungen des Geschmackes ermöglicht. Empfehlenswert sind Fischklöße, wozu man zweckmäßig das Fleisch des Schellfisches, auch von Hecht, Schleie, Barsch verwendet. Ungeeignet ist das wasserarme Fleisch des Zanders.

Die Zubereitung erfolgt derart, daß das Fischfleisch herausgeschält und in einem Porzellanmörser $^1/_2$ Stunde gestoßen wird (Mahlen ist untauglich). Der Teig besteht aus folgender Mischung: zu 350 g Fischfleisch nimmt man 50 g Butter, 1 Ei, 6 g Salz und eine Prise Pfeffer. Die Butter wird in einem Porzellangefäß stark gerührt, dazu kommt dann das Ei, Salz, endlich die Fischmasse. Ist das Gemisch zu fest, wird Butter, ist es zu weich, Ei oder Mehl hinzugetan. Die Masse kann entweder in haselnußgroße Klöße (Kochzeit 5 Minuten, Kochwasser sehr salzreich, sodaß ein Ei oben schwimmt), oder in Boulettenform gebracht werden. *Fischklöße.*

Von Gemüse sind die meisten Blättergemüse erlaubt. Spinat eignet sich besonders durch seine große Fettabsorption. Dann gestatte man alle Kohlarten, Pilze (Steinpilze, Morcheln), frische Kohlrabi und frischen Spargel. Gurken, Salate, Preißelbeeren gehören gleichfalls auf den Küchenzettel, wenngleich ihr Nährwert nur minimal ist. Lehrreicher und bequemer als alle Einzelheiten ist folgender Küchenzettel, welchen ich der liebenswürdigen Überlassung seitens der Vorsteherin der Küchenabteilung im Berliner Lettehaus, Fräulein Hannemann, verdanke. Er giebt in 30 Mittagsformeln einen vorzüglichen Überblick über die dem Diabetiker zu erlaubenden Küchengenüsse. *Gemüse.*

1. Fischsuppe, Schweinekotelett, Spinat mit Ei.
2. Brühe mit Ei, Kalbsbraten, Rosenkohl, Weingelée.
3. Brühe mit junger Kohlrabi, Huhn mit holländischer Sauce, Fischklöße, Mandeltorte.
4. Wirsingkohlsuppe mit Bratwurst, Aleuronatzwieback-Pudding, Kompott von unreifen Stachelbeeren.
5. Morchelsuppe, Fisch mit Sauerkohl.
6. Grünkohlsuppe, Schweinebraten, Omelette, Apfelmus.
7. Grüne Bohnensuppe, Fleischpudding mit Eiersauce, Gurkensalat.

Küchenzettel für Diabetiker.

8. Apfelweinsuppe, Gulasch, Nudeln, Rotkohlsalat.
9. Brühe mit Fisch, Schmorbraten, Steinpilze, Mohntorte.
10. Brühe mit hartem Ei, Schweinekotelett, saurer Wirsingkohl.
11. Apfelsuppe, Kalbfleischfrikassee.
12. Sahnensuppe mit Eiweißschaum, Brisoletten mit Ei, Spinatpudding.
13. Brühsuppe mit Eierklößchen, Hammelbraten, Wirsingkohl.
14. Klare Brühe, Rindfleisch, junge Kohlrabi mit Blatt, Zwiebackpudding mit Chaudeau.
15. Legierte Fischsuppe, Kalbsschnitzel, Kopfsalat.
16. Brühe mit Fleischklößchen, Wildbraten, Sauerkohl, Äpfel in Gelee.
17. Spargelsuppe, Kalbfleisch, Sardellensauce, Preißelbeeren.
18. Brühe mit Nudeln und Petersilie, Fischkotelett, Blumenkohlsalat.
19. Brühe mit Parmesankäse, Rinderfilet, garniert mit Rosenkohl, Blumenkohl, Spargel, Fischklößen.
20. Preißelbeerkaltschale, gefüllte Schweinshesse, Bruchspargel mit Frikasseesauce.
21. Brühe mit Aleuronatzwiebackklößchen, Hammelfleisch, Kohlrabi mit Blatt.
22. Kalbfleischsuppe, Omelette, mit Preißelbeeren gefüllt.
23. Brühe mit Aleuronateinlauf, Kasseler, Rosenkohl, Kompott von unreifen Stachelbeeren, Mandeltorte.
24. Apfelsuppe, Deutsches Beefsteak, garniert mit Setzei, Nudeln, Sardellen, grüner Salat oder Topinambur.
25. Spargelsuppe, gebratene Fischklopse, Sauerkohl, Eierklößchen.
26. Brühschaumsuppe, Ragout von Schweineohren mit holländischer Sauce, zarte, grüne Bohnen mit brauner Butter.
27. Krebssuppe, Fleischpudding mit Spargel, junge Kohlrabi, Kapernsauce.
28. Wirsingkohlsuppe, Schinken mit Apfelweinsauce, Morchelgemüse.
29. Brühsuppe mit zartem Kohlrabi, Fischhackbraten, Salatgemüse (wie Spinat).

30. Brühe mit Schinkenklößen, gebratene Hühner, Eiernudeln, geschmorte Gurke.

Erwähnen möchte ich noch einen Pudding für Diabetiker, aus folgenden Stoffen bestehend: 4 Gelbeier, 4 Eischnee, 35 g gestoßener oder geriebener Aleuronatzwieback, 35 g abgezogene, gestoßene süße Mandeln (oder Hasel-, Walnüsse), 2 Plättchen gestoßenen Saccharin und etwas Backpulver. Die Gelbeier werden $1/4$ Stunde lang gerührt. Dazu kommt das feingestoßene Saccharin, die Mandeln, Salz, Aleuronatmehl. Nachdem diese Massen ordentlich durcheinandergerührt sind, wird der Schnee „unterzogen"; die Puddingform wird stark mit Butter ausgestrichen und die Masse eingefüllt (niemals mehr als $3/4$ gefüllt, da sonst der Teig überquillt). Fest verschlossen bleibt der Topf ca. 1 Stunde im Wasserbade. *Pudding für Diabetiker.*

Schließlich möchte ich noch einer Frucht gedenken, welche den Zuckerkranken die Kartoffel ersetzt, Topinambur, eine der Artischocke an Geschmack ähnliche Feldfrucht. Wie die Kartoffel wird sie sauber gebürstet, von den „Augen" befreit, in Salzwasser kalt aufgesetzt und 15—20 Minuten lang gekocht. Die Frucht ist auch mit brauner Butter zu schmoren. *Topinambur.*

Häufig wird man bei Diabetes eine medikamentöse Behandlung nicht entbehren können, nicht zur Bekämpfung der Zuckerausscheidung, sondern zur Linderung der durch den Zucker verursachten oder die Zuckerkrankheit in paralleler Erscheinung komplizierenden Beschwerden. So sieht man sich häufig gezwungen, das quälende Durstgefühl zu bekämpfen. Opiate haben sich besonders zu dieser Indikation bewährt; weniger: Eispillen, Tee, Kaffee und andere durststillende Mittel. Ich sah von Limonaden mit Phosphorsäure gute Erfolge.

Der Pruritus der Genitalien ist durch Waschungen mit 1%-iger Karbolsäure, durch Puder, Salben zuweilen günstig zu beeinflussen. Die Neuritiden, die komplizierenden Furunkel und Karbunkel, die Lungenphthise etc. erfordern entsprechende Behandlung.

Die Fettsucht.

Wie die Eigentümlichkeit des Diabetes in der mangelhaften Fähigkeit des Organismus besteht, den Zucker zu oxydieren, ist die Fettsucht durch subnormale Verbrennung des in den Körper eingeführten resp. in ihm entstandenen Fettes charakterisiert. Es ist schwer, die Grenze der pathologischen Fettanhäufung zu bestimmen. Man kann die Adipositas dann als krankhaft bezeichnen, wenn das Wohlbefinden oder die Leistungsfähigkeit zu leiden beginnt. Nicht also das absolute Maß der Fettansammlung zwingt zur Auffassung eines pathologischen Zustandes, sondern die Einwirkung der Fettsucht auf das Befinden des Kranken.

<small>Definition der Fettsucht.</small>

Von der Zuckerkrankheit unterscheidet sich die Obesitas durch die bedeutend geringere Gefahr, wenngleich diese nicht zu sehr zu unterschätzen ist. Fast ausnahmslos droht sie vom Herzen. Die durch die Fettanhäufung außerordentlich vermehrte Masse des Körpers mit der starken Blutfülle stellt an das Herz erhöhte Anforderung, insofern die Masse getragen und ernährt werden muß. Dazu kommt die Neigung des Perikards und des Herzmuskels, Fett in großen Mengen in den Interstitien aufzunehmen, wodurch der Herzmuskel erheblich in seiner Leistungsfähigkeit beeinträchtigt wird. Diese Herzinsuffizienz äußert sich außer der erhöhten Pulsfrequenz — Pulszahlen von 120—130 in der Minute sind keine Seltenheit — in der leicht auftretenden Dyspnoë und in der geringen Widerstandskraft der Fettsüchtigen in allen denjenigen Fällen, in denen etwas größere Anforderungen an die Herzkraft gestellt werden. Ferner befindet sich ein Fettsüchtiger mit starker Adipositas der Bauchdecken in einer ähnlichen Verfassung wie ein Hydropiker mit erheblichem Anasarka der Bauchwand. Im Liegen drückt die schwere Fettmasse des Leibes zu sehr auf den Bauchinhalt, treibt das Diaphragma in die Höhe, wodurch der Rauminhalt des Thorax beengt wird; im Sitzen erfolgt der gleiche Übelstand durch Kompression des Leibes infolge Andrängens an die Oberschenkel.

<small>Behandlung.</small>

Die Behandlung ist scheinbar fest vorgeschrieben. Es erscheint als selbstverständlich, daß zunächst die Zuführung des Fettes in der Nahrung in erster Reihe beschränkt werden muß. Die Erfahrung hat aber gezeigt, daß Nahrungsfett viel leichter zu Wasser und Kohlensäure verbrannt wird als die fettbildenden Amylaceen. Diese müssen also vor allen anderen Nahrungsstoffen auf ein Minimum herabgesetzt werden. Es ist jedoch unzweckmäßig, die Kohlehydrate völlig von dem

Diätzettel zu verbannen, denn nach Kräften muß das „jucunde" in der Heilkunst gewahrt werden. Nicht in der möglichst schnellen und hochgradigen Herabsetzung des Fettgehaltes ist das Ziel einer guten Therapie der Fettsucht zu sehen, sondern in einer Besserung des Befindens und Erhöhung der Leistungsfähigkeit infolge Stärkung der Herzkraft und Herabsetzung des Fettgehaltes.

Die vor wenigen Jahren noch modernen Entfettungskuren, nach Oertel, Banting etc., erreichten Abnahme der Fettmassen durch rigorose Einschränkungen der Diät. Der äußerliche Erfolg wurde dadurch erreicht, daß die Eiweiß bevorzugenden Diätvorschriften eine Unterernährung bewirkten, durch welche zwar eine Verminderung des Fettes, aber auch Aufbrauch des Körpereiweißes erreicht wurde. Die zweifelhaften Erfolge haben den Gebrauch der heroischen Kuren, welche außer dem Hungerzwange noch die Qual des Durstes verlangten, erheblich eingeschränkt.

Eine vernünftige Therapie der Fettsucht betrachtet die diätetischen Zwangsmittel nur als höchstens gleichwertigen Faktor mit denjenigen Maßnahmen, welche die Oxydationsfähigkeit des Organismus erhöhen. Allerdings ist ein Übermaß von Fetten und besonders von Kohlehydraten zu vermeiden. Man bevorzuge in erster Reihe Eiweißstoffe, erlaube aber auch mäßige Mengen von Fett und Amylaceen. Um die den Fettansatz begünstigende Resorption zu hemmen, empfiehlt es sich, durch Abführmittel die Peristaltik zu erhöhen. Die Mittelsalze mit ihrer wasserentziehenden Wirkung sind besonders hierzu geeignet. Auf diese Weise wird das Hungergefühl ohne Schaden für den Organismus befriedigt.

Streng zu vermeiden sind alkoholische Getränke. Einerseits sind sie wegen ihrer leichten Verbrennlichkeit als Fettsparer zu betrachten, sodaß sie den Fettansatz begünstigen, und dann schädigen sie das ohnehin schon unter ungünstigen Verhältnissen funktionierende Herz. Über die Zufuhr von Flüssigkeiten überhaupt ist sehr viel debattiert worden. Die theoretischen Erwägungen sprechen eher für Herabsetzung der Flüssigkeitsmenge, weil durch verminderte Gefäßfüllung die Stauung abnimmt und dadurch die Oxydationsfähigkeit des

Blutes steigt. Die Erfahrung hat jedoch gezeigt, daß der Vorteil der Wasserentziehung den Nachteil des subjektiven Unbehagens nicht ausgleicht. Ungleich wirksamer sind diejenigen Maßnahmen, welche den Fettansatz beschränken und die Verbrennung des Körperfettes durch Steigerung der Oxydationsprozesse im Organismus fördern. Wir haben schon an früherer Stelle den mächtigen Einfluß der Hydrotherapie auf den Stoffumsatz kennen gelernt. Kalte Packungen, Waschungen, kühle Bäder, Duschen etc. sind vortreffliche, den Stoffwechsel reflektorisch hebende Prozeduren. Massage und passive Bewegungen sind gleichfalls ausgezeichnete Mittel zur Verringerung der Fettmassen. Die Massage hat besonders den Vorteil, daß die Fettträubchen mechanisch zerstört und in die Lymphgefäße gepreßt werden, wodurch die Resorption ungemein erleichtert wird.

Bei weitem am machtvollsten sind aktive Bewegungen. Durch Muskelarbeit wird am meisten oxydierbares Material verbraucht, sodaß nicht nur das eingeführte Fett oxydiert, sondern von dem überschüssigen Körperfett beträchtliche Mengen verbrannt werden. Die Blut- und Saftzirkulation wird durch Muskeltätigkeit erheblich erleichtert, dadurch das Herz entlastet, welches von Fett mehr oder weniger befreit, durch maßvolle Bewegung gekräftigt wird. Der etwa gesteigerte Appetit ist durch voluminöse, aber kalorienarme Nahrung zu befriedigen.

Besondere Erwähnung verdient ein Mittel, welchem eine spezifische Einwirkung auf die Fettbildung nicht abgesprochen werden kann, das Thyreoidin. Es wird in allmählich steigender Dosis von 0,15—0,6 g pro die in Tablettenform (à 0,15 oder 0,3) ordiniert. Um aber allgemeine Empfehlung und Verbreitung zu finden, ist das Medikament zu unsicher — und gefährlich. Ich sah nach geringen Dosen schon beängstigende Herzpalpitationen, die zwar in der Regel nach Aussetzen des Mittels bald vorübergingen, in einigen Fällen aber mehrere Wochen bestehen blieben.

Die Kontrolle der Behandlung wird durch die wöchentliche Wägung geführt, wobei darauf zu achten ist, daß diese zu derselben Zeit, in derselben Kleidung und auf derselben Wage geschieht. Ist die Gewichtsabnahme auch weniger beträchtlich, das subjektive Befinden und die Arbeitsfähigkeit einigermaßen gehoben, dann ist der Erfolg der Kur höher anzuschlagen, als wenn ein sehr großer Gewichtsvserlust auf Kosten der Körperkraft erreicht worden ist.

Gicht.

Wie der Diabetes auf einer abnormen Verbrennung der Kohlehydrate beruht, die Fettsucht durch anomale Fettverbrennung begründet ist, wird die Gicht auf krankhafte Umsetzung der Eiweißstoffe zurückgeführt. Das Wesen der Gicht ist wie die essentiellen Ursachen der übrigen Stoffwechselkrankheiten unbekannt. Man weiß nur, daß der Gichtanfall von Ablagerung harnsaurer Salze in den Gelenkknorpeln, deren Umgebung und an anderen Orten begleitet ist. Besonders gefährdet sind die Nieren, in denen bei Gicht Schrumpfprozesse stattfinden.

Für die Therapie kommt einmal die Behandlung des akuten Anfalles, dann die Bekämpfung der gichtischen Diathese in Betracht. Gewöhnlich betrifft die akut entzündliche Erkrankung das Metatarso-Phalangealgelenk der großen Zehe. Durch Hochlagerung des erkrankten Fußes, warme Umschläge und Ruhe, eventuell durch Narcotica ist der Kranke über den Anfall hinwegzubringen. Warme Umschläge bewähren sich in der Regel deshalb besser als Eisapplikationen, weil erstere den Ablauf des nicht zu hindernden entzündlichen Vorganges beschleunigen. Von Salizylpräparaten, Antipyrin etc. sind nur empirisch günstige Berichte zu erwähnen.

Behandlung des akuten Anfalles.

Eine außerordentlich günstige Wirkung ist in einigen Fällen dem Liqueur de Laville nicht abzusprechen, welcher als Geheimmittel zuerst ungewöhnliches Aufsehen erregte, bis man erkannte, daß der wesentlichste Bestandteil Colchicum ist, ein altbewährtes Gichtmittel. Die Anwendungsart des Liqueur de Laville ist folgende. Im akuten Anfall werden drei Tage lang dreimal täglich je ein Kaffeelöffel, dann 10—15 Tage lang alle zwei, später alle drei Tage $1/_2$ Kaffeelöffel voll gegeben. In neuester Zeit wird Uricedin in Dosen 2,0—4,0 g pro die mit Erfolg an-

Behandlung der gichtischen Diathese. gewandt. Das Präparat ist ein Gemisch von Natriumzitrat, Natriumchlorid und Natriumsulfat in eingedicktem Zitronensaft.

Die Behandlung der gichtischen Stoffwechselanomalie muß in erster Reihe einen energischen Stoffumsatz erstreben, bei maßvoller Zufuhr von Nahrungsmitteln. Besonders sind die Eiweißstoffe als hauptsächliche Bildner der harnsauren Salze möglichst zu beschränken. Die Hebung des Stoffumsatzes wird durch alle diejenigen Maßnahmen erreicht, die wir zur Bekämpfung der Fettleibigkeit als wirksam kennen gelernt haben. — Besonders hervorzuheben ist noch die Notwendigkeit, die Zufuhr der die Harnsäurebildung begünstigenden Säuren zu vermindern, während von den neutralisierenden Alkalien günstige Einwirkungen beobachtet worden sind

Krankheiten des Blutes.

Während die tatsächlichen Verhältnisse mancher krankhaften Stoffwechseländerungen schon frühzeitig bekannt waren, blieb die Entscheidung der Frage, wo die Vorgänge der Oxydation und Reduktion erfolgen, bis in neuere Zeit strittig. Nunmehr ist die Frage endgültig dahin entschieden, daß die Oxydation selbst in dem Parenchym der Gewebe stattfindet, daß aber als der Träger der die Oxydation ermöglichenden Stoffe das Blut zu betrachten ist. Die Pathologie desselben hat, dank den bahnbrechenden Untersuchungen Ehrlichs, in den letzten Jahrzehnten bedeutende Errungenschaften in der Erkenntnis zu verzeichnen, und die Therapie beginnt, dem Fortschritt, wenn auch langsam, zu folgen. Die Pathologie und Therapie des Blutes, welche auch für die praktischen Ärzte Interesse beansprucht, hat leider bisher wenig Verbreitung unter den Ärzten gefunden, sodaß ich mich nicht dem Vorwurf der Umständlichkeit auszusetzen hoffe, wenn ich neben der Therapie auch den jetzigen Stand der Pathologie des Blutes in großen Zügen streife.

Das Blut ist ein Gewebe, dessen zellige Elemente sich in flüssiger Interzellularsubstanz befinden. Mehr wie alle anderen Gewebe ist das Blut in seiner Konstitution von dem Zustande des Organismus abhängig. Die wichtigsten Bestandteile sind die zelligen Elemente, die Erythrozyten, Leukozyten und Blutplättchen, von denen ersteren die größte Bedeutung zukommt. Die runden, bikonkaven, kernlosen, hämoglobinhaltigen roten Blutkörperchen — Normoblasten — können in der Größe, Gestalt, Farbe, Struktur und Zahl Abweichungen von der Norm zeigen. Die Größe übersteigt entweder das normale Maß — *Pathologisch-anatomische Veränderungen des Blutes.*

Makrozyten —, oder bleibt unter der Norm — Mikrozyten. Besitzen die übergroßen Erythrozyten einen Kern, so nennt man sie Giganto- oder Makroblasten. Außer ihrer Größe und dem Kern unterscheiden sie sich durch ihre unregelmäßige Umgrenzung und ihren relativ geringen Hämoglobingehalt. Alle diese Gebilde besitzen feste Gestalt. Formengebilde von veränderlicher Form — Keulen-, Hantel-, Birnenform etc. — nennt man Poikilozyten. Je nach dem Hämoglobingehalt sind die Erythrozyten mehr oder weniger stark rot gefärbt. Die roten Blutkörperchen färben sich im Ehrlichschen Dreifarbengemisch in der Regel orange. Znweilen nehmen sie dagegen mehr den Fuchsinton an. Man nennt dieses Verhalten polychromatisch. Unterschiede in der Struktur sind schwer kenntlich. Die größten Abweichungen von der Norm sind in der Zahl zu konstatieren, welche zuweilen hochgradige Verminderung zeigt.

Noch mehr Veränderungen als an den roten Blutkörperchen kommen an den weißen vor. Im normalen Blut finden sich mehrkernige Leukozyten oder solche mit gelapptem Kern und einkernige Lymphozyten verschiedener Größe mit mehr oder weniger Protoplasma. Nach Ehrlichs Entdeckung besitzen die meisten Leukozyten Granulationen im Protoplasma, welche zu sauren, basischen oder neutralen Farbstoffen besondere Affinität besitzen. Der größte Teil der normalen Leukozyten ist neutrophil gekörnt, d. h. die Granulationen färben sich mit dem neutralen Ehrlichschen Dreifarbengemisch — ca. 70% der Leukozyten. Andere mehrkernige weiße Blutkörperchen haben eosinophile Granula, wieder andere solche mit Affinität zu basischen Farbstoffen (basophile Granulation).

Die Lymphozyten, die meisten körperlichen Elemente der Lymphe, sind ohne Granula, färben sich basisch. In pathologischen Fällen kommen einkernige Leukozyten mit neutrophiler, eosinophiler und basischer Granulation vor.

Herstellung und Färbung eines Trockenpräparates. Zur Untersuchung der histologischen Verhältnisse werden Trockenpräparate hergestellt. Die mit Wasser oder Äther gesäuberte Fingerkuppe (oder Ohrläppchen) wird mit einer Lanzette geritzt, der erste hervorquellende Blutstropfen weggewischt, von einem ohne Druck folgenden die Kuppe (ohne Berührung des Fingers) durch Berühren auf ein in Alkohol-Äther gereinigtes oder durch Ausglühen von Fett befreites dünnes

Deckgläschen gebracht, und ein zweites ohne Druck daraufgelegt. Wenn der Tropfen durch Kapillaritätskraft sich zwischen beiden Deckgläschen ausgebreitet hat, werden diese mit leichter Hand auseinander gezogen, an der Luft getrocknet, zur Fixierung der eiweißhaltigen Elemente auf einer Kupferplatte (bei 110^0) oder in Alkohol-Äther fixiert und mit Ehrlichschem Dreifarbengemisch (Säurefuchsin, Orange und Methylgrün) gefärbt. Die Erythrozyten nehmen den Orangeton, die Kerne der Leukozyten die grünblaue Farbe und die azidophilen Granula die fuchsinrote Färbung an, während die neutrophilen Körner sich mit einer violetten Mischfarbe tingieren. Zur besseren Erkennung der azidophilen Granula empfiehlt sich die Färbung eines Trockenpräparates mit Eosin-Methylenblau, wobei die basophilen Zellen durch Methylenblau kenntlich gemacht werden.

Außer histologischen Veränderungen finden sich Abweichungen des spezifischen Gewichtes des Blutes, seiner Alkaleszenz und seines Eisengehaltes. Die früher umständlichen Bestimmungen sind neuerdings durch leicht ausführbare Methoden ersetzt worden. Das Prinzip der Bestimmung des spezifischen Gewichtes besteht darin, daß man aus Benzol und Chloroform ein Gemisch von bestimmtem spezifischen Gewicht herstellt, in welches man einen Tropfen Blut hineinbringt. Durch Hinzugießen der einen oder anderen Flüssigkeit wird dasjenige spezifische Gewicht erreicht, bei welchem der Blutstropfen weder sinkt noch aufsteigt. Das spezifische Gewicht dieser Mischung entspricht dann demjenigen des Blutes.

Bestimmung des spezifischen Gewichtes.

Die Alkaleszenzbestimmung beruht nach der Loewy-Engelschen Methode darauf, daß eine gewisse Blutlösung durch eine Lösung von Weinsteinsäure in bestimmter Konzentration titriert wird. Der Neutralisationspunkt wird durch Betupfen von Lackmuspapier bestimmt.

Alkaleszenzbestimmung.

Der Nachweis des Eisengehaltes des Blutes hat praktisches klinisches Interesse noch nicht gefunden.

Die häufigste pathologische Veränderung des Blutes ist Abnahme der Zahl der Erythrozyten und des Hämoglobingehaltes derselben. Ersteren Zustand nennt man Anämie, letzteren Chlorose.

Anämie.

Sekundäre Anämie. Die Anämie ist fast stets ein Folgezustand von Blutverlust oder irgend eines krankhaften Zustandes im Organismus. Charakteristisch ist die Anämie bei Nephritis, die tuberkulöse, die karzinomatöse Anämie etc. Eine Bekämpfung des anämischen Zustandes ist daher in der Regel nur durch Beseitigung der die Anämie verursachenden Krankheit möglich. Häufig ist der primäre Krankheitsherd nicht zu entdecken, dann spricht man von essentieller Anämie. Diese kann verursacht sein durch Erkrankung der blutbildenden Organe, beim Erwachsenen besonders des Knochenmarkes; ferner durch Störungen der Ernährung, der Assimilation, des Stoffwechsels und endlich durch toxische Ursachen. Es gehört häufig zu den schwierigsten Aufgaben, die erste Ursache einer chronischen Anämie herauszufinden. Üble Gewohnheiten, wie Exzesse in Venere, werden selten in vollem Umfange dem Arzte verraten; geschäftliche Sorgen, häusliche Mißhelligkeiten, alle jene tausend Gründe zu psychischer Depression, welche Seelenruhe, Schlaf und Appetit rauben, schädigen durch intensive oder langdauernde Einwirkung den Träger der Lebenskraft, das Blut. Hier ist die Grenze objektiver Untersuchung. Was der Arzt aus geschickten Fragen und aufmerksamen Beobachtungen nicht herausempfindet, wird seiner Erkenntnis verschlossen bleiben. Es ist einleuchtend, daß alle sogenannten blutbildenden Mittel, die Arsen- und Eisenpräparate Hämatogen etc. keine Wirkung entfalten, wenn die ungünstigen Verhältnisse bestehen bleiben.

Essentielle Anämie.

Zwischen den Schädigungen einer unzweckmäßigen Ernährung, einer gestörten Assimilation, eines krankhaften Stoffwechsels und toxischen Einflüssen ist keine strenge Unterscheidung möglich. Wenn bei ungünstiger Ernährung und Assimilation sich im Magen-Darmtractus Substanzen bilden, die schädigend auf die blutbildenden Organe und das Blut selbst wirken, so sind das ebenso gut toxische Stoffe wie Tabak, Alkohol, Blei etc.

Die Pathologie der Zukunft hat die empirischen Funde in Daten der Erkenntnis umzusetzen, sodaß diejenigen Schädigungen, welche sich jetzt durch Anämie kundgeben, durch genau erkannte Änderungen des Blutes sich manifestieren.

Wie zwischen einer sekundären und essentiellen Anämie *Perniziöse Anämie.* keine feste Abgrenzung möglich ist, so läßt sich auch die perniziöse Anämie nicht von der gutartigen in allen Fällen mit Bestimmtheit trennen. Auch bei der perniziösen Anämie unterscheidet man sekundäre und essentielle, mit derselben schwachen Begründung wie bei der einfachen Anämie. Bei unserer Unkenntnis des eigentlichen Wesens der perniziösen Anämie sind wir gewohnt, diejenigen Formen der Krankheit, deren Ursachen uns unbekannt sind, als essentielle zu bezeichnen. In demselben Maße, als die fortschreitenden Forschungen Licht in dieses dunkle Gebiet bringen, gehen manche Formen der essentiellen perniziösen Erkrankung in die heilbaren der sekundären Anämie über. Die früher perniziös gedeuteten und häufig mit dem Tode endigenden Anämien der mit Anchylostomum duodenale oder Bothriocephalus latus behafteten Menschen sind durch Erkenntnis ihrer Ursachen in das Gebiet der heilbaren Krankheiten gewonnen. Der fortschreitenden Erforschung der pathologischen Histologie mußten alle jene Merkmale zum Opfer fallen, welche als Stigmata der perniziösen Anämie gedeutet wurden. So hat man in den früher gefürchteten Poikilozyten harmlose Gebilde erkannt, die aus jedem Blut durch vorsichtiges Erwärmen des Präparates gewonnen werden können. Kernhaltige Blutkörperchen, Mikro-, Makrozyten sind gleichfalls als häufiger vorkommende harmlose Bestandteile des Blutes erkannt worden. Augenblicklich sieht man nach Ehrlichs Vorgang in dem Auftreten der Makroblasten (der großen, hämoglobinarmen, kernhaltigen Erythrozyten) ein signum mali ominis. Das wichtigste Unterscheidungsmerkmal zwischen perniziöser und einfacher Anämie sind die *Kriterien der perniziösen Anämie.* konstant abnehmenden Größen der Zahl und des Hämoglobingehaltes der roten Blutkörperchen und die Schädigungen der Gefäße, die sich durch Blutungen, besonders in der Netzhaut, offenbaren. Kernhaltige Erythrozyten gewöhnlicher Größe, Poikilozyten, Mikro-, Makrozyten und Makroblasten sind nur Kriterien einer gestörten Blutbildung, die in manchen Fällen von perniziöser Anämie erst in die Erscheinung treten, wenn der klinische Verlauf und die oben erwähnten Befunde an der Prognose keinen Zweifel mehr lassen.

Behandlung der Anämieen. Die Aussichten in der Therapie der perniziösen Anämie sind durch deren Bezeichnung charakterisiert. Die einzige Rettung besteht in der Auffindung einer zu beseitigenden Ursache.

Auch die Behandlung der einfachen Anämie erfordert die größte Bemühung des Arztes, die ursächlichen Verhältnisse zu ergründen. Die symptomatische Behandlung läßt von Arsen in steigender Dosis, körperlicher und geistiger Ruhe, Bädern, Massage günstige Erfolge erwarten. Dem Arsen kann man die empirisch gefundene Eigenschaft nicht absprechen, die blutbildenden Zentren günstig zu beeinflussen. Die Ruhe hat den großen Vorzug der Vermeidung von Schädlichkeiten, während die den Stoffwechsel anregenden Maßnahmen die Blutbildung steigern.

Chlorose.

Von der Anämie streng zu unterscheiden ist die Herabsetzung des Hämoglobingehaltes des Blutes, die Chlorose.

Wenn auch beide Zustände häufig kombiniert vorkommen, so findet sich doch in zahlreichen Fällen bei normaler Zahl der roten Blutkörperchen eine mehr oder weniger große Verminderung ihres Farbstoffgehaltes. Am meisten sind junge Mädchen im Entwicklungsalter von dieser Erkrankung betroffen, doch auch Frauen und auch Männer zeigen die Erscheinungen der Chlorose. Im Vordergrund des klinischen Bildes stehen außer der charakteristischen chlorotischen Färbung der Haut mangelhafte Funktionsfähigkeit der Muskulatur, welche von dem hämoglobinarmen Blut nicht genügend ernährt wird.

Klinische Erscheinungen.

An der Körpermuskulatur äußert sich die Funktionsverminderung durch Mattigkeit, Schmerzen im Kreuz, die als Folgen der durch Aufrechthalten des Körpers überanstrengten Muskelmassen aufzufassen sind, durch Trägheit der Muskulatur des Magen-Darmtractus etc. Während die Muskulatur sich im Zustande der Unterernährung befindet, zeigt das Fettpolster gewöhnlich Neigung zur Hypertrophie, weil der Mangel an sauerstoffbindendem Hämoglobin die Fettverbrennung beeinträchtigt. Die infolge der Mattigkeit erzwungene Muskelruhe begünstigt gleichfalls den Fettansatz. Häufige Klagen Chlorotischer sind ferner Gastralgien, Kopfschmerz, Schwellungen der Füße etc. Die letzte Erscheinung ist durch Schädigung der Gefäßwände infolge ungenügender Ernährung erklärt, während die Magen- und Kopfschmerzen keine einigermaßen sichere Begründung zulassen.

Über das Wesen der Chlorose sind zahlreiche Hypothesen aufgestellt, keine von überragendem Wert. Meiner Ansicht nach ist Nothnagel's Auffassung, wonach die Chlorose durch abnorme Vorgänge im Darmkanal verursacht ist, diejenige, welche am meisten Vertrauen verdient, wenngleich nicht geleugnet werden darf, daß zuweilen trotz hochgradiger Chlorose scheinbar normale Verhältnisse im Darmkanal vorliegen.

Bei der Unklarheit des eigentlichen Wesens der Krankheit kann die Behandlung nur auf empirischer Basis beruhen. Den größten Ruf in der Therapie der Bleichsucht haben sich die Eisenpräparate erworben. Eine theoretische Erklärung der Wirkungsweise ist schon deshalb nicht möglich, weil keine Resorption der meisten Eisenpräparate nachgewiesen werden kann. Nichtsdestoweniger läßt sich in vielen Fällen eine gute Einwirkung der Eisenpräparate nicht in Abrede stellen. Die Zahl brauchbarer Eisenverbindungen ist Legion. Man wählt vorteilhaft diejenige Kombination des Eisens mit anderen Medikamenten, durch welche gleichzeitig irgend welche Beschwerden günstig beeinflußt werden. Bei Chlorotischen mit chronischer Obstipation empfiehlt sich die Verordnung der pil. aloëticae ferrat., von denen man 3 mal täglich je 2—3 Pillen ordiniert. Wie alle Eisenpräparate, läßt man die Pillen nach dem Essen ($1/4$—$1/2$ Stunde) nehmen, damit nicht die auf Eisen schlecht reagierende Magenschleimhaut direkt getroffen wird. Die Kopfschmerzen der Bleichsüchtigen sucht man durch Eisen in Verbindung mit Chinin (Ferrum reduct., Chinin. sulf. āā 3,0, pil. XXX, 3 mal täglich 2 Pillen) zu beseitigen. Torpiden Chlorotischen gibt man Tct. ferri chlor. aeth. 3 mal täglich 20—30 Tropfen, während Neurasthenikern mit hämoglobinarmem Blut Ferrum brom. und Chinin. bihydrobrom. āā 1,0 pil. No. XXX, 3 mal täglich 2 Pillen gute Dienste leisten. Zu achten ist darauf, daß Eisen in löslichem Zustande den Zähnen schadet, so daß es sich empfiehlt, die Medizin durch Röhrchen aus Glas oder Strohhalm schlürfen zu lassen.

Behandlung.

Ein vorzügliches, die Heilung unterstützendes Mittel ist die absolute Bettruhe. — Durch Fernhaltung von Schädlichkeiten und durch möglichste Ruhigstellung der schlecht ernährten Muskeln wird der chlorotische Körper unter günstigere Bedingungen gesetzt. Zur Hebung des Stoffumsatzes und der Blutbildung werden mit Vorteil alle jene Prozeduren herangezogen, welche keine großen Ansprüche an die Muskelkraft des Körpers stellen. Bäder, besonders mit hautreizenden Zusätzen von Salz, Kohlensäure etc., Massage und dergl. tragen viel zur Regeneration des Blutes bei.

Leukozytose und Leukämie.

Eine immerfort steigende Beachtung gewinnen die weißen Blutkörperchen, deren völlige physiologische und pathologische Bedeutung noch durchaus nicht erschöpft ist. Virchow war der erste, welcher als Ursachen eines als Leukämie bezeichneten Krankheitsbildes eine ungeheure Vermehrung der Leukozyten konstatierte. Umfassende Forschungen, an denen besonders erfolgreich Ehrlich beteiligt war, haben ergeben, daß weniger den quantitativen als qualitativen Änderungen im Haushalt der weißen Blutkörperchen eine entscheidende Bedeutung zukommt. Bloße Vermehrung der Leukozyten bezeichnet man als Leukozytose, welche physiologisch bei der Verdauung, pathologisch in zahlreichen Krankheiten, so in der Pneumonie, Pleuritis, Erysipel etc., sich findet. Besonders hochgradig ist ihre Vermehrung in kachektischen Zuständen, in denen ich das Verhältnis der roten zu den weißen Blutkörperchen bis 10:1 fand (normal 350:1).

Kriterien der Leukämie. Die Leukämie ist charakterisiert durch das Auftreten besonderer Leukozyten im Blut, der sogen. Markzellen, d. h. einkerniger, mit neutrophiler Granulation versehener Gebilde, ferner von anderen atypischen weißen und roten Blutkörperchen, unter denen besonders die kernhaltigen Erythrozyten (Normoblasten) zu nennen sind. Die frühere Unterscheidung einer lienalen, lymphatischen und myelogenen Leukämie ist hinfällig geworden.

Aussichten der Therapie. Die Therapie dieser Zustände hat vorläufig noch keinen greifbaren Vorteil aus den klinischen und bluthistologischen

Errungenschaften gewonnen. Aus dem Auftreten und Ausbleiben der Leukozytose bei verschiedenen Krankheiten hat man wichtige prognostische Schlüsse gezogen. So fand man, daß bei ungünstig verlaufenden Pneumonien die gewöhnlich vorhandene Leukozytose ausbleibt, ferner, daß in den prognostisch ungünstigen Fällen von Diphtherie eine starke Vermehrung der Markzellen auftritt. Und da man ferner durch bestimmte Medikamente (Pilokarpin) und Maßnahmen (Hydrotherapie) künstlich eine Leukozytose hervorbringen kann, so ist der zukünftigen Therapie gewisser Krankheiten eine neue Perspektive eröffnet.

Als Bildungsstätte der roten und eines Teiles der weißen Blutkörperchen des Menschen ist das Knochenmark anzusehen, während die Milz und die Leber die funktionsunfähigen Elemente aufnehmen und verbrauchen. Die Bedeutung des Knochenmarkes in der Pathologie und dementsprechend in der Therapie wird erst durch neuere Untersuchungen gewürdigt. Das Knochenmark der Röhrenknochen der Kinder ist rot, als Ausdruck der zum Wachsen und Gedeihen des kindlichen Organismus notwendigen lebhaften Produktion der körperlichen Bestandteile des Blutes. Das Knochenmark in den Röhrenknochen von Erwachsenen ist gelb infolge der beträchtlichen fettigen Metamorphose des Knochenmarkgewebes. Wenn nun nach starkem Blutverlust oder durch andersartige Zerstörung der Blutelemente ein größerer Bedarf derselben eintritt, dann bildet sich das gelbe Knochenmarkgewebe, entsprechend den gesteigerten Funktionsanforderungen, in rotes Mark um. Den therapeutischen Bestrebungen der Zukunft bleibt es vorbehalten, die physiologisch und pathologisch erfolgende Transformation des Knochenmarkgewebes künstlich hervorzurufen.

Bedeutung des Knochenmarkes.

Rachitis.

Bei dieser hervorragenden Bedeutung des Knochenmarkes für die Blutbildung ist es nicht verwunderlich, wenn eine durch Anämie sich äußernde Schädigung bei derjenigen Krankheit eintritt, bei welcher das Knochensystem auch in anderer Beziehung beträchtliche pathologische Veränderungen aufweist, bei der Rachitis. Bei dieser, dem Wesen nach uns unbekannten

Krankheit entwickeln sich in der Wachstumszone der Röhrenknochen zwischen Epi- und Diaphyse, ferner am Periost tiefgreifende Störungen, deren hauptsächlichste Erweichungen des bereits fertigen Knochens und vor allem mangelhafte Ablagerung von Kalksalzen sind. Entweder durch diese Verhältnisse bedingt oder als Parallelerscheinungen zu den Knochenveränderungen sind häufig bei Rachitis Magen-, Darmerkrankungen,

Therapie. Bronchitiden, Neigungen zu Schweißen vorhanden. — Die Therapie dieser Krankheit ist in der Regel eine dankbare. Zunächst ist das kranke Kind — gewöhnlich befällt die Rachitis Kinder in den ersten Lebensjahren — unter günstige Ernährungs- und Stoffwechselbedingungen zu bringen. Wenn auch unter scheinbar vorzüglichen Verhältnissen die Rachitis sich entwickelt, so trifft die Krankheit in der überwiegenden Zahl der Fälle Kinder der ärmeren Bevölkerungsklassen. Durch Milch, Eier, Butter, Lebertran, eventuell durch künstliche Nahrungsmittel ist der Ernährungszustand zu heben, während durch Bäder unter Zusatz von Kochsalz, aromatischen Stoffen, Kohlensäure, ferner durch kalte Waschungen der Stoffumsatz zu unterstützen ist. Ein durchaus erprobtes Mittel zur Anregung normaler Knochenbildung ist der Phosphor, welcher zweckmäßig in einer Lösung von Lebertran ordiniert wird (Phosph. 0,01 Ol. jec. aselli ad 100,0, 2—3 mal tägl. 1 Teel.). Wird der Lebertran schlecht vertragen, dann kann als Lösungsmittel für den Phosphor Lipanin gebraucht werden, welches der kindliche Magen leichter annimmt. Möglichste Körperruhe ist aus mehrfachen Gründen dringend geboten: Einmal, weil Sparung an Nährmaterial durch Muskelruhe erreicht wird, dann aber besonders, weil durch Muskelzug an den weichen, leicht nachgiebigen Knochen unschöne und gefährliche Verunstaltungen erzeugt werden.

Skrophulose.

In denselben Bahnen bewegt sich die Behandlung einer Krankheit, welche wie die Rachitis fast ausschließlich Kinder der ärmeren Bevölkerungsklassen betrifft und ähnlich der Rachitis den widerstandsunfähigen Körper zu zahlreichen Komplikationen disponiert, der Skrophulose.

Diejenigen Erscheinungen, welche das wenig scharf umgrenzte Krankheitsbild einigermaßen charakterisieren, sind Drüsenschwellungen, besonders am Halse, ferner chronische ekzematöse Hauterkrankungen und entzündliche Affektionen einiger Schleimhäute, besonders der Nasenschleimhaut und der Conjunctiva. *Klinische Erscheinungen.*

Die Drüsenschwellungen sind z. T. auf tuberkulöse Wucherungen zurückzuführen, andererseits auf einfach entzündliche Vorgänge, wozu bei den häufigen Ekzemerkrankungen reichlich Gelegenheit gegeben ist.

Die Behandlung jeder die Skrophulose begleitenden lokalisierten Erkrankung ist nur dann aussichtsvoll, wenn durch Aufbesserung des Stoffwechsels und Ernährungszustandes die Gewebe den therapeutischen Einwirkungen zu Hülfe kommen. *Behandlung.*

Die Allgemeinbehandlung weicht von den bei der Rachitis und an anderen Orten erwähnten Gesichtspunkten nicht ab.

Mit einer Besserung des gesamten Zustandes pflegen auch die Drüsenpakete am Halse Neigung zur Verkleinerung zu zeigen. Durch derivatorische Hautreizungen in der Nachbarschaft der geschwollenen Drüsen — durch Jodpinselungen, Einreibungen mit grüner Seife und anderen reizenden Stoffen — ist die Abschwellung zu unterstützen. Häufig sieht man nach Arsengebrauch erstaunliche Resorption der entzündlichen und tuberkulösen Depositionen. Erweichte Drüsen fallen der chirurgischen Behandlung zu. *Behandlung der Drüsenschwellungen.*

Bedeutend größere Anforderungen an die Fähigkeit und Geduld des Arztes stellt die Bekämpfung des bei der Skrophulose häufig vorkommenden chronischen Ekzems. Von den beiden Arten desselben, den schuppenden und nässenden Ekzemen, kommen fast ausschließlich die letzteren in Frage, während das Stadium der Schuppung im Verlauf der Heilung eintritt. *Behandlung des skrophulösen Ekzems.*

Die Behandlung des nässenden Ekzems ist verschieden, je nachdem die nässenden Hautstellen bloßliegen oder durch Borkenbildung — infolge eingetrockneten Sekretes — verdeckt sind. Sollen Medikamente auf die erkrankten Hautstellen zur Einwirkung gelangen, so müssen zunächst alle etwaigen Borken entfernt werden, und zwar am einfachsten nach Aufweichung durch Öl. Dann empfiehlt sich als sicherste

Behandlungsart die Anwendung von Salben, unter denen die Eintrocknung des Sekretes verhindert und dessen Absonderung beschränkt wird. Wenn die Salbe reizlos ist, kommt es auf ihre Konstitution weniger an. Ung. diachylon Hebrae (Empl. litharg. simpl.; Vasel. flav. ā͞a), Zinkpaste (Zinc. oxyd. alb. Amyl. ā͞a 10,0 Vaselin. flav. 20,0) u. dergl. sind meist von gutem Erfolg.

Von großer Wichtigkeit ist der Schutz der ekzematösen Hautstellen durch einen kunstgerechten Verband, der gleichzeitig die kranken Partien unter wohltuende gleichmäßige Wärme setzt. Zuweilen sind die vom Ekzem befallenen Hautstellen durch die lange Dauer und Intensität der Erkrankung durch starre entzündliche Infiltration der Salbenbehandlung nicht mehr zugänglich. In solchen Fällen ist man zu der Anwendung energischer Reizmittel gezwungen, welche durch frisch angeregten Saftstrom in den torpiden Infiltrationen die Resorption ermöglichen. Tägliche Waschungen mit Sapo calinus oder Spiritus saponatocalinus oder endlich mit 2 %-iger Lösung von Arg. nitr. sind in derartigen Fällen meist von vortrefflichem Erfolg, auch insofern, als durch diese Mittel die Qual des zuweilen unerträglichen Juckreizes vermindert wird. — In manchen Fällen empfiehlt sich die Behandlung des nässenden Ekzems mit austrocknenden Pulvern, unter denen das Dermatol, Xeroform, Glutol, Aïrol das meiste Vertrauen verdienen. Die feinverteilten Pulver verbinden sich mit dem spärlicher werdenden Sekret zu trocknenden Krusten, unter denen die Heilung zuweilen schnell eintritt. Nach erfolgter Heilung fallen die Krusten spontan ab.

Hat man durch irgend ein Verfahren die Sekretion gehemmt, und ist, was häufig geschieht, an Stelle des nässenden Ekzems ein trockenes, schuppendes entstanden, dann treten die Teerpräparate in ihr Recht, unter denen die Pix liquida, Ol. rusci, cadinum rühmlichst bekannt sind. Man wendet sie rein oder in 50 %-iger Lösung in Alkohol oder Äther an. So böse Wirkungen die Teerpräparate auf nässende Ekzeme entfalten, so vorzügliche Erfolge kann man bei schuppenden erwarten. Zuweilen empfiehlt sich die Kombination mit Zinkpaste (Ol. rusci 0,3—3,0, Pasta zinci 30,0). Selten nur wird man durch eine Teerakne oder durch Karbolurie (infolge der im Teer enthaltenen Karbolsäure) zum Aussetzen des Mittels gezwungen.

Skrophulose.

Einen eigenartigen Zustand findet man häufig bei Kopfekzemen. Das reichliche Sekret, das zwischen den Haaren sich ergießt und zu Borken eintrocknet, bildet mit den Haaren und dem Sekret der Talgdrüsen eine filzige Masse, welche häufig von Ungeziefer durchsetzt wird (Weichselzopf). Entfernung der Massen und sorgfältige Behandlung des Kopfekzems (durch Lösungen von Teer in Öl — 1 : 5 oder durch Acid. salicyl. 1,0, Tct., benzoes 2,0, Vasel. flav. ad 50,0) beseitigen die Erkrankung. *Weichselzopf.*

Ein Lieblingssitz ekzematöser Erkrankung sind die Übergangsstellen der äußeren Haut in Schleimhaut. Da diese Partien, an der Grenze von stark beweglichen Schließmuskeln gelegen, großen Zerrungen ausgesetzt sind, kommt es infolge der starren Infiltrationen häufig zu schmerzhaften, die Entzündung unterhaltenden Rhagaden, welche besonders unter der Einwirkung von $1-2\%$-iger Arg. nitr.-Lösung heilen. Bei dem eigentümlichen Sitz dieser Affektionen ist es begreiflich, daß die entzündlichen Vorgänge auch auf die benachbarten Schleimhäute übergreifen, deren Heilung nur möglich ist, wenn die Rhagaden und die ekzematösen Prozesse beseitigt werden. *Behandlung der Rhagaden*

Eine besondere Beachtung beanspruchen die Erkrankungen der Conjunctiva und des Augapfels. Entsprechend der Eigentümlichkeit des Ekzems, sich in den Grenzpartien von Haut und Schleimhaut zu etablieren, entwickelt sich bei skrophulösen Kindern häufig eine Blepharitis. Die einfachste Form derselben ist die Blepharitis squamosa, welche durch graue, den Cilien fest anhaftende Schüppchen charakterisiert ist. *Behandlung der verschiedenen Arten der Cilien- und Konjunktival-erkrankungen.*

Die Behandlung des entzündeten Lidrandes erfordert zunächst die Beseitigung der aus eingetrockneten abgeschilferten Epithelien der Conjunctiva bestehenden Schüppchen. Man erreicht dieses am besten durch Umschläge von ölgetränkten Leinenläppchen und nachfolgender Waschung mit abgekochtem lauwarmen Wasser, oder durch kräftiges Einreiben des geschlossenen Lidrandes mit gelber Augensalbe (Hydrargyr. oxyd. via humida paratum $0{,}1-0{,}25$, Vasel. flav. 25,0), welche man $^1/_2$ Stunde einwirken läßt. Nachdem dann die Salbe mit lauwarmem Wasser mitsamt den Schüppchen entfernt ist, wird sie nochmals in dünner Schicht aufgestrichen, welche über Nacht liegen bleibt. Die Salbenapplikation ist bei kleinen *Blepharitis squamosa.*

Kindern mit einigen Schwierigkeiten verbunden. Am zweckmäßigsten rollt man das Kind in ein Tuch ein, so daß Arme und Beine fixiert sind, und legt das Kind so auf den Schoß der Mutter, daß man, der Mutter gegenübersitzend, den Kopf des Kindes auf den Knieen hält und nun bequem alle Manipulationen am Auge vornehmen kann.

Blepharitis apostematosa. Wenn die Schüppchen die Ausführungsgänge der Talgdrüsen verlegen, entsteht in der Tiefe des Haarbalges eine Entzündung und Eiterung. Man sieht dann einzelne Cilien von einem Eiterherd umgeben (Blepharitis apostematosa). Nach Aufbruch der eitrig zerfallenen Knötchen bilden sich Ulzerationen (Blepharitis ulcerosa). — Die Therapie der ersteren verlangt Epilation, die Behandlung der letzteren: Betupfen der geschwürigen Stellen mit 1 %-iger Lösung von Arg. nitr.

Conjunctivitis und Ceratitis phlyctaenulosa. Häufig ist bei diesen Prozessen auch die Conjunctiva in Mitleidenschaft gezogen. Die charakteristische Bindehautentzündung der Skrophulösen ist die Conjunctivitis phlyctaenulosa. Die meisten Phlyktänen entwickeln sich auf dem Limbus corneae, greifen dann auf die Hornhaut über (Ceratitis phlyctaenulosa), geben durch Platzen der Bläschen Veranlassung zur Ceratitis ulcerosa, welche sich durch Neigung zu Propagation auszeichnet. Dem fortschreitenden Ulcus pflegen neugebildete Gefäßstränge zu folgen (Ceratitis fascicularis). Durch Infiltration unterhalb des Hornhautepithels und durch die Gefäßbildungen entstehen Trübungen der Hornhaut, welche als Pannus die gefürchtetste Komplikation der Skrophulose darstellen. Schließlich bilden sich häufig kleine, mit der Lupe kaum sichtbare Infiltrate, welche durch Zerfall Veranlassung zu Ulzerationen geben, durch deren Vernachlässigung gefährliche Folgen eintreten können.

Durch eine zweckmäßige Behandlung sind entstandene Phlyktänen und Ulzerationen in der Regel zu heilen, und die verursachte Sehstörung wesentlich zu bessern. Frische Phlyktänen erfordern bei Anwesenheit heftiger Reizerscheinungen Absperrung des Lichtes, Ruhigstellung des Auges durch einen Verband und feuchtwarme Umschläge mit abgekochtem Wasser oder einer 1 %-igen Borsäure- oder $^1/_{10}$ %₀-igen Sublimatlösung. Die gleiche Behandlung verlangen die Hornhautgeschwüre, deren drohende Komplikation, Übergreifen der Entzündung auf die Iris, durch Einträufelung von Atropin in $1/_2$—1 %-iger Lösung vorgebeugt wird. Der Vorteil der Pupillenerweiterung besteht darin, daß einmal durch Kontraktion der Iris ihr Blutgehalt verringert wird, dann aber auch darin, daß keine Verwachsung der etwa entzündeten Iris mit der Cornea eintreten kann, wodurch die Gefahr des entzündlichen Glaukomes beseitigt wird, und schließlich auch darin, daß selbst nach Perforation der Cornea kein Irisprolaps entstehen kann. — Die Einträuflung muß 2—3 mal täglich erfolgen. Die Anzahl der instillierten Tropfen ist deshalb von geringer Bedeutung, weil die überschüssige Atropinmenge durch Zusammenpressen der Augenlider hinausgedrängt wird.

Die Behandlung ändert sich, sobald die akut entzündlichen Erscheinungen vorüber sind. Dann hat die Therapie die Aufgabe, die Resorption der entzündlichen Exsudate und Aufhellung der entstandenen Trübungen zu unterstützen. Hierzu verfügt der Arzneischatz über zwei vortrefflich wirkende Mittel, das Kalomel und die gelbe Augensalbe. Die prompte Wirkung beider Medikamente ist jedoch von einer richtigen Applikaton abhängig. Das Kalomel darf nur, zur Vermeidung von schädlichen übergroßen Reizungen, in sehr dünner Schicht auf die Hornhaut gebracht werden. Man taucht einen weichen Haarpinsel nur leicht in das Pulver ein, befreit dann den Pinsel durch Anschlagen eines Fingers von dem allzu lose anhaftenden Pulver und bestäubt dann ganz fein die Cornea. Vor der Applikation des Kalomels vergesse man ja nicht die Frage, ob etwa ein Jodpräparat von dem Kinde gebraucht wird. In diesem Falle ist die Anwendung des Kalomels dringend kontraindiziert, weil Jod in der Conjunctiva abgeschieden wird und sich mit dem Kalomel zu dem die heftigste Entzündung verursachenden Jodquecksilber verbindet. *Anwendungsart des Kalomels.*

Die gelbe Augensalbe wird derart angewendet, daß mit einem Glasstab eine ca. $1/_2$ erbsengroße Salbenmasse in den Konjunktivalsack gebracht und dann unter länger dauernder Massage auf der Cornea verrieben wird. *Anwendungsart der gelben Augensalbe.*

Neurasthenie und Nervosität.

Das Kriterium der ärztlichen Kunst ist die Behandlung der Neurasthenie. Die verschiedensten Krankheitsbilder werden unter diesem Namen zusammengeworfen. Was man nicht definieren kann, sieht man als neurasthenisch an. Eine scharfe klare Definition der Neurasthenie ist fast unmöglich, da jede Abgrenzung des Krankheitsbildes nur subjektiv erfolgt. Am schwersten ist die Trennung der Nervosität von der Neurasthenie. Meiner Ansicht nach besteht ein großer Unterschied zwischen diesen anomalen physischen Zuständen, wenn auch die Symptome die gleichen oder ähnliche sind. Die Neurasthenie ist ein auf ererbter Basis der Nervenschwäche in die Erscheinung gekommener Zustand, während die Nervosität auch bei gesunder Anlage des Nervensystems sich entwickelt. Die Neurasthenie ist ein Glied in der Kette jener Krankheitserscheinungen, welche sich auf einem degenerierten Nervensystem aufbauen. Die Epilepsie, der Wahnsinn, manche Formen der Migräne, Hysterie und Neurasthenie, alle diese Erscheinungsformen eines kranken Nervensystems sind nur Variationsbilder derselben Kategorie. Die Neurasthenie bildet den Übergang von der einfachen Nervosität zu dem eigentlichen psychiatrischen Gebiet. Während die Nervosität sich durch übergroße psychische und körperliche Reizbarkeit kennzeichnet, welche alle normal vorhandenen Empfindungen krankhaft potenziert, ferner durch mangelnde Fähigkeit psychischer und geistiger Konzentration; während andrerseits der Wahnsinn völlige Lockerung der normalen Verbindungen im Vorstellungsleben zeigt, finden wir bei den Neurasthenikern Übergangssymptome. Von der Grenze zwischen krankhaft gesteigerten normalen und ausgesprochen wahnsinnigen Erscheinungen sehen wir Ausläufer nach beiden Richtungen, und bei der unendlich mannigfachen Äußerung des Vorstellungslebens sind auch die das Krankheitsbild der Neurasthenie konstituierenden Symptome unbegrenzt. In der Regel ist die Ableitung der krankhaft veränderten Empfindungen von normalen nicht schwer.

Der Gesunde erschrickt durch ein unerwartetes Geräusch, um sich bald zu beruhigen; der Nervöse fährt durch denselben Reiz entsetzt zusammen, und erst allmählich verlaufen die Wellen der Erschütterung; beim Neurastheniker endlich gesellt sich zu der hochgradigen Erregung noch die Vorstellung der Gefahr, durch welche jedes harmlose Ereignis für ihn zur Qual wird. Der gesunde Mensch passiert ohne Bedenken den Weg unter einer Eisenbahnbrücke; der Nervöse vermeidet ängstlich die Erschütterung seiner Nerven durch das Getöse eines über die Brücke fahrenden Eisenbahnzuges; der Neurastheniker endlich verbindet mit dem Anblick der Brücke sofort wieder die Vorstellung der Gefahr. Die Furcht, daß die Brücke über ihm zusammenbrechen könnte, macht es ihm unmöglich, den Weg zu gehen. Ein gesunder Mensch schließlich empfindet leichte somatische Störungen gar nicht oder legt ihnen keine weitere Bedeutung zu; der nervöse Mensch fühlt sich durch geringfügige Beschwerden in seinem Befinden erheblich beeinträchtigt, während der Neurastheniker alle Empfindungen mit der Vorstellung der Gefahr umgibt, sodaß er aus bebelanglosen Sensationen schwere Herzleiden, Magenleiden etc. konstruiert. — Die Neurasthenie ist demnach eine auf der Grundlage eines ererbten degenerierten Nervensystems entstandene anomale Reizbarkeit desselben, verbunden mit der Neigung, jedem harmlosen Zustand oder Ereignis den Charakter der Gefahr beizulegen. Trotz des Reichtums an Erscheinungsformen ist die Neurasthenie doch eine Krankheit, welche sich gewöhnlich von der Nervosität und dem wirklichen Wahnsinn abgrenzen läßt. Der Neurastheniker ist ein Kranker, und zwar ein recht bedauernswerter. Es ist daher nicht angängig, seine vielen Beschwerden einfach als übertrieben abzuweisen. Die Beschwerden bleiben, auch wenn sie nur in dem Vorstellungsleben des Kranken existieren, für diesen bestehen und rauben ihm den Genuß und die Freude des Lebens. Ob der kundige Arzt die wesenlosen Beschwerden des Neurasthenikers beseitigt oder einen Menschen von einem realen schmerzenden Übel befreit, ist vom Standpunkt der Heilkunst gleichwertig. Der einzige Unterschied ist die ungleich schwerere Aufgabe, das Seelenleben des Neurasthenikers so zu beeinflussen, daß die quälenden Störungen eliminiert werden. Es genügt nicht, den geängstigten Kranken mit leeren Redensarten abzuspeisen. Wenn auch der Arzt von vornherein aus den Übertreibungen, häufig aus dem Widerspruch der unendlichen Beschwerden mit dem oft blühenden Aussehen den Neurastheniker erkennt, so muß er doch mit der größten Genauigkeit auf alle Erzählungen eingehen und nach eingehendster Untersuchung dem Kranken die Überzeugung beibringen, daß die Beschwerden belanglos sind. Man leugne ja nicht die Existenz derselben, denn der Kranke empfindet in der Tat die quälenden Sensationen; sondern man versuche, allen ängstigenden Erscheinungen den Stachel der Gefahr zu nehmen. Man bringe dem Kranken dann die sichere Hoffnung bei, daß das Übel gehoben werden kann. Irgend welche harmlose Verordnung wird dann häufig von zauberhaftem Erfolg sein. Da aber die Anlage zur Erkrankung bestehen bleibt, wird im Kampf um das Dasein die Ursache zu wiederholten Exazerbationen der im Keime vorhandenen Krankheit nicht fehlen.

Definition der Nervosität. Im Gegensatz zu der ererbten Neurasthenie ist die Nervosität ein erworbener Zustand. Alle intensiv oder dauernd den Körper oder die Psyche treffenden übergroßen Reize stören das Gleichgewicht des Nervensystems, dessen Reizschwelle verschoben, gewöhnlich vermindert wird. Die häufigsten Ursachen der nervösen Reizbarkeit sind Aufregungen geistiger, geschäftlicher, sexueller und rein körperlicher Natur. Der geistige Arbeiter, der Künstler, der Kaufmann, der Onanist und der chronische Kranke, sie alle verlieren die normale Widerstandskraft ihrer Nerven, und häufig gehört es zu den schwierigsten ärztlichen Aufgaben, die Ursache der Reizbarkeit der meist anämischen Kranken herauszufinden.

Behandlung der Nervosität. Die Behandlung der Nervösen ist verschieden, je nach der Art der Reizbarkeit. Die psychisch exaltierten Menschen brauchen eine Erholung ihrer seelischen und geistigen Funktionen. Die

Vorbedingung einer völligen Genesung ist die Fernhaltung aller die Reizbarkeit unterhaltenden Schädigungen, ein Postulat, das am besten durch Loslösung des Kranken aus der gewohnten Umgebung erreicht wird. Was monatelange mühselige Behandlung nicht vermag, zaubert eine Erholungsreise von wenigen Wochen hervor. Dabei ist zu bedenken, daß nicht in einer anstrengenden Reise selbst das Moment der Kräftigung liegt, sondern in dem ruhigen Genuß der veränderten Lebensweise und Umgebung. Häufig ist es eine schwere Aufgabe für den Arzt, die Furcht vor der Langenweile zu bekämpfen. Nur durch energische Forderung nach Innehaltung der ärztlichen Vorschriften ist auch diese Schwierigkeit zu beseitigen. *Behandlung der psychischen Nervosität.*

Ist die Nervosität eine Folge somatischer Störungen — am häufigsten führen intensive und oft auftretende Kopfschmerzen, Ischias und andere Neuralgien, chronische Nasen-Rachenkatarrhe, Störungen der nervösen Organe im Verdauungskanal etc. zur Nervosität —, dann hat die Therapie durch rein körperliche Beeinflussung Heilung zu erstreben. Die wichtigsten Prinzipien erfolgreicher Behandlung sind außer der möglichsten Beseitigung der ursächlichen Störungen absolute Körperruhe und forcierte Ernährung. Die Ausschaltung jeder überflüssigen Muskeltätigkeit wirkt sparend auf den Stoffverbrauch. Durch forcierte Zuführung von Nahrungsmitteln wird der Ansatz von Organeiweiß und Fett begünstigt, die Organe besser ernährt, der Stoffwechsel gesteigert, der dann seinerseits die Appetenz erhöht. Durch Massage, hydrotherapeutische Prozeduren, Elektrizität wird der Regeneration normaler Funktionen nachgeholfen. Von einer lege artis geleiteten Mastkur hat man in einzelnen Fällen so vortreffliche Erfolge erzielt, daß man ihre Anwendung kritiklos als Allheilmittel der Nervosität und Neurasthenie empfahl. Bei richtiger Auswahl der Kranken — nach den oben erwähnten Gesichtspunkten — wird man in der Tat über den häufig unerwarteten Erfolg erstaunt sein. Namentlich die Symptome der nervösen Dyspepsie werden mit ziemlicher Sicherheit durch maßvolle Überernährung beseitigt. *Behandlung der somatischen Nervosität.*

Da fast alle an nervösen Verdauungsstörungen leidenden anämischen Menschen entsprechend der Schwäche aller Muskeln eine Atonia ventriculi aufweisen, so empfiehlt es sich, das Plus an Nahrung durch häufige Darreichung möglichst konzentrierter

Nahrung zu erreichen. Die einzige Flüssigkeit, welche, wenn sie gut vertragen wird, in großer Menge zugeführt werden darf, ist die Milch (über die Art des Milchgenusses siehe S. 28). Außer der süßen Milch eignet sich Milchgelee, dicke Milch und zweitägiger Kefir zur Mastkur, Buttermilch nur dann, wenn sie keinen Durchfall erzeugt. Vortrefflich an Verdaulichkeit und Nährgehalt ist die Sahne, in häufigen kleinen Portionen genossen. Dann kommen leichtverdauliche Fette — Butter, Lebertran, Lipanin —, Gemüsebreie mit Milch oder Sahne und Butter reichlich versehen (Mohrrüben, Schoten, Spinat, Blumenkohl, echte Kastanien), Breie von Leguminosen (Bohnen, Erbsen, Linsen), Reis-, Gries-, Kartoffelbrei u. dergl. in Betracht. Leichtverdauliche Fleisch- und Fischspeisen, eventuell künstliche Eiweißstoffe vervollständigen das Material zur Überernährung. Nur in seltenen Fällen, wenn der Magen durchaus die Zuführung großer Nahrungsmengen verweigert, sieht man sich zu Nährklystieren (siehe S. 37) gezwungen. Inwieweit sich die Hoffnung auf subkutane Zuführung von Nährstoffen verwirklichen wird, muß die Zukunft lehren.

Ursachen und Behandlung der Kopfschmerzen.

Zu dem Entschluß, die Ursachen und Therapie der Kopfschmerzen einer eingehenderen Betrachtung zu unterziehen, hat mich die Erfahrung gebracht, daß der praktische Arzt sehr häufig in die Lage kommt, gegen das quälende Symptom anzukämpfen. Die Zeiten sind vorüber, in denen man jeden Kopfschmerz als „nervös" bezeichnete oder mit der Verordnung von Antipyrin oder Phenacetin genug getan zu haben glaubte. Eine rationelle Therapie der Kopfschmerzen ist nur möglich bei klarer Erkenntnis ihrer Ursachen. Wenn es deren auch sehr viele gibt, so kann man sie meiner Ansicht nach in wenigen Gruppen zusammenfassen. Alle Arten von Kopfschmerzen sind auf mechanische, chemisch-toxische und nervöse Störungen zurückzuführen, derart, daß eine dieser Ursachen prävaliert, während bei dem komplizierten und von einander innig abhängigen Getriebe aller Organe alle erwähnten Ursachen mehr oder weniger mitwirken. Immerhin ist eine derselben von so bestimmender Bedeutung, daß man sie praktisch zur Gruppenbildung benutzt.

Zu der Gruppe von Kopfschmerzen, welche auf mechanische Ursachen zurückzuführen sind, gehören in erster Reihe diejenigen, welche durch Steigerung des intrakraniellen Druckes entstanden sind. Es ist dabei noch unaufgeklärt, in welchem Maße die nervösen Bestandteile des Gehirns selbst und die Nerven der Hirnhäute bei der Empfindung des Kopfschmerzes beteiligt sind. Auch die Frage bedarf noch der Deutung, wie die verschiedenen Arten der Kopfschmerzen, vom ein- *Mechanische Ursachen.*

genommenen Kopf bis zum Kopfdruck und bohrenden, stechenden, klopfenden Kopfschmerz, zu erklären sind. Die intrakranielle Spannung kann vergrößert werden durch entzündliche Veränderung des Gehirns, seiner Gefäße, seiner Hüllen, der Schädelbasis und -kapsel. Geschwülste in diesen Teilen haben den gleichen Effekt. Bei der Mannigfaltigkeit der Entzündungsursachen und der Geschwulstarten im Gehirn und dessen unmittelbarer Umgebung ist die Häufigkeit und Verschiedenheit des durch Drucksteigerung im Schädelinnern verursachten Kopfschmerzes ersichtlich.

Von den Entzündungen haben praktisch therapeutische Bedeutung die Lepto- und Pachymeningitis, besonders auf alkoholischer und luetischer Basis.

Quälende Kopfschmerzen treten zuweilen in der Schwangerschaft auf durch Bildung osteophytischer Platten an der Innenfläche der Schädelkapsel. Von Entzündungen, welche in dieses Gebiet fallen, ist besonders die Endarteriitis luetica der Gehirngefäße zu nennen. Teils durch die in der Regel ausgebreiteten Entzündungserscheinungen direkt, teils durch sekundäre Atherombildung und schließlich durch Blutungen aus atheromatösen Gefäßen tritt häufig Kopfschmerz bei Syphilitischen auf. Auch Blutungen aus anderer Ursache, bei Arteriosklerotikern, Herzkranken (Embolie), verursachen durch Drucksteigerungen neben anderen Symptomen Kopfschmerzen. Die größte Bedeutung haben in dieser Beziehung die Geschwülste im Gehirn und dessen Umgebung. Am häufigsten kommen Sarkome, Gliosarkome, Tuberkel und vor allem syphilitische Knoten in Betracht. Wenn ein junger Mann über heftigen Kopfschmerz neben Schwindelerscheinungen, Übligkeit, Brechneigung klagt, der Kopfschmerz sich zur Nacht steigert, der Puls verlangsamt, stark gespannt ist, und eine Stauungspapille oder Neuritis optica konstatiert werden kann, dann versuche man auf alle Fälle eine Schmierkur bei gleichzeitigem Jodkaligebrauch, auch wenn Syphilis noch so entschieden geleugnet wird. Erst wenn die Kur völlig erfolglos bleibt, überweise man den Kranken dem Chirurgen. Ist ein Sarkom oder Gliosarkom die Ursache des Hirndruckes, dann ist die Prognose im allgemeinen sehr ungünstig, wenngleich hie und da erfolgreiche Operationen veröffentlicht werden. Auch Gummiknoten in der Umgebung des

Gehirns, besonders an der Schädelbasis, geben häufige Veranlassung zu starkem Kopfschmerz. Bei dem innigen Zusammenhang zwischen den Blut- und Lymphgefäßen des Gehirns und seiner Häute mit denen des Gesichts und bei der engen Verbindung der nervösen Organe ist es erklärlich, daß krankhafte Veränderungen des Gesichts unter bestimmten Verhältnissen auch zu Rückwirkungen auf das Gehirn und seine Hüllen derart führen können, daß es zu Kopfschmerzen kommt. Sehr häufig sehen wir Kopfschmerzen in der verschiedensten Form und Energie auftreten bei Erkrankungen der Nebenhöhlen der Nase. Es ist dieses eine Ursache für Kopfschmerzen, welche leider dem praktischen Arzt wenig bekannt ist. Die meisten sogenannten nervösen Kopfschmerzen — abgesehen von der Migräne — sind auf diesen Herd zurückzuführen. Wie häufig diese Höhlen erkranken, geht aus den Aufstellungen Harkes, Zuckerkandls u. a. hervor. Harke fand unter 500 Sektionen 164 mal eine Erkrankung einer Nebenhöhle, Zuckerkandl ein ähnliches Resultat. Am häufigsten erkranken die Nebenhöhlen bei Influenza (fast regelmäßig), dann bei Lungenentzündung, Phthisis pulm., Typhus, Meningitis etc. Der Kopfschmerz aus dieser Veranlassung tritt in den verschiedensten Formen auf, vom unbestimmten dumpfen Druckgefühl bis zur intensiven Neuralgie. Der Sitz des Kopfschmerzes ist keineswegs konstant entsprechend der Lokalisation des Krankheitsherdes. Ist bei einem Empyem der Kieferhöhle der N. infraorbitalis am meisten gefährdet, in dessen Verlauf es zuweilen zu heftiger Neuralgie kommt — Influenzaneuralgie —, so kann durch Irradiation das Schmerzgefühl auf den ersten Trigeminusast übertragen werden. Stirnkopfdruck bezw. -schmerz ist das bei allen Höhlenerkrankungen am häufigsten sich findende Symptom. Nur bei Erkrankung der Keilbeinhöhle lokalisiert sich der Schmerz häufig im Hinterkopf oder in den Schläfen. Überspringen des Schmerzes nach der gesunden Seite kommt selten vor, ebenso der Lokalisationswechsel der Schmerzangabe bei demselben Individuum. Charakteristisch ist nach Hajek die häufige Angabe, daß morgens nach dem Erwachen der Druck, bezw. Schmerz am stärksten ist, um allmählich im Laufe des Vormittags abzuklingen. Er führt diese Erscheinung darauf zurück, daß im Liegen der Ausführungsgang der meisten Höhlen oben liegt und beim Erheben das Sekret gegen die Ausflußöffnung strömt. Wahrscheinlicher ist mir die Vermutung, daß im Schlafen das spärliche zähe Sekret bei der ausgesprochenen Neigung zu Borkenbildung an der Ausflußöffnung eintrocknet, wodurch eine Ansammlung in der Höhle verursacht wird, und erst, wenn durch Ausschneuzen von Borken und bessere Durchtränkung der Nasen- und Nebenhöhlenschleimhaut bei der Bewegung der Abfluß aus den Höhlen erleichtert wird, tritt Lösung der Beschwerden ein.

Warum es bei den Erkrankungen der Nebenhöhlen zu Kopfschmerzen kommt, ist nicht mit aller Bestimmtheit zu erklären. Wir sind auf die Vermutung angewiesen, daß durch die chronische Entzündung der Höhlen die venösen und Lymphgefäße des Schädelinnern in Mitleidenschaft gezogen werden, derart, daß eine cerebrale Drucksteigerung erfolgt. Leichter zu übersehen ist die Neuralgie des N. infraorbitalis bei Epyem der Highmorshöhle. Hier geht zweifellos die Entzündung direkt auf den Nerven oder seine Scheide über.

Daß die Füllung der Höhlen mit Sicherheit von Bedeutung, zum mindesten für die Energie der Kopfschmerzen ist, geht daraus hervor, daß die Beschwerden bei geschlossenen Empyemen ungleich größer sind.

Die Diagnose dieser wichtigen Kopfschmerzenquelle ist nur durch Untersuchung des Naseninnern möglich. Zunächst ist es jedoch durchaus erforderlich, sich einen klaren Überblick über diese anatomisch scheinbar sehr komplizierten Höhlen und Buchten zu verschaffen.

Es ist jedoch mit Hilfe einer außerordentlich ingeniösen Sektionsmethode nach Harke sehr leicht, sich durch ein einmaliges Studium dieser Verhältnisse zu orientieren. Nach Entfernung des Gehirns wird die Schädelhaut nach vorn bis über die Margines supraorbitales, nach hinten bis zum Foramen magnum zurückpräpariert, dann der Schädel nahe der Mittellinie durchgesägt und nach Durchmeißelung der Atlasbögen auseinander geklappt. Der Pharynx und die Nasenhöhle sind auf diese Weise ohne Verunstaltung des Gesichtes zu übersehen und gleichzeitig auch der leichte Zugang zu den Nebenhöhlen. Durch Entfernung der mittleren Muschel wird der Hiatus semilunaris mit seinen Öffnungen freigelegt. Durch ein

Ursachen und Behandlung der Kopfschmerzen.

genaues anatomisches Verständnis dieses wichtigen Labyrinthes gestützt, ist die Untersuchung und Diagnose einer Erkrankung beim Lebenden in der Regel leicht. Man sieht nach Einführung des Nasenspeculums im mittlern oder untern Nasengang Eiter, der sich nach Wegtupfen früher oder später wieder ansammelt; oder man findet Borken, nach deren Aufweichung mit Öl oder 1% Kokainlösung oder Nasenspülung mit abgekochtem, lauwarmem Wasser aus einem Nasengang sich Eiter ergießt, dann hat jeder Arzt, dessen Technik einen größeren Eingriff nicht erlaubt, die Pflicht, den Kranken zur Behandlung der Höhleneiterung — um solche handelt es sich fast ausschließlich — einem Spezialisten zu überweisen.

Schwieriger ist die Diagnose einer Höhlenerkrankung, wenn der Ausführungsgang resp. der Abflußweg verlegt ist, sei es durch akute Schwellung der Nasenschleimhaut in irgend einem der den Abflußweg begrenzenden Gebiete oder durch Verbiegungen und Wucherungen, welche den Abfluß des Höhlensekretes hindern. Der erfahrene und geübte Spezialist wird sich zur Diagnosenstellung zu raten wissen, während der praktische Arzt mehr oder weniger auf Vermutungen angewiesen ist. Rel. leicht ist es noch, eine akute Höhlenerkrankung mit behindertem Abfluß zu diagnostizieren, und häufig noch leichter, sie erfolgreich zu behandeln. Wird ein sonst nie oder selten an Kopfschmerzen Leidender plötzlich von sehr heftigem Kopfweh in oben geschilderter Art befallen, etwa im Verlauf eines Schnupfens oder einer Influenza, Lungenentzündung und der übrigen oben erwähnten Krankheiten, und findet man den mittleren Nasengang durch starke Schleimhautschwellung verlegt, dann kann man mit großer Wahrscheinlichkeit ein geschlossenes akutes Empyem annehmen. Eine Kontrolle dieser Diagnose hat man in der Therapie. Ist die Vermutung eine richtige, dann kann man durch Betupfen der geschwollenen Schleimhaut mit einer 5—10%-igen Kokainlösung die sofortige Abschwellung bewirken, wodurch der Abfluß ohne weiteres möglich wird. Durch diese einfache, jedem praktischen Arzt leicht zugängliche Prozedur kann man den Kranken von dem meist ungewöhnlich heftigen Kopfweh schnell befreien.

Auch ohne Empyem können Schwellungen im Naseninnern ursächliche Bedeutung für Kopfschmerzen haben. Nicht jeder

Nasenpolyp oder jede Hypertrophie einer Muschel muß Kopfweh veranlassen, aber häufig wird durch Entfernung des die Nasenatmung behindernden Tumors der Kopfschmerz beseitigt. Ob Blut- oder Lymphstauung, welche auf den Druck im Schädelinnern zurückwirkt, Veranlassung zu der Beschwerde gibt, oder Druck auf die das Kopfweh auslösenden Nerven oder endlich Sekretretentionen eine Rolle spielen, darüber herrscht noch völlige Ungewißheit. Wir müssen uns vorläufig mit der klinischen Tatsache begnügen. Wie Wucherungen innerhalb des Naseninnern wirken solche im Nasen-Rachenraum (Adenoide) und im Pharynx (Tonsillen).

Erkrankungen der Augen und Ohren. Wenn auch nicht von gleicher praktischer Bedeutung wie die Nase mit ihren Nebenhöhlen für die Auslösung von Kopfschmerzen, aber doch häufig genug ist das Auge und seine Umgebung der Ausgangspunkt für Kopfweh, was bei dem innigen Zusammenhang der Blut- und Lymphbahnen des Auges mit denen des Gehirns leicht erklärlich ist. Die meisten Entzündungen des Auges, besonders die Iritis, gehen mit sehr starken Kopfschmerzen einher.

Das Glaukom ist Ursache zu außerordentlich heftigem Kopfweh; Astigmatismus, Refraktionstörungen geben häufige Veranlassung zu der Klage über Kopfschmerzen.

Das Auge muß in diesen Fällen sich übermäßig zum deutlichen Sehen anstrengen, und die dadurch verursachte übergroße Muskelleistung und besonders die infolge der Muskelarbeit gesteigerte Blutfülle und -Stauung sind für die Kopfschmerzen verantwortlich zu machen. Auf diese Ursache sind auch der „eingenommene Kopf" und andere Kopfbeschwerden bei übergroßen Anstrengungen normalsichtiger Augen zurückzuführen.

Die Erkrankungen in der Augenhöhle — Entzündungen, Abszesse, Tumoren — stehen als Ursache für Kopfschmerzen auf gleicher Stufe wie Veränderungen an der Schädelbasis. Inwieweit die in der Augenhöhle befindlichen Ganglien an Kopfschmerzen beteiligt sind, entzieht sich bisher unserer Beurteilung.

Die Therapie ergibt sich aus den Ursachen. Der Kopfschmerz bei Iritis wird am besten durch lokale Blutentziehung — Blutegel — Atropin, Lichtentziehung, Ruhigstellung des

Auges durch Verband erstrebt. Vermeidung aller die Kongestion zum Kopf veranlassenden Ursachen — Aufregungen, Alcoholica, heiße Getränke — ist dringend geboten. Von Wert ist die Ableitung des Blutes nach unten, durch heiße Fußbäder, Abführmittel und dergl. Glaukombildung, Änderungen der lichtbrechenden Medien bedürfen augenärztlicher Behandlung, desgl. Erkrankungen in der Augenhöhle. Weniger häufig, aber doch von klinischem Wert sind Ohrerkrankungen als Ausgangspunkt für Kopfschmerzen. Wenn diese mit Ohrensausen, -klingen, Schwindel einhergehen, unterlasse man nicht die Untersuchung des Gehörorganes.

Schließlich ist noch der mechanischen Ursachen der Hirnkongestion zu gedenken, welche häufiger zu Kopfschmerzen führt, mag es sich um akute oder chronische Kongestion handeln. Nicht in jedem Falle von Blutandrang zum Gehirn muß sich Kopfweh einstellen. Der Arzt hört aber so häufig über Kopfschmerzen klagen, wenn keine andere Begründung nachzuweisen ist, daß diese Ursache besonderer Erwähnung wert ist. Man braucht zur Erklärung dafür, daß in dem einen Fall von Kongestion Kopfweh eintritt, ein andermal nicht, durchaus nicht zu dem leeren Begriff der Disposition zurückzugreifen, sondern es kommen dabei so viele andere Momente in Frage, daß man sehr wohl begreifen kann, daß der Effekt auf die scheinbar gleichwirkende Ursache verschieden ist. Zunächst ist der Zustand der Gefäßwandung von eminenter Bedeutung. Es ist ein sehr großer Unterschied, ob die Gehirnkongestion normal elastische Blutgefäße trifft oder atheromatöse. Es ist ferner sehr zu berücksichtigen, daß namentlich die chronische Kongestion ihre bestimmten Ursachen hat.

Der Blutandrang zum Kopf als Zeichen der Plethora findet sich in der Regel bei Menschen, welche im Genuß von Speisen und Getränken sich keinen Zwang auferlegen. Die Tafelfreuden werden aber selten in Einsamkeit genossen. Das häufige Beisammensein vieler Menschen in geschlossenen Räumen, die dabei häufig angeregte Unterhaltung, die meist kräftigen Äußerungen fröhlicher Stimmung, alle diese Faktoren kommen bei der Beurteilung des verschiedenen Verhaltens gegen Kopfschmerzen sehr in Betracht. Auch dem Tabak kommt in dieser Frage eine Bedeutung zu. In der Regel sind starke Esser und

Trinker auch Freunde des Tabaks. Es ist bekannt, daß chronische Nikotineinwirkung zu Herzveränderungen und namentlich zu Kalkablagerungen in den Gefäßwandungen in enger Beziehung steht. Es ist daher die Frage nicht zu vernachlässigen, ob plethorische Menschen viel Tabak konsumieren. Endlich ist zu berücksichtigen, daß Plethora häufig mit Adipositas vergesellschaftet ist, die ihrerseits leicht zu Herzaffektionen und Blutstauungen führt, und daß schließlich der Zustand und die Lebensweise körperlicher Bewegung abhold ist. Es ist daher bei der Frage, warum die Kongestion einmal mit Kopfschmerzen einhergeht, ein andermal nicht, die frühere und augenblickliche Lebensweise von großer Bedeutung, wobei noch zu berücksichtigen ist, daß gewisse körperliche Zustände komplizierend eingreifen können. Es ist leicht zu verstehen, daß z. B Veränderungen in der Nase nicht hinreichen, Kopfweh auszulösen, daß dagegen sofort dieses Übel sich einstellt, wenn die Kongestion durch Alkoholgenuß oder durch Aufenthalt in überhitzten oder rauchigen Lokalen gesteigert wird.

Es bleibt mithin in jedem einzelnen Falle zu entscheiden, welche Momente zur Entstehung der Kopfschmerzen verantwortlich zu machen sind. Nur durch Eingehen auf die Vergangenheit und die genaue Lebensweise des Einzelnen wird eine rationelle Therapie möglich sein, die sich aus der Erörterung der Ursachen von selbst ergibt. Zunächst wird die Lebensweise möglichst zu vereinfachen sein. Alkohol in jeder Gestalt und Tabak ist streng zu verbieten. Jede Aufregung, wozu auch angeregte Unterhaltung gehört, muß vermieden werden. Die Nahrung sei auskömmlich, aber leicht verdaulich, ohne scharfe Gewürze, möglichst zur vegetabilischen Kost hinneigend. Für Stuhl muß reichlich gesorgt werden, am besten durch salinische Abführmittel, weil diese durch starke wässerige Entleerungen der Plethora begegnen. Man achte darauf, daß die Abführmittel immer gewechselt werden, um Gewöhnung zu vermeiden. Von großem Wert sind Blutentziehungen, entweder in Form eines Aderlasses oder durch Blutegel (conf. Seite 72) oder blutige Schröpfköpfe (conf. Seite 58). Die Blutegel werden am besten zu unmittelbarer Wirkung im Nacken unterhalb der Haargrenze angesetzt, aber so, daß die Wunden nicht durch den Kragen belästigt werden können; zweckmäßig wählt man die seitlichen

Partien — unterhalb der Processus mastoidei —, um die Rückenlage im Schlafe nicht zu stören. Je nach dem Grad der Plethora und Beschwerden richtet sich die Zahl der Blutegel und Schröpfköpfe, welch letztere am besten auf dem Thorax appliziert werden. Vier bis sechs Blutegel und 8 bis 12 blutige Schröpfköpfe genügen zu jedesmaliger Anwendung, die je nach Bedürfnis alle Woche oder jeden Monat erfolgt. Bei Gebrauch der Blutegel vergesse man nicht der zuweilen gefährlichen Nachblutung. Wie die Lebensweise muß auch die Bewegung reguliert werden. Übergroße körperliche Anstrengung ist ebenso schädlich als mangelhafte Bewegung. Der Arzt gebe genaue Vorschriften für Zeit, Dauer und Art der Bewegung. Von guter momentaner Wirkung sind kalte Umschläge resp. Eisblase auf den Kopf, unterstützt durch heiße Fußbäder, zu deren Wasser man zweckmäßig Senfmehl hinzufügt. Diese ganzen Vorschriften werden am besten fern von der Häuslichkeit und deren Aufregungen und Sorgen ausgeführt. Es genügt der Aufenthalt bei Verwandten oder Bekannten, die der Kranke ohne Zwang aufsucht.

Im Gegensatz zu der arteriellen Hyperämie des Gehirns, welche vorzugsweise auf mechanischem Wege das Gehirn alteriert, bewirkt die venöse Blutstauung, wie sie bei Herzkranken im nichtkompensierten Zustande sich findet, hauptsächlich durch chemische Ursachen Kopfschmerzen, wenn auch die mechanische Drucksteigerung mitspricht und zuweilen von dominierendem Einfluß ist. Es ist wohl vornehmlich der Überladung des Blutes mit Kohlensäure, in anderen Fällen leichtem Ödem des Gehirns und seiner Häute dieser Effekt zuzuschreiben. Zur Erkärung dafür, daß der Kopfschmerz sich nur in einzelnen dieser Krankheitsfälle zeigt, muß man wiederum wie bei der arteriellen Hyperämie auf das Milieu des Kranken eingehen. Es ist zunächst zu berücksichtigen, ob nicht andere körperliche Besonderheiten — Nasenerkrankungen, Augen-, Ohrenaffektionen — in Betracht zu ziehen sind. Dann ist der Zustand der Nieren zu beachten, welche unter Umständen gleichfalls Stauungsentzündungen zeigen. Medikamentöse Einflüsse sind von sehr großer Bedeutung für die Entstehung von Kopfschmerzen, und schließlich ist den Einwirkungen der Krankheit auf Schlaf, Appetit, Seelenstimmung Rechnung zu

Chemisch-toxische Ursachen.

tragen. Jeder gesunde Mensch macht an sich die Erfahrung, daß er nach einer schlaflosen Nacht mit Kopfweh erwacht, geschweige ein durch Krankheit geschwächter Mensch. Ferner hindern die durch die Stauung in Mitleidenschaft gezogenen Verdauungsorgane den normalen Ablauf der Digestion, worin allein häufig die Ursache für Kopfschmerzen zu suchen ist. Und schließlich darf nicht übersehen werden, welch gewaltigen Einfluß die Psyche bei der Entstehung von Kopfschmerzen besitzt. Angst um die eigene Person und um die Familie, die Aufregungen mit dem Verlauf und Wechsel der Krankheit, beim Manne die Sorgen um die soziale Lage seiner Angehörigen, um den Gang des Geschäftes, bei der Frau die Sorge um die Erziehung der Kinder, bei einigen um die Wirtschaft, alle diese auf die Psyche einstürmenden Kräfte erschüttern häufig genug den Kopf bis zur Schmerzempfindung. Berücksichtigt man schließlich, daß die Herzkranken an sich, besonders im Zustande der gestörten Kompensation, leichter auf psychische Einwirkungen ansprechen, und daß endlich auch der dauernde Aufenthalt im Zimmer oder gar im Bett den Mangel an Sauerstoff unterstützt, dann hat man genügend Faktoren, die bei der Erklärung und Behandlung von Kopfschmerzen zu beachten sind. Man erkennt aus dieser kurzen Darlegung, daß in solchen Fällen nicht die Medizin, sondern der Arzt nur helfen kann. Man begnüge sich nicht mit der billigen Erklärung, daß „höchstwahrscheinlich" Stauungen im Gehirn vorliegen, und man setze nicht seine ganze Hoffnung auf die Digitalis. Planmäßig gehe man an die Ausschaltung einer der erwähnten Übelstände nach der anderen, soweit die ärztliche Machtsphäre reicht, und selten nur wird der Erfolg völlig ausbleiben.

Kopfschmerzen bei Nierenkranken. Eine Mittelstellung zwischen mechanischer und chemischer Einwirkung zur Entstehung von Kopfschmerzen nimmt die Nierenentzündung ein. Auch hier prävaliert jedoch der chemische Einfluß. Zweifellos ist dem gesteigerten Blutdruck bei Nephritikern eine Einwirkung auf das Gehirn nicht abzusprechen; für unsere Frage ist jedoch den infolge der Nierenerkrankung im Blute sich aufspeichernden Toxinen die größere Bedeutung zuzusprechen. Bei der Urämie tritt diese Annahme besonders in die Erscheinung. Die Therapie dieser Art von Kopfschmerzen ergibt sich von selbst. Man gebraucht das

Kompensationsorgan der Nieren, die Haut, indem man durch Schweißerzeugung die im Blute angehäuften das Gehirn alterierenden Giftstoffe eliminiert.

Zur Gruppe der toxisch wirkenden Ursachen gehören alle mit Kopfschmerz einhergehenden Infektionskrankheiten. Das Fieber ist nicht die einzige Ursache der Kopfbeschwerden; eine größere Bedeutung haben die durch die Infektionskeime gebildeten Toxine.

Fast ausschließlich chemisch resp. toxisch ist die Ursache für Kopfschmerzen, welche bei Verdauungsstörungen sich häufig einstellen. Zahlreich sind die Kranken, welche bei akut verdorbenem Magen oder auch bei manchen chronischen Magenstörungen über Kopfweh in Abhängigkeit von der Magenverdauung klagen. Es wirken nicht in jedem dieser Fälle dieselben primären Ursachen, wenn auch der die Kopfschmerzen auslösende Effekt derselbe ist, nämlich die Bildung von Toxinen im Magen. Ob diese durch Fäulnis, Gärung oder sonstige abnorme Zersetzung entstehen, und in welcher Abhängigkeit die Toxinbildung von der Art der eingeführten Nahrung steht, ist in der Praxis nicht in jedem einzelnen Falle zu eruieren. Therapeutisch ist in akuten Fällen auf möglichst schnelle Elimination der Toxine zu achten, am besten durch Abführmittel. Ausspülungen des Magens mit antiseptischen Lösungen oder Brechmittel sind nur selten indiziert. Ferner ist durch große Mengen Salzsäure, welche die Gärung und Fäulnis behindert, der Toxinbildung entgegenzuwirken. Gleichen Erfolg haben häufig antiseptisch wirkende Mittel, wie Resorzin, Salol und dergl. Bei chronischer Toxinbildung, welche zu Kopfschmerzen führt, ist alles Heil nur von einer genauen Regulierung der Diät und Lebensweise zu erwarten, bei gleichzeitigem Gebrauch von Salzsäure.

Häufiger noch als Magenstörungen geben anomale Zersetzungsvorgänge im Darm Veranlassung zur Eingenommenheit des Kopfes bis zum ausgesprochenen Kopfschmerz. Besonders ist hier die Antointoxikation zu erwähnen. Diese ist wie die vom Magen aus wirkenden Ursachen akut oder chronisch. Bei akuter Intoxikation infolge im Darm entstandener Gifte ist ein Purgens (Rizinusöl, Kalomel, Bitterwasser) das beste Heilmittel. Zur Unterstützung sind Mittel, denen man antiseptische Einwirkung nachsagt, wie Resorzin, Salol, Aspirin, Dermatol und dergl. angebracht. Die Behandlung chronischer Autointoxikation fällt mit der Regelung der Diät und der Beseitigung der chronischen Obstipation ziemlich zusammen. Regelmäßige Darmentleerung ist das beste antiseptisch wirkende Mittel.

Den gleichen Effekt wie die im Magen-Darmkanal und im Blute entstandenen Toxine haben einige von außen in den Verdauungskanal resp. in die Blutbahn eingebrachten Gifte. Es sind hier die als Genußmittel gebrauchten Gifte von den zu medikamentösen Zwecken benutzten zu unterscheiden, und schließlich kommen noch die das Leben direkt — mit oder ohne Absicht — bedrohenden Gifte in Frage.

Intoxikation mit Alkohol. Zur ersten Gruppe gehört vor allem der Alkohol. Wie bei allen Giften, so ist auch bei diesem Fluidum die Giftgrenze schwer zu bestimmen. Die giftig wirkende Quantität ist keine absolute Größe. Sie ist abhängig von der Widerstandsfähigkeit des Organismus, und auch bei demselben Menschen ist die Giftgrenze je nach Zeit und Disposition verschieden. In der Skala der Verwüstungserscheinungen bei der Alkoholvergiftung nimmt der Kopfschmerz die erste Stelle ein. Leider schwindet diese subjektive Giftwirkung, welche bei ihrer Harmlosigkeit alle objektiven Vergiftungserscheinungen an den Genuß zurückhaltender Kraft weit übertrifft, bei eintretender Gewöhnung, die mehr oder weniger schnell erfolgt. Es gibt einige wenige Glückliche, welche durch regelmäßig auftretenden Kopfschmerz nach Alkoholgenuß vor Übermaß des Genusses geschützt bleiben. Außer dieser akuten Wirkung bringt der Alkohol auch in späteren Stadien der Vergiftung Ursachen zu Kopfschmerzen. Es sind hier außer Magen-Darmstörungen die Nephritis und besonders die Pachymeningitis zu nennen.

Die akute Alkoholvergiftung ist je nach ihrem Auftreten zu behandeln. Ist der Kopfschmerz das einzige Vergiftungssymptom, dann ist Aufenthalt in frischer Luft und eines der bekannten Kopfschmerzmittel (Antipyrin, Phenacetin, Antifebrin, Migränin etc.) in Anwendung zu bringen. Die Wirkung dieser Stoffe ist nur empirisch festgestellt. Nach Analogie der Chininwirkung auf Kopfschmerzen hat man mit mehr oder weniger Erfolg alle chemisch gewonnenen Antifebrilia in den Rüstschatz der Kopfschmerzmittel aufgenommen; ob zum Heile der

Menschheit, sei dahingestellt. Die meisten dieser Mittel sind bei seltenem Gebrauch wenig oder garnicht schädlich, wirken aber bei chronischer Anwendung zweifellos giftig, besonders auf Herz, Blut und Nieren.

Ist der Kopfschmerz bei akuter Alkoholvergiftung vergesellschaftet mit Verdauungsstörungen, so sind diese nach oben erwähnten Gesichtspunkten zu behandeln. Kopfschmerzen infolge chronischer Alkoholvergiftung sind schwer oder unheilbar, einmal weil der Potus wohl Zeiten geringern Grades aufweisen kann, sehr selten aber ganz aufgegeben wird, und dann, weil selbst nach aufhörender Alkoholwirkung deren Folgen durch organische Veränderung dauernd nachwirken.

Von praktisch geringerer Bedeutung für die Entstehung von Kopfschmerz ist die Nikotinvergiftung. Wenn Kopfschmerzen direkt auf den Abusus des Tabaks oder indirekt besonders durch Herzveränderungen zurückzuführen sind, dann ist die Behandlung durch Beseitigung der Ursache gegeben.

In der Mitte zwischen Genuß- und Heilmittel stehen mit Rücksicht auf unser Thema die Opiumpräparate und der Kokaingenuß. Ursprünglich als Linderungsmittel gegen körperliche und seelische Beschwerden gebraucht, tritt sehr bald die unheilvolle Gewöhnung an diese Mittel ein, welche unrettbar zur moralischen und physischen Vernichtung führt. Zu den am ehesten auftretenden Vergiftungserscheinungen gehören die Kopfschmerzen. Selbst nach einmaligem Gebrauch dieser Stoffe als Heilmittel stellt sich häufig genug Kopfweh ein. Sehr viele sonst unschätzbare Heilmittel teilen dieses Schicksal, selbst wenn sie nicht zu den ausgesprochenen Giften gehören. *Kopfschmerzen als Nebenwirkungen von Medikamenten.*

Jeder Arzt wird Klagen über Kopfschmerzen nach Chloroform-, Digitalis-, Diuretin-, Jodkaligebrauch und dem anderer Heilmittel vernommen haben. Bei dringender Indikation dieser Medikamente muß die unangenehme Nebenwirkung mit in den Kauf genommen werden. Kopfschmerzen sind schließlich auch ein hervorstechendes Symptom bei allen akuten das Leben direkt bedrohenden Vergiftungszufällen, wie Gas-, Kohlensäurevergiftung u. a. Inwieweit dieses Symptom auf die Giftwirkung selbst oder auf die Begleitumstände, wie Aufregung, Shock etc., zurückzuführen ist, läßt sich nicht immer bestimmen.

Nervöse Ursachen. Der Übergang zwischen den durch chemische Wirkung entstandenen und den nervösen Kopfschmerzen bilden diejenigen nervöser und neurasthenischer Menschen. Infolge des nervösen Gesamtzustandes ist der Kranke und der Arzt leicht geneigt, die Kopfbeschwerden den nervösen Klagen anzureihen, welche keine bestimmte Ursache haben, und über deren Entstehung man daher nicht zu grübeln braucht. Und doch kann der Arzt bei genauerem Eingehen auf die Lebensweise des Kranken wohl ausnahmslos die Ursache für die Kopfschmerzen feststellen, welche meist entweder auf Hyperämie des Gehirns infolge Überanstrengung desselben oder auf Beeinflussung der nervösen den Kopfschmerz vermittelnden Organe durch die Blutmischung zurückzuführen sind. Schuld trägt fast immer die Lebensweise, wobei noch zu berücksichtigen ist, daß die nervöse resp. neurasthenische Anlage einerseits zur verkehrten Lebensweise verführt, andererseits die Widerstandsfähigkeit des Organismus beeinträchtigt. Die Wege, welche zu dem Kopfschmerz der Nervösen führen, sind mannigfaltig. Wenn ein Gelehrter über seine Kraft hinaus sein Gehirn in ununterbrochener Tätigkeit erhält, oder der Kaufmann durch übergroße Spekulationen seine Denkkraft anspannt oder schließlich der geistig Minderwertige eine normale Geistesbildung durchaus erwerben soll, in allen diesen Fällen tritt früher oder später infolge übermäßiger Tätigkeit des Gehirns eine Hyperämie in demselben auf, welche im Verein mit der Anhäufung der toxisch wirkenden Ermüdungsstoffe Kopfbeschwerden der verschiedensten Art verursacht. Dazu kommen dann noch die infolge einseitiger Inanspruchnahme der geistigen Kräfte meist vernachlässigten körperlichen Erfordernisse, welche schwächend auf den Organismus rückwirken. Noch größer ist das Kontingent derer, bei welchen eine falsche Lebensweise die Blutbeschaffenheit verschlechtert, bis eine toxische Einwirkung auf das Gehirn und seine Hüllen sich in Form von Kopfschmerzen äußert.

Hierher gehören die Opfer der Anforderungen des Daseins, der Leidenschaften und vor allem der Hyperkultur. Wenn Menschen durch ihren Beruf gezwungen sind, die Nacht zum Tage zu machen (Nachtarbeit), wenn sie auf diese Weise der gewaltigen Erfrischungswirkung des Sonnenlichtes entgehen, dann treten, wenn nicht außergewöhnliche Widerstandsfähigkeit besteht, früher oder später anämische Zustände mit Beeinflussung des Gehirns auf. Denselben Bedingungen unterliegen Menschen, welchen durch Arbeit unter der Erde oder in geschlossenen Räumen mit wenig oder gar keinem Sonnenlicht (Photographen) die Sonne entzogen wird. Komplizierend wirken in der Regel alle die Schädlichkeiten ein, welche durch Sonnenlicht beseitigt werden.

Wo die Sonne nicht hinscheint, bleibt der Staub liegen, welcher mit der durch Aufenthalt meist zahlreicher Menschen verdorbenen Luft gleichzeitig eingeatmet wird. Welche Kraft das Sonnenlicht besitzt, erkennt man am besten durch die furchtbaren Wirkungen der nordischen Monatsnächte, welche den daran nicht Gewöhnten Geist und Körper zerrütten.

Zu bedenken ist ferner, daß die Nachtarbeiter den Tag zum Schlafen gebrauchen, daher der erfrischenden Bewegung im Freien verlustig gehen. Nicht viel besser sind die Bergwerks- und Fabrikarbeiter daran, welchen die Ermüdung infolge ihrer Arbeit die Gesundheits-Bewegung verbietet. Der Einflüsse, welche Kummer und Sorgen auf Kopfbeschwerden haben, ist bereits oben gedacht.

Nicht kleiner als das Heer der von den Mühen des Lebens Betroffenen ist die Zahl der Menschen, welche ihren Leidenschaften den Kopfschmerz verdanken. Spiel und Wollust wüten unter den Menschen und wohl denen, welche sich durch ihre Kopfschmerzen warnen lassen. Ebenbürtig an Bedeutung und Zahl der Opfer reiht sich an die erwähnten Ursachen der Auswuchs der Kultur. Wie viele Ehrgeizige, wie viele Eitle, wie zahlreiche junge Menschen der Gesellschaft, welche den gewaltigen Anforderungen der gesellschaftlichen Saison genügen müssen, sei es aus irgend welcher Ursache, bezahlen den häufig zweifelhaften Genuß mit einem Teil ihrer Gesundheit, deren Schwinden in der Regel durch Kopfweh eingeleitet wird. So wird das Studium der Ursachen zu Kopfschmerzen ein Abschnitt aus dem sozialen Leben. Heil und Rettung aus diesen Gefahren bringt nur die „Rückkehr zur Natur". Was Dichter und Denker auf spekulativem Wege erreicht, erkämpft der Arzt durch seine Erfahrung.

Unter „Rückkehr zur Natur" versteht der Arzt nicht das träumerische Dasein im dichterischen Hirten- und Jägerleben, sondern der nüchterne Arzt fordert hygienische Anpassung an die Möglichkeiten des gegebenen Daseins, und wenn der gesunde Menschenverstand sich mit einigen wenigen ärztlichen Gesundheitsregeln paart, dann wird so mancher Zentner Antipyrin und Phenacetin weniger in den Apotheken verlangt werden. Der Gelehrte denke daran, daß das „Maß" das Leben regiert.

Er vergesse nicht, daß der Mensch außer seinem Geist auch einen Körper besitzt und auf die Dauer nur mens sana in corpore sano existiert.

Wenn der geistige Überarbeiter nur daran denkt, ist er geborgen. Schwerer ist der Kampf gegen die Schäden der sozialen Ordnung. Hier kann nur Gemeinsinn und Hygiene Erfolge erzielen.

Gegen Spiel und Wollust zu kämpfen, ist schwer, wenn nicht vergeblich. Wer nicht in sich selbst einen starken Halt gewinnt, ist rettungslos verloren. Hie und da gelingt es einem Arzt, Macht über einen Kranken zu gewinnen und ihn dem Verderben zu entreißen.

Ungleich leichter ist Erfolg durch vernünftige Gestaltung der Lebensweise, besonders auf gesellschaftlichem Gebiet, zu erreichen. Kein anderer ist so sehr zum Kampf gegen die Verkehrtheit dieser Einrichtung berufen wie der Arzt, welcher mit aller ihm zu Gebote stehenden Energie die „Rückkehr zur Natur" erstreben muß. Der Arzt überlasse dieses Ziel nicht dem Pfuscher, welcher den fast in jedem Menschen vorhandenen Instinkt zur Flucht in die Natur in raffinierter Weise ausnutzt.

Migräne. Als Ausdruck eines minderwertigen Nervensystems ist eine Art von Kopfschmerzen aufzufassen, welche als Geißel vorzugsweise das weibliche Geschlecht peinigt, die Migräne. Das Wesen dieser Symptomengruppe ist uns völlig unbekannt. Am ehesten hat meiner Ansicht nach die Auffassung Berechtigung, welche den Migräneanfall als eine Alteration der Hirngefäße ansieht, derart, daß man eine spastische und eine paralytische Form unterscheidet. Wodurch aber die Einwirkung auf die Gefäße ausgelöst wird, ist im allgemeinen ebenso verschieden, wie im besondern Falle schwer zu entscheiden. Sicher ist, daß zum Zustandekommen fast ausnahmslos ein besonderer krankhafter Zustand des Nervensystems gehört. Die Migräne hat in gewisser Beziehung Ähnlichkeit mit der Epilepsie. Beide sind Erscheinungen einer degenerativen Nervenveränderung. Beide Krankheitsformen haben den erblichen Charakter gemeinsam, stimmen auch darin überein, daß sie gewöhnlich von früher Jugend auf in die Erscheinung treten, und schließlich ist auch darin Ähnlichkeit vorhanden, daß wie die Epilepsie auch die Migräne häufig gewissermaßen mit einer Aura beginnt. Der typische Migräneanfall besteht aus drei Stadien; der nur wenige Minuten dauernden Aura, welche in meist halbseitigen Parästhesien in den Extremitäten, in Augenstörungen — Flimmern, Skotom, Halbsehen — besteht, folgt der eigentliche Migränekopfschmerz, der meist nach einigen Stunden durch Erbrechen beendet wird. Der Migränekopfschmerz ist gewöhnlich halbseitig (Hemikranie), von ungemeiner Heftigkeit, meist in der Augen- oder Stirnpartie. Die Augenerscheinungen, welche häufig im Vorstadium auftreten, bleiben zuweilen während des ganzen Anfalls bestehen. Jeder Reiz steigert die Beschwerden, sodaß der Kranke instinktiv sich während des Anfalls von der Außenwelt abschließt. In einem dunklen Zimmer, möglichst abgeschieden vom Tumult des Haushaltes und des Straßenlebens, geht nach mehrstündiger Bettruhe der Anfall zu Ende. Das Erbrechen bringt die ersehnte Erleichterung. Einige Stunden lang ist der Kopf noch etwas benommen, und dann ist alles vorüber, bis das Leben mit seinen Reizen wieder einen neuen Anfall auslöst. In der Zwischenzeit sind die Migränekranken scheinbar gesunde, nur leicht reizbare, und häufig hysterische Menschen. Hysterie, Neurasthenie, Migräne und Epilepsie sind Erscheinungsformen eines degenerierten Nervensystems, und häufig kann der Arzt innerhalb einer Familie alle diese verschiedenen Formen der Degeneration beobachten. Zum Verständnis der Ursachen des Migräneanfalles muß man sich vorstellen, daß Migränekranke dauernd sich in dem labilen Migränezustand befinden, und daß ein Anstoß zur Auslösung des akuten Anfalles notwendig ist. Der häufigste Anlaß beim weiblichen Geschlecht ist die Menstruation. Jeder Arzt kennt zahlreiche Frauen, welche den Beginn ihrer Regel mit einem Migäneanfall einleiten.

Bei anderen Menschen genügt ein Schreck, eine Aufregung, selbst freudiger Art, eine Erkältung, der Coitus, ein Diätfehler zur Störung des labilen Gleichgewichts. Ja, bei einigen Kranken reicht die Kumulation der gewöhnlichen Reize des Lebens zur Auslösung des Anfalls aus. Die ersten Attacken werden durch die Antineuralgica erfolgreich bekämpft. Diese Mittel versagen aber durch Gewöhnung ihre Wirkung. Immer größere Mengen sind immer häufiger erforderlich, bis die Kranken die Nutzlosigkeit erkennen und sich trostlos ihrem Schicksal überlassen. Und doch ist die Behandlung nicht aussichtslos. Wenn wir auch gestehen müssen, daß wir beim Versagen aller Neuralgica gegen den einzelnen Anfall machtlos sind, so können wir doch den gesamten Nervenzustand heben und dadurch die Grundlage zur Besserung, ja selbst Genesung schaffen. Hier sind die Gesichtspunkte angebracht, welche bei der Behandlung der Neurasthenie berücksichtigt sind.

Zweifellos ist bei dieser Affektion des Nervensystems auch die Suggestion von großer Bedeutung. Wie häufig machen wir die Beobachtung, daß die Ablenkung von dem gewöhnlichen Gang des Lebens die Anfälle auf kürzere oder längere Zeit beseitigt. Eine Reise, große Veränderungen innerhalb der Familie, selbst trauriger Art, bringen plötzlich die Anfälle fort, bis die Gewöhnung in die neuen Verhältnisse den alten Zustand wieder erweckt.

Verlag von Julius Springer in Berlin N.

Die Krankheiten der oberen Luftwege.
Aus der Praxis für die Praxis.
Von Prof. Dr. Moritz Schmidt.
Mit 182 Abbildungen im Text und 7 Tafeln.
Dritte, sehr vermehrte und verbesserte Auflage. — In Leinwand geb. Preis M. 18,—.

Lehrbuch der Geburtshülfe.
Von Prof. Dr. Max Runge,
ord. Prof. der Geburtshülfe und Gynäkologie, Direktor der Univ.-Frauenklinik zu Göttingen.
Mit zahlreichen Abbildungen im Text.
Siebente Auflage. — In Leinwand gebunden Preis M. 10,—.

Lehrbuch der Gynäkologie.
Von Dr. Max Runge,
Geh. Medizinalrat, ord. Prof. d. Geburtsh. u. Gynäkol., Direktor d. Univ.-Frauenklinik zu Göttingen.
Mit zahlreichen Abbildungen im Text.
Zweite Auflage. — In Leinwand gebunden Preis M. 10.—.

Das Weib
in seiner geschlechtlichen Eigenart.
Nach einem in Göttingen gehaltenen Vortrage
von Dr. Max Runge,
Geh. Medizinalrat, ord. Prof. d. Geburtsh. u. Gynäkol., Direktor d. Univ.-Frauenklinik zu Göttingen.
Fünfte Auflage. — Preis M. 1.—.

Geburtshülfe und Gynäkologie bei Aëtios von Amida.
(Buch 16 der Sammlung.)
Ein Lehrbuch aus der Mitte des 6. Jahrhunderts n. Chr.
nach den Codices in der Kgl. Bibliothek zu Berlin (besonders den Sammlungen C. Weigels)
zum ersten Male ins Deutsche übersetzt
von Dr. med. Max Wegscheider,
Frauenarzt in Berlin.
Preis M. 3,—.

Schmerzlose Operationen.
Örtliche Betäubung mit indifferenten Flüssigkeiten.
Psychophysik des natürlichen und künstlichen Schlafes.
Von Dr. C. L. Schleich.
Mit 32 Abbildungen im Text.
Vierte, verbesserte und vermehrte Auflage. — Preis M. 6,—; in Leinwand geb. M. 7.20.

Neue Methoden der Wundheilung.
Ihre Bedingungen und Vereinfachung für die Praxis.
Von Dr. C. L. Schleich.
Zweite, verbesserte Auflage. — Preis M. 7,—; in Leinwand gebunden M. 8,20.

Zu beziehen durch jede Buchhandlung.

Verlag von Julius Springer in Berlin N.

Der Herzmuskel
und seine Bedeutung für
Physiologie, Pathologie und Klinik des Herzens.
Ein Versuch zur Entwickelung einer allgemeinen Pathologie und Symptomatologie der Herzmuskelerkrankungen auf anatomischer Grundlage.
Von **Dr. Ehrenfried Albrecht,**
Arzt in Berlin.
Mit 3 Lichtdruck- und 4 lithographierten Tafeln.
Preis M. 14.—.

Medizinisch-klinische Diagnostik.
Lehrbuch der Untersuchungsmethoden innerer Krankheiten
für Studierende und Ärzte.
Von **Prof. Dr. Felix Wesener.**
Mit 100 Figuren im Text und auf 12 lithographierten Tafeln.
In Leinwand gebunden Preis M. 10,—.

Klinische Abbildungen.
Sammlung
von Darstellungen der Veränderung der äußeren Körperform bei inneren Krankheiten.
In Verbindung mit Dr. W. Schüffner, Assistenzarzt a. d. medizin. Klinik in Leipzig, herausgegeben
von **Dr. H. Curschmann,**
Geh. Med.-Rat, o. ö. Prof. der spez. Pathologie u. Therapie und Direktor der med. Klinik in Leipzig.
57 Tafeln in Heliogravüre mit erläuterndem Text.
Ausgabe in Halbfranzbd. M. 36,—; in eleg. Mappe M. 36,—. Einzelne Tafeln m. Text M. 1,—.

Makro- und mikroskopische
Diagnostik der menschlichen Exkremente.
Von **M. L. Q. van Ledden Hulsebosch.**
Mit 255 naturgetreuen Abbildungen auf 43 Tafeln in Lichtdruck.
Gebunden Preis M. 30,—.

Handbuch der Arzneimittellehre.
Zum Gebrauche für Studierende und Ärzte
bearbeitet von
Dr. S. Rabow und **Dr. L. Bourget,**
Professoren an der Universität Lausanne.
Mit einer Tafel und 20 Textfiguren.
In Leinwand gebunden Preis M. 15,—.

Die Arzneimittel-Synthese
auf Grundlage der
Beziehungen zwischen chemischem Aufbau und Wirkung.
Für Ärzte und Chemiker
von **Dr. Sigmund Fränkel,**
Dozent für medizinische Chemie an der Wiener Universität.
In Leinwand gebunden Preis M. 12,—.

Die Arzneimittel der organischen Chemie.
Für Ärzte, Apotheker und Chemiker bearbeitet
von **Dr. Hermann Thoms.**
Zweite, vermehrte Auflage. — In Leinwand gebunden Preis M. 6,—.

Zu beziehen durch jede Buchhandlung.

Verlag von Julius Springer in Berlin N.

Neue Arzneimittel
und
Pharmazeutische Spezialitäten
einschließlich der
neuen Drogen, Organ- und Serumpräparate.
Von **G. Arends,** Apotheker,
Redakteur an der Pharmazeutischen Zeitung.
In Leinwand gebunden Preis M. 6,—.

Therapie des Säuglings- und Kindesalters.
Von **Dr. A. Jacobi,**
Professor der Kinderheilkunde an der Columbia-Universität zu New-York.
Autorisierte deutsche Ausgabe der zweiten Auflage von Dr. O. Reunert.
In Leinwand gebunden Preis M. 10,—.

Mikroskopie und Chemie am Krankenbett.
Für Studierende und Ärzte bearbeitet
von **Prof. Dr. H. Lenhartz.**
Mit zahlreichen Abbildungen im Text und 3 Tafeln in Farbendruck.
Dritte, wesentlich umgearbeitete Auflage. — In Leinwand gebunden Preis M. 8,—.

Hygienisches Taschenbuch
für Medizinal- und Verwaltungsbeamte, Ärzte, Techniker und Schulmänner.
Von **Dr. Erwin von Esmarch,**
o. ö. Professor der Hygiene an der Universität Göttingen.
Dritte, vermehrte und verbesserte Auflage. — In Leinwand gebunden Preis M. 4,—.

Vorposten der Gesundheitspflege.
Von **Dr. L. Sonderegger.**
Nach dem Tode des Verfassers durchgesehen und ergänzt von **Dr. E. Haffter.**
Fünfte Auflage. — Preis M. 6,—; in Leinwand gebunden M. 7,—.

Leitfaden für Desinfektoren
in Frage und Antwort.
Von **Dr. Fritz Kirstein,**
Assistent am hygienischen Institut in Giessen.
In Leinwand gebunden mit Anlagen in Tasche Preis M. 1,20.

Chemie
der
menschlichen Nahrungs- und Genussmittel.
Von **Dr. J. König,**
Geh. Reg.-Rat, o. Prof. an der Kgl. Universität und Vorsteher der
agric.-chem. Versuchsstation Münster i. W.

—— Erster Band: ——
Chemische Zusammensetzung der menschlichen Nahrungs- und Genussmittel.
Vierte, verbesserte Auflage bearbeitet von
Dr. A. Bömer,
Privatdozent an der Kgl. Universität und Abteilungsvorsteher der
agric.-chem. Versuchsstation Münster i. W.
Mit in den Text gedruckten Abbildungen.
In Leinwand gebunden Preis M. 36,—.

Zu beziehen durch jede Buchhandlung.

Verlag von Julius Springer in Berlin N.

Seit 1887 erscheinen:

Therapeutische Monatshefte.

Herausgegeben von
Dr. Oscar Liebreich
unter Redaktion von
Dr. A. Langgaard und Dr. S. Rabow.

Jährlich erscheinen 12 je 4—5 Bogen starke Hefte zum Preise von M. 12,—.

Die „**Therapeutischen Monatshefte**" behandeln alle Fragen, welche die Therapie betreffen, und tragen dem Verlangen nach einem Organe, welches in streng wissenschaftlicher Weise die Bedürfnisse des praktischen Arztes berücksichtigt, Rechnung. Was der Arzt sich nur mit vieler Mühe und großem Zeitverlust aus einer großen Anzahl von Büchern, Journalen und Zeitschriften zusammensuchen muß, um bezüglich der wichtigsten therapeutischen Fragen nur einigermaßen informiert zu sein, bringen die allmonatlich erscheinenden „Therapeutischen Monatshefte" in geeigneter Form.

Veröffentlichungen des Kaiserlichen Gesundheitsamtes.

Wöchentlich eine Nummer. — Preis halbjährlich M. 6,25.

Arbeiten aus dem Kaiserlichen Gesundheitsamte.

Beihefte zu den „Veröffentlichungen des Kaiserlichen Gesundheitsamtes".

Bisher erschienen:

Erster Band.	Mit 13 Tafeln und in den Text gedruckten Holzschnitten	Preis M. 26,—.
Zweiter Band.	Mit 6 Tafeln und in den Text gedruckten Holzschnitten	Preis M. 22,—.
Dritter Band.	Mit Abbildungen im Text, 3 Tafeln und einem Titelbilde	Preis M. 30,—.
Vierter Band.	Mit Abbildungen im Text	Preis M. 18,—.
Fünfter Band.	Mit 14 Tafeln und Abbildungen im Text	Preis M. 28,—.
Sechster Band.	Mit 6 Tafeln und Abbildungen im Text	Preis M. 23,—.
Siebenter Band.	Mit 22 Tafeln und Abbildungen im Text	Preis M. 36,—.
Achter Band.	Mit 26 Tafeln und Abbildungen im Text	Preis M. 45,—.
Neunter Band.	Mit 21 Tafeln und Abbildungen im Text	Preis M. 33,—.
Zehnter Band.	Mit 15 Tafeln und Abbildungen im Text	Preis M. 35,—.
Elfter Band.	Mit 19 Tafeln und Abbildungen im Text	Preis M. 30,—.
Zwölfter Band.	Mit 15 Tafeln und Abbildungen im Text	Preis M. 35,—.
Dreizehnter Band.	Mit 4 Tafeln und Abbildungen im Text	Preis M. 19,—.
Vierzehnter Band.	Mit 15 Tafeln und Abbildungen im Text	Preis M. 33,—.
Fünfzehnter Band.	Mit 11 Tafeln und Abbildungen im Text	Preis M. 21,—.
Sechzehnter Band.	Mit 9 Tafeln und Abbildungen im Text	Preis M. 24,—.
Siebzehnter Band.	Mit 3 Tafeln und Abbildungen im Text	Preis M. 26,—.
Achtzehnter Band.	Mit 13 Tafeln und Abbildungen im Text	Preis M. 27,—.
Neunzehnter Band.	Mit 14 Tafeln und Abbildungen im Text	Preis M. 32,—.

Die größeren wissenschaftlichen Arbeiten etc. aus dem **Kaiserlichen Gesundheitsamte** erscheinen unter obigem Titel in zwanglosen Heften, welche zu Bänden von 40—50 Bogen vereinigt werden. — Die Abonnenten der „Veröffentlichungen" können diese „Arbeiten" zu einem um 20 % ermäßigten Preise beziehen.

Seit 1. Januar 1904 erscheinen in zwanglosen Heften:

Tuberkulose-Arbeiten
aus dem Kaiserlichen Gesundheitsamte.

Heft 1 enthält:

Kossel, Weber und **Heuß, Vergleichende Untersuchungen über Tuberkelbazillen verschiedener Herkunft.** I. Mit 4 Kurventafeln.

Weber und **Bofinger, Die Hungertuberkulose.** Ihre Beziehungen zur Säugetiertuberkulose und ihre Übertragung auf Versuchstiere mit besonderer Berücksichtigung der Fütterungstuberkulose. Mit einer Tafel.

——— Preis M. 4,—. ———

Zu beziehen durch jede Buchhandlung.

MIX
Papier aus verantwortungsvollen Quellen
Paper from responsible sources
FSC® C105338

If you have any concerns about our products,
you can contact us on
ProductSafety@springernature.com

In case Publisher is established outside the EU,
the EU authorized representative is:
**Springer Nature Customer Service Center GmbH
Europaplatz 3, 69115 Heidelberg, Germany**

Printed by Libri Plureos GmbH
in Hamburg, Germany